科学出版社普通高等教育"十二五"规划教材

全国普通高等教育医学类系列教材

中医统计学

Statistics for Chinese Medicine

（第二版）

申 杰 主 编

科 学 出 版 社

北 京

内 容 简 介

《中医统计学(第二版)》是由科学出版社牵头,组织全国 13 所高等中医药院校教学一线富有经验的统计学教师,在《中医统计学(第一版)》的基础上修订再版的全国高等中医院校规划教材。鉴于本书的读者对象涉及面比较广,包括中医药院校师生、临床医护人员、中医科研工作者和中医管理人员等,因此,本书的指导思想是:在第一版的基础上,在不失严谨的前提下,努力把同行们以及我们在中医统计实践中应用统计方法的经验和体会融入其中,突出实际案例的应用和统计思想的渗透,结合统计软件介绍常用的统计分析实用方法。

全书内容包括绪论、中医统计资料的搜集与整理、统计描述、统计表和统计图、正态分布和二项分布、参数估计、假设检验、t 检验与 u 检验、方差分析、χ^2 检验、秩和检验、直线相关与回归、研究设计和样本含量估计,常用的研究设计类型、多元统计分析及常用统计分析软件简介、统计学报告准则及统计学项目自查清单等共 16 章,并且在正文前给出了希腊字母表和常用统计符号。特别指出的是,本书中有大量来自实际问题的数据实例,通过对这些实例的分析,读者可以学到如何将一个实际问题转化为恰当的统计问题,进而选择恰当的方法来进行分析,为中医研究提供方法学的支持。

图书在版编目(CIP)数据

中医统计学 / 申杰主编. —第二版. —北京:科学出版社,2012
全国普通高等教育医学类系列教材
ISBN 978-7-03-034642-1

I. 中… II. ①申… III. ①中国医药学—医学统计—医学院校—教材 IV. ①R2-32

中国版本图书馆 CIP 数据核字(2012)第 118253 号

责任编辑:潘志坚 闵 捷 雷 旸/责任校对:冯 琳
责任印制:刘 学/封面设计:殷 靓

科 学 出 版 社 出版
北京东黄城根北街 16 号
邮政编码:100717
http://www.sciencep.com

虎彩印艺股份有限公司印刷
科学出版社编务公司排版制作
科学出版社发行 各地新华书店经销

*

2009 年 5 月第 一 版 开本:889×1194 1/16
2012 年 7 月第 二 版 印张:14
2018 年 8 月第十三次印刷 字数:435 000

定价:26.00 元
(如有印装质量问题,我社负责调换)

科学出版社普通高等教育"十二五"规划教材

全国普通高等教育医学类系列教材

《中医统计学》（第二版）编委会名单

主　编　申　杰(河南中医学院)

副主编　王泓午(天津中医药大学)
　　　　　石　晶(河北医科大学)
　　　　　李国春(南京中医药大学)
　　　　　黄品贤(上海中医药大学)

编　委　甘　丽(广西中医学院)
　　　　　孙春阳(河南中医学院)
　　　　　张　婧(河北医科大学)
　　　　　宋花玲(上海中医药大学)
　　　　　邢建民(北京中医药大学)
　　　　　赵铁牛(天津中医药大学)
　　　　　郑国华(福建中医药大学)
　　　　　徐　刚(江西中医学院)
　　　　　徐　谦(广州中医药大学)
　　　　　唐永军(成都中医药大学)
　　　　　崔　宁(山东中医药大学)
　　　　　崔伟锋(河南省中医药研究院)
　　　　　黄　杏(湖北中医药大学)
　　　　　董　菊(南京中医药大学)

第二版前言

统计学家 C. R. Rao 指出："在终极的分析中，一切知识都是历史；在抽象的意义下，一切科学都是数学；在理性的基础上，所有的判断都是统计学。"鉴于医学统计学的知识和技能已经成为国内外公认的临床医学毕业生必备的基本素质，中医统计学的形成与发展是时代发展的必然。然而，由于诸多原因的影响，高等中医药院校统计学教学在教材内容、教学安排以及教学方法中存在许多不足之处，直接或间接导致一些中医药重大科研课题存在设计不严谨、资料收集整理方法不规范、统计分析方法不恰当、统计分析结论和研究结论的表达不正确等问题，严重制约现代中医药事业的发展，因此，中医统计学学科的建立与发展及中医统计学教材建设是中医学发展的必然结果。

中医统计学教材建设是一个庞大而全面的创新，是中医统计学学科建设的基础，需要非凡而丰富的知识、经验和技巧去建模，"路漫漫其修远兮，吾将上下而求索"。本书坚持第一版的指导思想：以认识随机现象的数量特征及其客观规律为主线，贯彻教材编写的思想性、科学性、先进性、启发性和适用性，注重教材的整体优化及编写的标准化、规范化。此外，在保持中医统计学知识体系的相对完整性的同时，注重紧跟中医药的发展步伐，联系中医科研实际，强化基本概念、基本思想和基本方法，充实了以中医科研课题为原型的例题和 SPSS 软件应用，增加了例题的分析思路，着力突出研究设计、统计分析方法选择与应用等综合能力培养，为日后正确应用统计学奠定基础。

本书的编写得到了河南中医学院、天津中医药大学、河北医科大学、南京中医药大学、上海中医药大学、福建中医药大学、成都中医药大学、湖北中医药大学、广州中医药大学、北京中医药大学、山东中医药大学、江西中医学院、广西中医学院等院校领导的大力支持。科学出版社、南京中医药大学和江西中医学院对教材编委会、定稿会给予了鼎力支持。在本书编写过程中，我们参考、借鉴和吸收了国内外有关文献和科研资料。在此，谨代表编委会一并对他们的支持、帮助、智慧和奉献致以最诚挚的敬意和谢意！

需说明的是，本书"例题和 SPSS 软件应用"所用的数据集都来自与本书配套的"SPSS 数据文件集"。为方便大家运用，请登陆"www.sciencep.sh.cn"下载文件名为"中医统计学(第二版)SPSS 数据文件"的数据文件集。

限于我们的经验、学识和创新能力，且试图在教学内容和编写体例上有所创新，因而，书中浅、漏、错、谬在所难免，敬请前辈、同仁、专家学者和广大师生不吝赐教。

申 杰

2011 年 12 月 9 日于郑州

shenjie007@126.com

希 腊 字 母 表

序 号	希 腊 字 母		英 文 注 音	国际音标注音	音 标
	大写	小写			
1	A	α	alpha	aːlf	[ˈælfə]
2	B	β	beta	bet	[biːtə,ˈbeitə]
3	Γ	γ	gamma	gaːm	[ˈgæmə]
4	Δ	δ	delta	delt	[ˈdeltə]
5	E	ε	epsilon	epsilon	[epˈsailən,ˈepsilən]
6	Z	ζ	zeta	zat	[ˈziːtə]
7	H	η	eta	eita	[ˈiːtə, ˈeitə]
8	Θ	θ	theta	θit	[θiːtə]
9	I	ι	iota	aiot	[aiˈoutæ]
10	K	κ	kappa	kap	[kæpæ]
11	Λ	λ	lambda	lambd	[læmdæ]
12	M	μ	mu	mju	[mjuː]
13	N	ν	nu	nju	[njuː]
14	Ξ	ξ	Xi	ksi	[gzai,ksai,zai]
15	O	ο	omicron	omikron	[ouˈmaikrən]
16	Π	π	pi	pai	[pai]
17	P	ρ	rho	rou	[rou]
18	Σ	σ	sigma	sigma	[ˈsigmə]
19	T	τ	tau	tau	[tɔː]
20	Y	υ	upsilon	jupsilon	[juːpˈsailon, ˈjuːpsilən]
21	Φ	φ	phi	fai	[fai]
22	X	χ	chi	phai	[kai]
23	Ψ	ψ	psi	psai	[psai]
24	Ω	ω	comega	Omiga	[ˈoumigə]

常用统计符号

参数(希腊字母)

统计符号	含 义
α	检验水准(显著性水准),第 I 类错误,假阳性错误,回归方程常数项
α'	校正检验水准
$1-\alpha$	可信度
β	总体回归系数,第 II 类错误,假阴性率
$1-\beta$	检验效能(把握度)
δ	允许误差,差值
μ	总体均数
μ_d	差值的均数
μ_i	各样本均数所代表的总体均数
μ_0	某已知总体均数
μ_p	频率的总体均数
ν	自由度
ξ	随机变量
π	总体率
π_0	某已知的总体率
ρ	总体相关系数
Σ	求和
Σf	总例数
σ	总体标准差
σ^2	总体方差
σ_d	差值的总体标准差
σ_p	频率的标准误
$\sigma_{\overline{x}}$	均数的标准误
φ	标准正态分布曲线函数
χ^2	卡方检验统计量

统计量(拉丁字母)

统计符号	含 义
A	实际频数
a	组数,截距
b	回归系数,区组数
C	列数
CI	可信区间

CV	变异系数
C_X^n	二项系数
c	校正系数
D	Kolmogorov-Smirnov 检验统计量
d	差值
$\bar{d}$	差值的均数
e	自然对数的底
F	方差分析或方差齐性检验统计量
f	频数
f_x	第 x 位百分位数所在组段的频率
$fn(A)$	事件 A 发生的频率
G	几何均数
g	处理的不同水平
H	K-W 检验统计量
H_c	校正的 H 统计量
H_0	无效假设
H_1	备择假设
i	组距，各种下标
k	组段数，比例基数，处理组数，样本率(构成比)的个数
L	下限，可信下限
L_n	正交表符号
l_{xx}	x 的离均差平方和
l_{xy}	x 与 y 的离均差积和
l_{yy}	y 的离均差平方和
M	中位数，Friedman 检验统计量
MS	均方
MS_e	误差的均方
$MS_{回归}$	回归均方
$MS_{剩余}$	剩余均方
$MS_{组间}$	组间均方
$MS_{组内}$	组内均方
n	样本量，配对设计资料的对子数
n_C	第 C 列的合计数
n_R	第 R 行的合计数
n_i	各组的例数
P	概率
p	样本频率，阳性率，合并的率
P_x	百分位数
Q_L	下四分位数间距
Q_U	上四分位数间距
Q_R	四分位数间距
Q	阴性率，SNK 检验统计量
R	全距(极差)，行数
R_k	样本秩和
$\bar{R}_A$	A 组的平均秩和
r	相关系数

R^2	确定系数
$SS_{回归}$	回归平方和
$SS_{剩余}$	剩余平方和(残差平方和)
$SS_{总}$	总差异
$SS_{组间}$	组间离均差平方和
$SS_{组内}$	组内离均差平方和
$SS_{处理}$	处理组间离均差平方和
$SS_{区组}$	区组间离均差平方和
$SS_{误差}$	误差的离均差平方和
s	标准差
s_b	样本回归系数的标准误
s_d	差值 d 的标准差
$s_{\bar{d}}$	差值 d 的标准误
s_i	各样本标准差
s_p	样本频率的标准误
s^2	样本方差
s_c^2	两样本联合方差
$s_{\bar{x}}$	均数的标准误
$s_{\bar{x}_1-\bar{x}_2}$	两样本之差的联合标准误
s_{yx}	剩余标准差
T	理论频数，秩和，处理因素
T_{RC}	第 R 行、C 列格子的理论数
t	t 检验统计量
t'	校正 t 检验统计量
tr	相关系数 r 检验用 t 统计量
$t_{\alpha,v}$	单侧 t 界值
$t_{a/2,v}$	双侧 t 界值
t_j	第 j 个相同秩次的个数
U	上限，可信上限
u	标准正态变量，u 检验统计量
u_c	校正的 u 值
u_a	单侧 u 界值
$u_{\alpha/2}$	双侧 u 界值
W	Shapiror-Wilk 检验的统计量
$\bar{x}$	算术均数，样本均数
$\bar{x}_i$	各处理组均数
x_{ij}	第 i 处理组的第 j 个测量值
X'	x 变量的转换值
x_{max}	x 最大值
x_{min}	最小值
$\hat{y}$	y 的估计值
Z	标准正态分布的检验统计量

目　　录

第一章　绪　　论

第二章　中医统计资料的搜集与整理

第六章　参数估计

54

第七章　假设检验

62

第八章　t 检验与 u 检验

69

第九章　方 差 分 析

—— 84 ——

第十章 χ^2 检 验

—— 103 ——

第十一章 秩 和 检 验

—— 118 ——

第十二章　直线相关与回归

135

第十六章　统计学报告准则及统计学项目自查清单

导　学

1. 掌握中医统计学的定义、主要内容和工作步骤；统计资料的类型。
2. 熟悉统计学的基本概念、基本思想和统计观念的构成要素；统计的含义、分类；统计研究的基本方法。
3. 了解统计发展简史；中医统计学的学习目标、方法和意义。

　　统计学(statistics)是处理数据变异性(variability)和复杂性(complicacy)的科学和艺术。作为一门科学，统计学必须如实反映现状，无论从实施统计方法或进行科学研究的角度，目的都是在同样的前提下得到同样的真实、可靠的数据；作为一门艺术，统计学必须在概率论和数理统计理论的指导下，正确运用统计学思维，针对数据特点，选用适宜的统计分析方法，让研究变得井然有序。在数据日益成为一种重要信息的信息社会里，统计学不仅是专业知识的讲授与运用，更重要的是学会如何正确地进行统计思维，形成用数据说话的科学态度。因此，在对中医药学进行努力挖掘、加以提高的同时，应该注重统计分析方法的学习与运用。

第一节　什么是统计学

一、统计的含义和统计发展简史

1. 统计的含义

　　(1) **统计工作**(statistical work)：即统计实践，是根据统计方法从事统计设计、搜集、整理、分析研究和提供各种统计资料、统计咨询意见活动的总称，其成果是统计资料。

　　(2) **统计资料**(statistical data)：亦称统计数据(statistical data)，是通过统计工作所获得的反映客观现象的各项数据资料以及与之相关的其他资料的总称，具体表现为各种统计图、统计表、册及统计分析报告等。

　　(3) **统计学**(statistics)：即统计理论，是研究如何搜集、整理、分析和预测的方法论科学，其目的是探索事物的内在数量规律性，以达到对客观事物的科学认识。

　　2. 统计发展简史　　人类最初利用手指、石子、贝壳、小木棍以及绳索等工具进行的计数活动就蕴藏着统计萌芽，但是，人类由统计实践上升到统计学，却只有 300 多年的历史。按统计方法及特征的历史演变顺序，统计学的发展史可分为古典统计学的萌芽时期(17 世纪 70 年代至 19 世纪初期)、近代统计学的形成时期(19 世纪初至 20 世纪初)和现代统计学的发展时期(20 世纪初至今)三个阶段。正是由于古典统计学时期的政治算术学派和国势派、以及近代统计学时期的数理统计学派和社会统计学派之间的相互争论，相互渗透，使数理统计学与社会统计学最后融合成为统一的现代统计学。统计学的发展有四个明显趋势：①随着数学的发展，统计学依赖和吸收的数学方法越来越多；②统计方法与计算机技术相结合，已渗透到所有科学的学科部门，使以统计学为基础的边缘学科不断形成；③统计与实质性学科、统计软件、现代信息相结合，所发挥的功效日益增强；④统计学的作用与功能已从描述事物现状、反映事物规律，向抽样推断、预测未来变化方向发展，已成为具有方法论性质的综合性学科。

二、统计学的分类及主要内容

1. 统计学的分类

(1) **数理统计学**(mathematical statistics)：是从数学的角度研究统计学，为各种应用统计学提供理论支持。如怎样有效地收集、整理和分析带有随机性的数据，以对所考察的问题作出推断或预测，直至为采取一定的决策和行动提供依据和建议。数理统计学的中心内容是统计推断问题，实质是以归纳方法研究随机变量的一般规律。

(2) **应用统计学**(applied statistics)：统计方法在自然科和社会科学领域的应用而产生的分支学科，其特点是以本学科范畴的现象的数量形式为基础，对它们的规律性进行数量上的分析研究。如生物统计学(biostatistics)；医学统计学(medicinal statistics)、卫生统计学(hygeian statistics)和中医统计学(statistics for chinese medicine)等。

2. 统计学的主要内容

(1) **统计设计**(statistical design)：如何合理地安排实验内容，对实验结果如何进行有效地分析。目的在于保证结果的经济性、可重复性和科学性。

(2) **统计描述**(statistical description)：用统计指标、统计图、统计表等方法描述样本资料的数据特征及其分布规律，是统计推断的基础与前提。

(3) **统计推断**(statistical inference)：用样本信息推论总体特征的归纳过程，是描述统计的发展，分为两个领域：①参数估计(estimation of parameter)：以样本指标数值——统计量(statistic)推断总体指标数值——参数(parameter)范围。统计学关注总体参数的大小，其依据却是统计量。②假设检验(hypothesis testing)：利用样本信息，根据一定的概率水准，推断指标间的差异有无统计学意义的分析方法，其本质是一种决策的概率思想与反证法。

三、统计学的基本思想和统计观念的构成要素

1. 统计学的基本思想 主要是变异的思想、概率的思想和随机抽样思想。众所周知，同质(homogeneity)是相对的，变异(variation)是绝对的、客观存在的，因此，反映事物特征的指标常带有变异性。由于变异性的存在，实验或观测结果必然带有不确定性(uncertainty)——概率性。不确定性的主要来源为：①生物学因素；②环境因素；③方法学因素；④个人或患者的信息不完整；⑤工具不完备；⑥依从性差；⑦医学知识不完善；⑧偶然因素及未知因素。

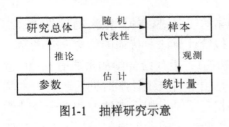

图1-1 抽样研究示意

为了获得带有规律性的结果，常常需要进行大数量的实验或观测，然而，研究者的时间、精力、人力和物力是有限的，大多数研究者只能进行抽样研究(sampling study)，以期通过样本所提供的信息去推论总体的规律性，由此产生了随机抽样思想，形成了医学科学研究的基本方法——抽样研究方法(图1-1)。但是，由于医学研究对象的变异性和复杂性，由样本推断总体时不可能准确地预测各种结局，从而形成了医学现象所固有的不确定性，并且产生了概率的思想。结论的概率性是统计学最重要的特点，故统计结论中没有"证明"，只有在一定概率水平上的推论。

2. 统计观念的基本构成要素 统计观念(statistics conception)是在亲身经历的过程中培养出来的感觉，是由一组数据所引发的想法，所推测到的可能结果，自觉的想到运用统计方法解决有关的问题等等。主要有三层含义：①数据的收集、记录和整理能力；②对数据的分析、处理并由此作出解释、推断与决策的能力；③对数据和统计信息有良好的判断能力。形成统计观念的基本构成要素如下。

(1) **统计思维**：统计思维类似于数学上的数感、符号感，以及人们对于音乐的乐感、节奏感等，是一种对

给定数据及与数据有关的量、表、图等的潜意识的反应，即面对与数据信息有关的问题时，能有意识地从统计的角度进行思考和决策。经常对接触到的各类研究数据、图(表)等进行抽样方法、分组方法、样本量估计方法、统计描述方法、假设检验方法和参数估计方法的统计层面的思考，可逐渐形成良好的统计思维。

（2）**统计方法**：统计方法可洞悉隐藏在杂乱无章的数据信息背后的规律，为研究决策提供依据和指出方向。形成良好的统计观念的关键在于统计方法的获得和掌握，只有懂得了统计方法(原理)，才能产生正确的统计思维和有效地处理与统计相关的问题。但是，统计方法的掌握离不开实践。

（3）**批判意识与辨别能力**：统计观念的重要体现就是能对数据的来源、处理数据的方法及相关信息与结论进行合理的质疑与批判。批判意识是科学精神的重要标志，而衡量统计观念强弱的重要指标为是否具有反思和批判意识。例如，某研究声称经过统计，某药对某病症的有效率达到了 100%，而根本不提统计数据是怎么得来的，显然是对统计数据的误用和滥用。因此，只有具备相应的批判意识和辨别能力，统计水平才可能真正达到更高的层次。

3. 统计观念基本构成要素间的相互关系

（1）**统计思维是掌握统计方法的前提和基础**。灵敏的统计思维可更快和更准确地掌握各种统计方法，并真正领悟到统计方法的理论及现实含义。反过来，统计方法则是统计思维深入发展的支撑和保障，没有系统及扎实的方法奠基，统计思维很难获得更大的发展。因而，统计思维与方法是既有区别又有联系的整体。

（2）**批判意识和辨别能力则是统计思维和统计方法的具体体现**。是否具有一定的统计思维和较强的统计方法，可从与统计有关的数据、信息等的反应、态度判断出来。没有个人思考，盲从研究论文的统计结论是不会具备良好的统计思维和方法的。因此，统计思维和统计方法是构成统计观念的内隐要素，批判意识和辨别能力则是构成统计观念的外显要素。

四、统计工作步骤和基本研究方法

1. 统计工作的基本步骤

（1）**研究设计(research design)**：即制定调查研究和实(试)验研究的计划，以尽可能少的人力、财力及物力达到预期研究目的。因此，统计学对医学研究最重要的贡献在于研究设计而不是数据分析。

（2）**搜集资料(collection of data)**：按研究设计所拟定的方法、过程与要求，通过对研究对象的观察及实验，测量并记录其结果，及时取得准确、完整、可靠的原始数据的过程。

（3）**整理资料(sorting data)**：根据研究任务与研究设计的要求，对搜集到的各种原始数据进行清理、纠错、转化、建库与存储，以便于进一步对数据进行统计分析。

（4）**分析资料(analysis of data)**：依照研究设计的要求计算相关指标，以反映研究对象的内在特征和规律，并结合专业知识，对分析结果做出可靠的推论。

2. 统计研究过程　　如图 1-2 所示。

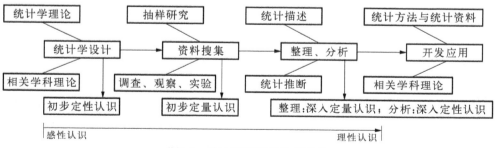

图1-2　统计研究过程及其意义

3. 统计研究方法　　统计学的基本研究方法是由观测到的个体特征归纳关于总体某种信息的归纳推断法。人们在统计实践经验的基础上不断地概括，逐步形成了统计方法体系及工作步骤(图 1-3)。

(1) **大量观察法**(method of mass observation)：从总体上考察研究客观现象和过程的规律，对所研究的事物的全部或足够数量进行观察与综合分析的方法，其理论根据是"当试验次数足够多时，事件发生的频率无穷接近于该事件发生的概率"的大数定律(law of large numbers)。

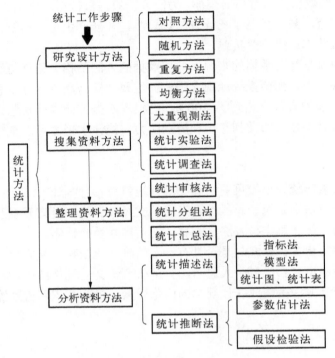

图 1-3 统计方法体系及工作步骤

(2) **统计分组法**(statistical grouping method)：根据统计研究目的和研究对象的特点，将总体各观察单位按照某一标志划分为不同性质的类型或组别的研究方法。通过统计分组形成统计指标，从而反映总体内部的数量差异和数量关系，以及总体之间的联系和区别，是研究总体内部差异的方法。

(3) **综合指标法**(aggregative indicator method)：运用各种综合指标对现象的数量关系进行对比分析，以得到事物数量特征的本质或规律性的认识方法。

(4) **统计模型法**(statistical models method)：是根据一定的专业理论和假设条件，用数学方程模拟现实客观现象之间相互关系的一种研究方法。利用这种方法可以对客观现象发展过程中存在的数量关系进行比较完整或近似的描述，从而简化了客观存在的其他复杂的关系，以便利用模型对所研究的现象变化进行定量的估计和趋势预测。例如，回归分析法模拟变量之间的数量关系，所建立的回归方程就是统计数学模型。

(5) **统计推断法**(statistical Inference method)：指在一定可信程度下，根据样本资料的特征，对总体的特征作出估计和预测。主要方法是将数据中的数据模型化，计算它的概率并且对其总体做出推论。这个推论可能以对/错问题的答案所呈现(假设检验)，对于数字特征量(用以浓缩、简化实验数据中的信息，使问题变得更加清晰、简单，易于理解和处理的有代表性的特征量，如集中性、离散性指标)的估计，对于未来观察的预测，关联性的预测(相关性)，或是通过变异数分析(analysis of variance，ANOVA)以及数据挖掘(data mining)等模型化技术将关系模型化(回归)。

五、统计学的基本概念

1. 变量和变量值

(1) **变量**(variable)：指没有固定的值，可以改变的数。例如观测对象的某个特征(观察指标)，通常用数字、字母或其他符号代表观察单位(对象)的某一项特征或属性(如人的年龄、体重、身高等)，以便存储和分析。

(2) **变量值**(value of variable)：指变量的观察结果或测定值。

(3) **变量类型**：变量值可以是定量的，也可是定性的，由此分为下述两类。

1) **数值变量**(numerical variable)：又称为连续变量(continuous variable)、定量变量，是对每个观察单位用计量方法测得某项标志数值大小所获得的指标。其特点为其变量值是定量的，表现为数值的大小，通常具有一定的度量衡单位，数值之间具有连续性，可作无限分割，如身高(cm)体重(kg)、体温(℃)和血压(mmHg)等。

2) **分类变量**(categorical variable)：又称为离散变量(discrete variable)、定性变量，是按事物的性质、特征和等级分类，然后清点各类调查单位的个数所得到的资料。特点为其变量值是定性的，表现为互不相容的类别或属性，数值之间不具有连续性，以整数表示。根据类别之间是否有程度上的差别又可分为两类（表1-1）。

表 1-1　变量及统计资料类型

变量类型		变量值表现	实例	资料类型
数值变量		定量(具体数值)	血压(mmHg)、体重(kg)	计量资料
分类变量	无序 二分类	对立的两类属性	正常、异常	计数资料
	无序 多分类	不相容的多类属性	证型(如阴虚阳亢、肝火亢盛、痰浊壅盛、阴阳两虚)	
	有序 多分类	类间有程度差异的属性	低血压、正常、高血压	等级资料

（4）**变量转化**：指根据统计分析的具体要求和研究目的，将不同的变量进行转化。为了便于数据分析，有时需要变量转换。变量的转化是单向的，一般转化顺序为：数值变量→分类变量→多分类→二分类，即计量资料→等级资料→计数资料。例如，作为数值变量的血红蛋白(Hb)量：可按正常(110～140g/L)、轻度贫血(90～109g/L)、中度贫血(60～89g/L)、重度贫血(<60g/L)转成有序的多分类变量；若规定女性 Hb 量<110g/L 为贫血，可清点贫血和不贫血的个数而转换为二分类变量。

2. 同质和变异

（1）**同质**(homogeneity)：指对观察指标产生影响的因素相同。但在医学研究中有些影响因素往往是难以控制的，甚至是未知的(如遗传、营养等)。因此，在实际工作中只有相对的同质，故可将同质理解为对研究指标影响较大的、可以控制的非处理因素尽可能相同。例如比较两种不同的治疗方法对高血压的控制情况，药物为处理因素，血压为观察指标，影响血压的非处理因素有年龄、情绪等。只有组间影响血压的非处理因素都应控制在相同的水平，才能区分不同药物的疗效是否相同。鉴于遗传、营养、心理等因素未知或者无法准确测量，属于不可控制的因素，可不加考虑，而性别、年龄、病情轻重、病程长短等可控制因素控制在相同的水平，则可认为达到了同质的要求。

（2）**变异**(variation)指在同质的基础上各观察单位(或个体)之间的差异，如同年龄、同性别、同民族、同地区儿童的血压、身高、体重有高有低，分别称之为血压的变异、身高的变异和体重的变异。

3. 总体与样本

（1）**总体**(population)：根据研究目的确定的同质观测单位的集合。可分为两类：①无限总体(infinite population)，无空间、时间和人群范围的限制，其观测单位的全体数只是理论上存在，可理解为目标人群。②有限总体(finite population)，限定于特定的空间、时间与人群范围内的有限个观测单位，可理解为研究人群。总体内个体数值的分布称为总体分布(population distribution)。

（2）**样本**(sample)：从统计总体中随机抽取的、具有代表性的(representative)部分观测单位的集合。样本所包含的观测单位数为样本量(sample size)，用小写拉丁字母 n 表示。样本内个体数值的分布即样本分布(sample distribution)。样本具有三个特点：①随机性，从一个总体中可以抽取许多个样本，样本单位的取值是可变的，不同的取值就有不同的样本；②代表性，样本的代表性直接影响到对总体推断的准确性；③客观性，从总体中抽取样本，必须排除主观因素的影响。

4. 误差　误差(error)指实际观测值与真值之差或样本指标与总体指标之差。由于仪器、实验条件、环境等因素的限制，测量不可能无限精确，物理量的测量值与客观存在的真实值之间总会存在着一定的差异，这种差异即误差。误差与错误不同，错误是应该而且可以避免的，而误差是不可能绝对避免的。误差的分类如表 1-2 所示。

表 1-2　误差的分类

误差分类		产生原因	特 点	影 响	处理方法
非随机误差 (non-random error)	粗差(gross error)	粗心大意	无规律 可以避免	变量值无方向性、系统性	数据核查
	系统误差 (systematic error)	由于测量过程中某些恒定因素造成。如方法误差、仪器误差、试剂误差、恒定个人误差、恒定的环境因素等	误差值总是倾向性地偏向一侧 有规律 可以控制	变量值有方向性、系统性、规律性或周期性地偏离真值	尽力查明原因，予以校正
随机误差 (random error)	测量误差 (measurement error)	由仪器、人员和外界条件等观测条件随机变化造成。如仪器结构、构造、噪声；判断能力、操作技术的微小差异；环境温度、湿度的波动，电压不稳等	误差值向两侧摆动，略高略低(或正或负) 无规律 不可避免	观察值随机地偏离真值。该误差变量一般服从正态分布	可通过技术培训、改善实验条件等措施控制在一定的允许范围内；重复测量，取其平均值
	抽样误差 (sampling error)	个体差异；样本量大小	有一定规律 不可避免		增大样本量；控制在适当范围内

5. 事件(event)　泛指事物发生的某种情况或在调查、观察和实验中获得的某种结果，分为以下三类。

(1) **确定性事件(certainty event)**：事前可预言的现象，即在准确地重复某些条件下，它的结果总是肯定的。例如，在一个标准大气压下将水加热到 100℃便会沸腾。确定性事件包括事件的概率为 1 的必然事件(certain event)和事件的概率为 0 的不可能事件(impossible event)两种类型。

(2) **随机事件(random event)**：一定条件下可能发生也可能不发生的不确定性事件。了解随机事件的目的是：①知道随机现象中所有可能出现的结果；②预测每个结果出现的概率。例如，医生治疗疾病时每一种可能的结果都是一个随机事件。随机事件的概率介于 0~1。概率越接近 1，表明某事件发生的可能性越大。此外，随机事件有两个特点：①结果的随机性——重复同样的试验时，所得结果并不相同，以至于在试验之前无法预料试验的结果；②频率的稳定性——在大量重复试验中，每个试验结果发生的频率"稳定"在一个常数附近。

(3) **模糊事件(fuzzy event)**：事物本身的含义不确定的现象，如"健康"与"不健康"，"年青"与"年老"。研究这类现象的工具是模糊数学。

确定性事件与随机事件的共同特点是事物本身的含义确定。随机事件与模糊事件的共同特点是不确定性，但是，随机事件中是指事件的结果不确定，而模糊事件中是指事物本身的定义不确定。

6. 频率、概率与小概率事件

(1) **频率(frequency)**：某种现象发生的次数。对于随机事件 A，在相同的条件下进行了 n 次实验，事件 A 发生的次数为 m，比值 m/n 为频率，记为 $fn(A)$。医学常用的患病率、病死率等均为频率。

(2) **概率(probability)**：描述某随机事件 A 发生的可能性大小，记为 $P(A)$。当 $n\to\infty$ 时，频率 $fn(A)\to$ 概率 $P(A)$，统计符号为 P，P 值的取值范围为 $0\leqslant P\leqslant 1$。

(3) **小概率事件**：医学研究中，习惯上把 $P\leqslant 0.05$、$P\leqslant 0.01$ 的事件称为小概率事件，表示某事件发生的可能性很小(但不是不可能事件)，统计学认为小概率事件在一次抽样中是不可能发生的。

第二节　为什么要学习中医统计学

世界上各类现象的发展变化规律都表现为质与量的辩证统一。要认识某现象客观存在的规律性，就必须认识其质与量的辩证关系，认识其数量关系的特征及度的界限，这一切都离不开统计学。在数据日益成为一种重要信息的信息社会里，统计学不仅是专业知识的讲授与运用，更重要的是学会如何正确地进行统计思维，形成用数据说话的科学态度。从定性研究到定量分析的发展，是中医学更精密、更科学的表现，也是现代中医学的基本特征。

一、中医统计学的定义及研究要素

1. 中医统计学的定义　中医统计学(statistics for chinese medicine)是处理中医理论与实践中的同质性(homogeneity)和变异性(variability)的科学与艺术。他以概率论和数理统计原理和方法为基础，以中医理论与实践为主体，以数据搜集、整理、分析和推断为手段，以探讨中医理论与方法的内在规律为目的。

2. 中医统计学研究的要素

(1) **理论**(theory)：包括两个方面：①关于中医的本质及其规律性的相对正确的认识，即经过逻辑论证和实践检验并由一系列概念、判断和推理表达出来的中医知识体系；②研究有效地运用数据收集与数据处理、多种模型与技术分析、社会调查与统计分析等，对重大问题和复杂问题进行推断或预测，从而对决策和行动提供依据和建议的数理统计学。他们构成了中医统计研究的基础。

(2) **数据**(data)：指中医实验、检验、统计等所获得的和用于中医研究、技术设计、查证、决策等的数值，是中医统计研究的依据。

(3) **方法**(method)：主要为描述、估计、检验、分析，是中医统计研究的工具与手段。

二、学习中医统计学的目标与方法

1. 学习中医统计学的目标　英国学者威尔斯(Herbert George Wells，1866~1946)指出："统计思维，如同读写能力一样，总有一天会成为讲求效率公民所必须的本领。缺乏这样一种思维常常会造成不必要的上当受骗，而对统计知识一概排斥又会造成相当程度的愚昧无知。"因此，学会处理各种信息尤其是数字信息，具有收集、整理与分析信息的能力已经成为数字社会公民基本素养的一部分。

(1) **直接目标**：初步掌握学习统计学的基本概念与方法，重视原始资料的完整性、真实性、可靠性和时效性，杜绝伪造和篡改统计数字，培养实事求是的科学态度。

(2) **潜在目标**：提高统计学素质，促进知识迁移、学科交叉和中医学的发展。

(3) **终极目标**：培养从数量角度认识医学现象的不确定性，探讨疾病发生发展的规律、寻求最佳防治策略的能力。

2. 学习中医统计学的方法

(1) **重视统计思维方法与能力的培养**：不要过多考虑公式的推导，着重理解基本原理和基本概念，掌握设计、搜集、整理与分析资料的基本知识和技能，熟悉常用统计学符号及书写方法、统计公式的用途和应用条件、统计设计与统计分析方法的关系、结果解释和表达，重视分析问题、解决问题等统计思维方法与能力的培养。例如，若要达到看到研究数据就能够正确选择适宜的统计分析方法，首先必须知道该数据是不是符合拟选用的统计分析方法的条件，如果你连它的基本条件都不知道，那么什么统计思维都是假的。

(2) **强化实践、重视统计软件的应用**：大学不是纯粹的教学，更多地是掌握学习方法、研究方法，进行思想碰撞交流。不能指望老师教给所有的知识，更不能忙于记笔记，而是应该注意聆听，认真思考，不断践行。任何老师都不可能在有限的课时中讲清楚统计学体系和统计学思想。所谓的统计方法"高深与浅显"、"简单与复杂"取决于实际问题的需要。因此，统计学是用会的，不是学会的，最好地学习方法是应用。一定要带着问题学、活学活用，通过实践—认识—再实践—再认识，循环往复，从而理解统计概念、学会统计思维、掌握统计方法。此外，通过本书给出的例题和 SPSS 软件应用学习 SPSS 统计软件的基本操作和统计分析以及统计结果的阅读、解释和表达，可以为日后迅速、有效地提高分析和解决中医研究问题的综合能力奠定基础。

三、学习中医统计学的意义

统计学家 C. R. Rao 指出：当今，在人类活动努力的一切范围内，统计学已经成为一种万能的、强有力的和不可缺少的研究工具。现将学习中医统计学的意义概括如下。

1. 顺应中医发展 中医学有五千多年的历史。从砭石压穴到今天的针灸学，从神农尝百草到今天的系统中医理论与实践，每一次的发展与飞跃，都与统计学有关，只是没有上升到现代理论去认识，故谓之经验医学。若中医研究要符合医学发展的国际趋势，让中医学的发展更缜密、更完美、更实用，统计学的应用显得尤为重要。例如，在基础研究方面，证的研究，指标的客观化离不开统计学比较；在临床方面：临床经验的总结，药物的配伍和最佳剂量的选择，无不与统计学有关；在师承方面，对导师经验的总结，不同症候、证的分型、使用方剂及用药的规律，适时、适地、气候、饮食、情志等因素的影响，若要很好继承，必须学好统计学；在新型药物开发与研制方面，动物实验、有效成分确定、质量标准制定、工艺筛选等无不应用到统计学。

2. 培养统计思维 "统计思维就是用最小的风险、最低的成本、最高的信度得到最大的效益"。培养从概率的角度来思考问题和分析研究结果的统计思维方法，即用辨证思维去观察事物、用透视的眼光去洞察事物，透过现象看本质的思维模式。统计思维的培养需要做到"三到"：①心到，即在统计工作过程中时时想到统计学方法。例如，在试验设计时要想到设计中存在的偏移，如何在试验中去控制这些偏移等。②眼到，指不断的学习统计学方法，学习别人怎么用，并且时时持批判的眼光去发现别人应用时的合理性和不合理性。③手到，即强调实践，从具体的统计工作过程中发现一些没想到的、今后需要留意的问题。因此，统计方法必须要服从中医研究对象的本质特征。初学者往往很迷信统计，将统计方法的计算难易程度作为水平高低的依据，所有结论都是纯统计的。这种轻分析对象、重处理技巧的思维方式是舍本逐末。

3. 拓宽研究思路 掌握的统计学理论和方法越多，其研究和分析的思路越广。如临床研究的重要目的之一是改善预后，即不但需要尽可能地找到发病原因、诊断方法和治疗措施，而且需要尽可能多的了解影响预后的因素，这就需要采用单因素分析、分层分析和多因素分析方法，从不同的角度探索分析，挖掘出有价值的信息。但是，统计学理论和方法的正确应用首先表现为正确的研究设计。因为统计学的重要作用之一是通过严谨的统计学设计控制研究中出现的各种误差或偏倚，确保研究结果真实性(validity)、可靠性(reliability)和重复性(repeatability)，因此，无论问题如何复杂，统计学离不开总体、样本、推断和可靠性四个要素。选择什么作为受试对象，采用什么研究设计方案，如何定义总体，如何从特定总体中抽样，如何确定样本大小，观测哪些指标，如何安排和控制各种影响因素，选择那些统计分析方法等一系列问题，必须在启动科研课题之前就和统计学家一起认真研讨，而且课题组成员中最好有专业统计人员参与研究设计和统计分析全过程。

4. 做出正确推论 统计学主要是用于分析那些不能够直接表示为"是"、"非"的因果关系，故统计学不像其他自然科学一样"是"、"非"分明，其很多内容都是通过长期的实践检验出来的比较正确的数据理论，而且可能还会再改动。例如，通常把检验水准 $\alpha=0.05$ 定为是否拒绝假设和小概率事件的界限，但是，$\alpha=0.05$ 只是一个量而已，大于或小于 α 并不意味着质的改变。再如，2×2 表 χ^2 检验的校正条件只是依据经验定为 $1\leq T\leq 5$ 或 $n\geq40$，和 $T<1$ 或 $n<40$ 时改用确切概率法。再者，由于统计数据本身就存在着很多的误差因素，统计分析时必须将所有的影响因素考虑在其中方可作出一个比较正确的分析。因此，统计方法是归纳性的，其结论永远带有一定的概率性，数据之间在专业上是否有本质联系，应当借助专业知识和具体实验来说明。只有在考虑分析的目的、资料类型、实验设计类型、研究因素与水平数、数据分布特征和样本量大小等，并且根据专业知识与资料的实际情况，结合统计学原则，灵活地选择统计分析方法，计算出统计量之后，方能对统计指标的做出正确地判断和解释。美国统计学家达莱尔·哈夫(Darrell Huff，1913～2001)指出，对统计资料应该提出五个问题：①谁说的；②如何知道的；③是否遗漏了什么；④是否偷换了概念；⑤资料是否有意义。通过寻找这 5 个问题的答案，可初步判断资料及其结论是否真实可信，从而做出正确的推论。

第二章 中医统计资料的搜集与整理

导　学

1. 掌握中医统计资料的搜集与整理的基本概念；资料整理的基本步骤。
2. 熟悉中医统计资料的来源、搜集资料的基本要求和注意事项。
3. 了解数据管理的概念、内容和数据管理软件的使用。

广义的资料(data)是人类的科学文化知识、各种思想和各种实践活动赖以记录、保存、交流和传播的一切印刷品和视听材料的统称。狭义的资料指在工作中形成和积累，经过整理后保存的对今后工作、学习有查考使用价值的各种信息。统计资料(statistical data)指由研究目的决定的需要搜集料、整理和分析处理的各种信息。

第一节　中医统计资料的搜集

搜集资料(collection of data)即根据研究目的和设计要求，采用特定的方法和手段从交流传播的大量信息中分析、鉴别、选择和获取对科研有利用价值信息的过程。资料的质量主要取决于信息采集者的整体素质，主要是具有较高的专业学术水平、较强的分析鉴别能力和广博的知识面，明确信息采集的原则、熟悉信息检索工具和技术，并掌握获取各类信息的方法和信息积累的手段。

一、中医统计资料的来源

1. 常规保存记录　指医疗卫生机构作为历史档案保存的常规活动记录。常规保存记录提供居民健康状况、医疗卫生机构设施、人员、经费分布，医疗预防措施情况及其效果等医疗卫生机构工作和医疗卫生事业发展的主要数据，对这些数据进行加工整理和统计分析的结果中得出的推论，可为制定卫生工作计划与对策，检查和考核卫生工作效果提供依据。

2. 现场调查记录　指用现场调查的方法获取的所需数据，主要用于当回答某一问题所需要的数据资料不能从常规保存的记录中得到时。例如进行糖尿病中医证型标准的研究，由于许多糖尿病患者不必住院治疗，有的患者尚未发现，使得医院保存的住院病历不能满足解决问题的需要，必须进行现场的调查与观测。

3. 实验记录　包括实验室记录和临床试验记录。为了便于日后统计分析，应将实验结果按分组因素(categorical factors)和反应变量(response variables)分别记录。前者即研究者根据试验目的施加的干预(intervention)或研究者感兴趣的因素，如不同的治疗药物、疗程、剂型或不同的病情、证型、性别、年龄等；后者指研究对象被施加干预后的生物反应，如是否有效、治愈、死亡，相关医学参考值或理化指标的升降等。

4. 文献资料　文献资料指记录着医学知识、信息的物质载体，如医学图书、期刊、会议论文集等。

5. 计算机网络信息　国内外均有许多基于电信运营商的公共网络系统和计算机网络信息中心，并且在医学领域有着广泛的应用，可以通过各种数据库和网络检索工具搜集相关信息。目前，我国使用频率较高的医学光盘数据库是《中国生物医学文献数据库》(CBMdisc)、《中文生物医学期刊数据库》(Chinese Medical Current Contents，CMCC)和 MEDLINE(医学文献数据库，美国国立医学图书馆编辑)等。

二、搜集资料的基本要求

1. 真实性(truth)　　真实性是搜集资料的灵魂。坚持实事求是的科学态度，避免主观偏见或错误的联想对搜集资料产生影响，以严肃认真的态度，注重事物的客观性，确保资料的真实、可靠。

2. 及时性(timeliness)　　及时性为搜集资料的前提。资料的搜集料是时间性很强的工作，时过境迁，再想搜集料，事倍功半，甚至失而不得。通常要求以最少的时间、最快的速度及时搜集各种资料。

3. 完整性(integrity)　　完整性为搜集资料的基础。即根据的实际需求，有针对性、有重点、有选择地采集利用价值大的、符合设计要求的全部数据，具有全面性、系统性和多样性。

4. 准确性(accuracy)　　准确性是搜集资料的核心。要求搜集到的资料，能够针对特定的需要、有典型意义。准确与研究者的科学态度、经验和判断水平以及实验室条件等紧密相关。

三、搜集资料的注意事项

1. 内容与分析要求相吻合　　设计完善的记录表的标准是：所有分析内容都能在记录/调查表中显示。达到该标准的方法是进行预调查/分析，以验证所搜集料的资料是否合乎要求，必要时可做些修改，然后再进行正式分析。

2. 避免易误解的问题　　有些文字问题可以从不同角度去理解，这样的记录可能无法利用。例如对"籍贯"这一项有各种各样不同的理解，有人理解为"自己的祖宗是哪里人"，有人理解为"自己的出生地"，这些不同的理解肯定会影响资料的正确性。克服此类问题的方法是：①尽量把问题写成只有一种理解的方式；②附以必要的填表说明。

3. 力避漏填项目　　对记录表格回答问题的"是"或"否"、"有"或"无"都应做记录，特别是对于阴性结果项目不要空白不填。以免人为地猜测而造成混乱，影响资料的正确性。

4. 分析项目及其记录格式简明　　为便于统计分析，调查表中的问题(分析项目)最好采用是非题或选择题的形式。对于数量指标，最好每个阿拉伯数字占一格，如果有小数点，也应留有专门位置，并且标明计量单位。对于非数量指标(包括没有统一计量方法的指标)，若无回答问题和记录的统一规定，各人会按自己的理解填表，造成分析中的困难。如在"健康状况"栏里，"很好""强壮"，"前天感冒"，"生过大病"等答案说是无法分析的，应予以避免。

若利用计算机整理和分析资料，在向计算机输送信息之前，必须把调查(研究)结果都变成代码(code)/编码(coding)。如果结果变量本身就是一种定量资料，可以直接将其数值输入计算机；如果结果变量本身是一种定性资料，这时可用 0 和 1 两数值来把它们数量化，也可用字母代码输入计算机，如用 M 代替男性，F 代替女性，用 S 表示生存，D 表示死亡……对于等级资料，如无效、好转、显效、治愈，可按其等级顺序记为 1、2、3、4等。为了方便输入数据，可以把编码集中在调查表的右侧。

5. 有效数字的取舍　　有效数字(significant figure)指在工作中所能得到的有实际意义的数值。如近似数56.08 有四个有效数字，1.60 有三个有效数字，0.004 5 有两个有效数，0.037 0 有三个有效数字。在运算过程中，一般可以比预定的有效数字多取一位或几位，到最后运算结果得出时再取到预定的位数。注意：数值加减运算时，其代数和的精度最多只能达到精度最小的那个数值的精度，如 125.1＋130 应取 255，小数点后面的那个数字 1 实际上已没有什么意义了(除非后一个数字是 130.0)。在数值作乘除运算时，乘积或商的有效数字最多只能达到原来最多的有效数字个数。如 0.028×2.22 可取 0.062。

6. 数据的精度　　为保证资料及其结果的真实性，数据的精度必须与原始测量时的精度一致。例如，高血压患者水银血压计的整数测量结果(如 104mmHg、105mmHg 或 106mmHg)是真实结果的表现形式，因为该测量结果与原始测量的精度一致；若为小数(如 105.6mmHg)时则与原始测量的精度不一致，是虚假结果的表现形式。此外，对于同一指标，在不同的记录表上应有同样的精确度。例如，全血葡萄糖以 mmol/L 为单位，记录精确到小数点后第一位数字。再者，如果在测量或运算中出现比预定的小数点后一位数字多一位数字(即小数点后第二位数字)可以用"四舍五入"的方法。若要求高一点，还可取"四舍六入五奇进"方法，即当小数点后第二位数字为 5 时，根据其前面的数是奇数或偶数决定是否进位。如是奇数则进位，小数点后第一位数加 1。例如，9.75 则取 9.8；如是偶数则不进位，如 9.65 取 9.6。

第二节 中医统计资料的整理

整理资料(sorting data)指根据统计研究的目的和任务的要求，对搜集的各种原始资料进行分类和汇总，使之系统化、条理化，从而得出反映总体特征或规律的综合资料的工作过程。广义地说，资料整理也包括对次级资料进行的再加工。统计资料的整理主要包括整理方案设计、审核资料、设计分组、归纳汇总四个步骤。

一、整理方案

资料整理方案是保证资料整理工作按质、按量、按时完成的指导性文件，完善与否直接关系到资料整理工作质量，其主要内容为：①确定资料的审查内容与方法；②确定汇总的指标与综合表；③确定分组方法；④确定汇总的组织工作与时间安排。资料整理方案设计则指对资料整理的各环节做出具体的安排与规定，拟定工作计划。

二、资料审核

1. 统计资料的审核内容

（1）**完整性**：指要求得到的资料是否都得到了，是否有缺页漏项的现象。完整是保证资料准确性的前提，主要检查原始资料有无遗漏或重复，内容是否齐全等。漏查率越高，偏倚存在的可能性越大，其程度也越严重。

（2）**正确性**：指判断资料的真假和可靠程度。资料缺乏顶多得不出结论而已，而资料不正确便会得出错误的结论。

（3）**可比性**：指资料的信息来源、抽样方法、样本含量、基线资料、选择或观测条件、标准等方面是否可比。

（4）**及时性**：主要是检查是否按时填报统计资料，有无拖延。及时是保证资料完整性的先决条件，应着重检查未能在规定期限内完成资料搜集任务的原因，提出改进和解决的办法。

2. 原始资料的审核与检查的方法

（1）**逻辑性审查**：是根据指标本身或指标间的内在联系，利用逻辑关系检查指标之间或数据之间有无矛盾。例如，纵向、横向的合计和总计是否吻合；表中各项有关数据是否一致，如新生儿疾病死亡不应出现在 60 岁组等。对不合理或错误的项目必须复查、补正或舍弃。

（2）**专业检查**：指利用专业知识，从专业的角度来发现和纠正错误。如在有些调查表中出现男性患者患子宫颈癌；6 岁的孩子患中风等明显错误的情况。

（3）**统计检查**：即按统计学要求发现和纠正错误(如各横行、纵列的合计是否有误)。许多数据都有统计规律，如某些指标的数值必须大于或小于另一指标；某几个指标之和应小于或等于总和等。例如，一种疾病各证型的构成之和必须等于 100%；显效率必然小于有效率；符合正态分布的指标数值在均数加减 1.96 倍范围内的应占 95%。

（4）**计算机检查**：传统的资料检查方法是以人工方式逐份对调查表作检查。人工检查的优点是可以运用人的专业知识和各方面的知识对资料作全面的检查；其缺点是工作量较大，如果要检查的数量很多，难免出现遗漏、疏忽等粗差(gross error)。如果把规范的实验记录或病历报告表(case report form，CRF)资料内容编成计算机程序，进行独立双份双机录入，计算机编写程序就会对数据库中的数据进行一致性检查，准确无误地判断出第一次和第二次录入的不吻合之处，并生成数据校正表(data correction form，DCF)，便于研究者校对、修改直至两个库完全相同。但计算机一般只能检查出逻辑性错误和录入错误，或者进行简单的专业检查和，通常允许一定的错误率不超过 0.1%。同时，计算机编程录入资料后可以将各种类型的资料转化为 Excel 电子表格文档，为多种统计软件的分析应用提供方便。目前较流行的数据软件有 EpiData、Epi Info、MS-Access、SAS、Excel 等。

3. 缺项处理　　缺项(missing data)即对某些调查项目未作回答。如果所缺项目是重要的、必不可少的，这部分调查表就为废表。但为了避免缺项过多，可对缺项作单项缺失处理。例如，调查 1800 名正常成年入的血液白细胞、红细胞、血小板参考值范围，其中有 3 人血小板数未填入，那么在统计白细胞和红细胞时以 1800 人计算，而统计血小板时以 1797 人计算。

三、设计分组

分组(grouping)即根据研究目的和研究现象的本质特征，按照某种分组标志将研究对象的全体分为若干组段或组别的过程。其目的是揭示现象内部各部分之间存在的差异，显示组内的共性、相似性和组间的差异性，认识它们之间的矛盾，表明事物的本质与规律。

1. 分组的作用

(1) **利于发现事物特点与规律**：通过统计调查取得的资料，往往零星、分散和杂乱无章的。统计分组的任务即如何把它们整理得即有条理，又能反映事物的特点。

(2) **将复杂的医学现象划分为不同类型**：在复杂的医学现象中，往往要将医学现象总体划分为性质不同的类型，它是统计工作中应用最广泛、最主要的分组。

(3) **分析总体内部构成与相互关系**：将医学现象总体按照某个标志分成若干组成部分，并计算其总体内部各组成部分占总体的比重，分析总体内部的构成，表明部分与总体、部分与部分之间的关系。

(4) **揭示现象之间的依存关系**：一切医学现象都不是孤立的，而是处于互相联系、互相依存、互相制约之中。通过统计分组，可以揭示这种关系及其在数量上的表现。例如"五态性格"与患肝癌的关系等。

2. 分组标志的选择　　标志(mark)是事物的总体或个体所具有的属性或特征的名称；选择分组标志就是确定划分资料的标准或根据。按标志表现形式可分为数量标志和品质标志。前者是指表现为数量上不同的标志，如年龄、身高、体重等；后者是指表现为性质上的差别或不能用数量表现的标志，如性别、职业、证型等。标志值(marker variable)即变量值。分组标志的选择原则如下。

(1) **研究目的**：研究目的不同，所选用的分组标志也不同。例如，对患同一疾病的患者总体，若研究目的是分析各证型的构成，应选证型作为分组标志，观测不同证型的患者人数各占多少；如果目的是分析病情与疗效的关系，应选用病情的不同程度作为分组标志；为了研究某方药对某病不同证型的疗效，可以辨证分型作为分组标志。

(2) **主要特征**：即根据被研究对象的特征，选择最主要的、能抓住事物本质的标志进行分组。例如，研究糖尿病患者治疗的情况，可按证型、病情和有无并发症作为分组标志。但证型并不能反映糖尿病患者的情况好坏，治疗有效与否的关键是看有无并发症及其严重程度等预后标志。故此时证型作为标志不恰当，宜选用有无并发症及其严重程度作为分组标志。

(3) **现实意义**：某一标志在一定时间、地点、条件下，可以作为最重要的标志，但时过境迁，可能失去其重要意义。例如，早期发现肾功能减退的顺序为 SUA(血清尿酸)＞BUN(血尿素氮)＞Scr(血清肌酐)，但随着肾衰竭的进展，SUA 增高的程度不如 BUN 和 Scr，SUA 在尿毒症时一般只增高 1 倍。

3. 分组方法

(1) **按标志的不同表现形式分组**：①数量分组：按被研究对象的数量大小来分组，从量的变化分析事物的差别和规律。如按年龄大小、疗程长短、脉搏快慢、血压高低等分组。数量分组的粗细及组数的多少以能说明资料的规律性为准，为便于资料间相互比较，还必须注意到习惯分组法。②品质分组：按被研究对象的性质、特征或类型等品质标志来分组。如疾病按病因或证型分组；病情按轻、中、重分组；疗效按治愈、显效、好转、无效、恶化分组；化验检查按阳性、阴性或－、±、＋、＋＋分组等。

（2）按分组标志的多少分组：①简单分组。只按一个标志进行的分组。例如，为了验证某方药的疗效，可按证型或疗程、年龄、性别等单一标志进行分组。其优点是简单明了、便于分析理解；缺点是仅能从某一方面说明问题。②复合分组。采用两个或两个以上标志结合起来进行分组。例如，将证型、疗程、性别等标志结合起来分组，以认识某方药治疗某病的基本情况。其优点是能够从多方面综合说明问题，可以反映事物间的依存关系。但是，过多的标志结合，可使组数成倍增加而各组中的观测单位相应减少，反而不易揭示事物的本质特征。

4. 确定组数　　组数(number of class)即分组的个数，亦称组段数，符号为 k。组数取决于研究目的、资料性质和观测单位的多少。例如，对消渴病，按品质标志分组时，可按习惯分为上消、中消和下消三组；按数量标志分组时，可按血糖的数值分为若干组。对于数量分组，组数过少时易掩盖组内不同观测单位的本质差异，并使计算结果的误差增大；组数过多时则各组的观测单位数相对变少，不易看清研究现象的变化规律，并增加计算负担。适宜的组数标准可参见表 2-1。

5. 划分组距　　组距(class interval)即各组的上限与下限之差，符号为 i。各组的起点数值称为下限(lower limit)，符号为 L，各组的终点数值称为上限(upper limit)，符号为 U。根据资料的分布类型，组距分为相等与不等两种：①相等组距：适用于观测值的分布均匀(正态或近似正态分布)的资料。如年龄、脉搏、血压的分组。②不等组距：适用于观测值的分布不均匀(如偏态分布或有特大和特小值)的资料。例如按病程或疗程分组时，由于个别患者的病程或疗程较长，用等距分组时会出现一些组段的频数为零的情况，此时按不等组距分组较为适宜，可有效避免数值为零的组段与相邻组段失去内在联系而得出错误的结论。

表 2-1　适宜组数的参考标准

数据个数	组段数
30～59	5～ 8
60～99	7～10
100～199	9～12
≥200	11～16

采用相等组距分组时，其组距大小可按式(2-1)确定。

$$i = R/(k-1) \tag{2-1}$$

式中，i 为组距；k 为组段数；R 为全距(range)，是观测值中最大值(x_{max})与最小值(x_{min})之差，公式为

$$R = x_{max} - x_{min} \tag{2-2}$$

6. 确定组限　　组限(class limit)是上、下限的统称。数量分组的组限一定要清楚明确，组间的衔接必须严密，即不相互包含，也不留有空隙。当组数和组距确定后，各组的组限应取整数值或方便数，以利于分组。规范的表示方法是采用半开半闭区间(右开左闭区间)的形式，即各组段只写明下限值，而不标出上限值，如 0～，15～，30～…。其中 0～是指从 0 岁起至不满 15 岁止，余可类推，但是，最后一个组段必须采用闭区间。下述两种按闭区间进行年龄分组的方法都是不正确的：15 以下，15 以上……；0～15，15～30……。

第三节　数 据 管 理

统计学是数据的科学，一个真实的统计问题离不开统计数据的大量计算，而科学合理的数据管理，是获取和保证计算结果真实、可靠基础。因此，数据管理以质量控制为重心，贯穿科研的各个环节的，其目的是保证研究过程科学严谨，资料收集真实可靠，资料存放安全有序，最终把研究对象的资料数据及时、完整、准确地记录于数据库中，经统计分析，最终得到真实可信的研究结论。

一、数据管理的概念

1. 数据管理的定义　　数据管理(data management，DM)是利用计算机硬件和软件技术对数据进行有效的

收集、存储、处理和应用的过程，其目的在于充分有效地发挥数据的作用。实现数据有效管理的关键是数据组织。在数据库系统中所建立的数据结构，可充分地描述数据间的内在联系，便于数据修改、更新与扩充，同时保证了数据的独立性、可靠性、安全性与完整性，减少了数据冗余，提高了数据共享程度及数据管理效率。

2. 数据的类型　　应用统计软件时，首先需要建立数据文件，而了解数据的类型有利于在 SPSS 等统计软件环境下建立数据文件。常见的数据类型如下：

(1) **分类数据**(categorical data)：只能归于某一类别的非数字型数据。

(2) **顺序数据**(rank data)：只能归于某一有序类别的非数字型数据。分类数据和顺序数据说明事物的品质特征，统称为定性数据或品质数据(qualitative data)。

(3) **数值型数据**(metric data)：按数字尺度测量的数据。

(4) **观测数据**(observational data)：通过调查或观测而收集到的数据。

(5) **实验数据**(experimental data)：在实验中控制实验对象而收集到的数据。

(6) **截面数据**(cross-sectional data)：在相同或相近的时间点上收集的数据。

(7) **时间序列数据**(time series data)：在不同时间上收集到的数据。

3. 数据管理的过程　　依据目前国情，研究人员通过手工的方式填写数据报告文件，再由录入员录入设计好的数据库中。数据管理的过程主要在两个阶段，针对认为因素可能引起的偏倚进行控制。一是研究资料收集过程中的数据管理，二是数据报告文件生成数字的过程，在进行计算机操作、数据存储、整理、统计数据时针对人为差错的控制。两个阶段是联系互动的，只不过是数据管理侧重点不同，操作方法不同，但目的都是要保证研究数据的质量。

4. 数据管理重要性

(1) **数据分析和结论推导的前提**：大多数研究设计是前瞻性的，数据的收集和管理是实时进行的，任何数据管理的失误都可能切断研究的紧紧相扣环节，造成不可祢补的损失。

(2) **衡量研究水平的依据之一**：数据管理的质量反映出研究者对试验设计和试验计划的执行情况，也反映试验者的科学态度和知识水平。

二、数据管理的内容

1. 对研究资料收集者的培训　　通常在研究方案制定后和研究数据采集人员确定后开始培训。主要是学习研究者手册，了解研究目的，掌握数据收集的方法和要求，提高研究人员的业务水平。要多次反复培训，出现问题能及时得到解决。特别应该注意在数据采集的过程中易出现的问题，如记录的错漏，收集资料中有缺项或填写错误；任意取舍，即带有主观的任意去掉研究过程中影响研究结果的资料；资料收集人员不固定，可由于人员更替造成交接不及时或水平不一致引起的资料不全或数据偏差。

2. 研究资料的及时传递　　研究过程中定期从研究者处收集数据报告文件，而不是等到试验结束后再传递数据，这样可以防止研究者根据后面的数据修改前面的记录。如一个 12 个月的临床研究，要求每 3 个月收集一次 CRF，应仔细考虑 CRF 传递的流程，尽可能采用不同的数据报告表格，并每次做标记。此外，有些数据可能跨越指定的间隔期，如一个连续的不良事件或合并用药，必须有机制保证延续数据的准确性。因些，研究资料必须及时提交。

3. 数据报告文件录入　　研究中的资料收集整理与资料的录入核查是互动的过程，应边收集整理边录入核查，但目前多数研究无法做真正的动态管理，大都在研究资料收集完毕后再实现将纸质研究报告文件转化为数字资料的过程。数据报告文件录入过程的数据管理通过数据库功能来实现。

三、数据管理软件的选择

1. 选择软件时应考虑的问题　　软件是建立数据库的基础，选择合适的软件可以为数据库的设计使用提供各种便利的条件，选择软件时要考虑以下问题：

（1）**功能是否满足需求**：数据库管理系统的功能是首先应该考虑的问题，决定选择一个数据库，不仅需要全面了解研究项目本身对数据库管理系统功能的需求，如在数据录入过程中完成部分质量控制任务，数据库的逻辑核查和纠错。提供二次录入过程中的核对功能，便于对录入的数据进行核查。还要了解常用数据库管理系统的基本功能，如数据类型、表的字段数量限制、记录数量限制、运算效率等。例如，时间变量需要精确到小时、分钟甚至秒，而又不愿意将其拆分成多个变量，则不能选择 EpiData，因为它只能精确到天。如果您设计的单表字段数多于 256 个，那么您不能选择 Excel 或 Access，因为它们最多支持 256 个。如果您的单表记录数多于 65 536 条，则不能选用 Excel，这是它的最大记录数。如果您要使用触发器，则不能用 Access，因为它没有这个功能。

（2）**转换数据库格式**：如能与 SAS、SPSS、STATA 等统计分析软件对接，以便研究者能利用各种统计分析软件分析数据。

（3）**其他因素**：如数据库管理系统的价格、产生的效益等。

2. 常用的数据管理软件

（1）**EpiData 数据管理软件**：EpiData 软件是由丹麦学者于 1999 年开发，它占用空间小，并有成熟的汉化版软件，可以从官方网站上免费下载安装使用，目前国内的研究大多采用 EpiData 进行数据管理。EpiData 软件设计的出发点是将在研究资料生成通用原始数据库供分析，因此，EpiData 软件的主要功能集中在数据库的界面的设计、数据的双录、数据核查、数据的录入、数据的导出和管理等方面。操作简单、易学易用且功能强大是该软件的主要特点。绝大部分功能只需通过点击菜单和按钮就可完成，一般经过短期培训即能使用，非常适合各种数据管理工作的开展，能够满足大多数研究的需要。

（2）**商业专用数据管理软件**：对于某些有特殊要求的研究，可以考虑使用商业专用数据管理软件。比较有代表性的包括：Oracle 公司的 Oracle Clinical、Phase Forward 公司的 Clin Trial、Nextphase 公司的 CT Series、Clinsource 公司的 Trial XS 和 StudyBuilder 公司的 StudyBuilder 等。这些软件系统具有规范化的研究设计，电子CRF 的设计，电子数据获取，全面的试验信息管理，基于 Web 技术的加密数据传输等功能，可以满足有对数据的实时录入及规范化管理需求的研究。

四、EpiData 数据管理软件的应用

在临床科研观察中，通常先设计一个详尽的 CRF 采集和积累临床资料，并且将它们输入计算机，使其数字化，方便数据的保存、管理和统计分析。因此，临床资料数字化是承上启下的关键步骤，但是，对于临床工作者来说存在两个问题：①没有数据库的基础知识，不知如何处理繁杂的临床数据；②在大量数据录入时容易出现错误。EpiData 主要用于数据输入。它可以将临床观察之中所使用的 CRF "计算机化"，计算机上的表格可以与实际观察表完全一样，使得数据输入变得直观、简便，方便临床工作者使用。

EpiData 由三种基本文件组成：①QES 文件(调查表文件)，作用是定义调查表(问卷)的结构；②REC 文件(数据文件)，包括数据以及已经定义好的编码；③CHK 文件(数据录入核查文件)，数据输入字段的有效性规则。

1. 建库录入前的工作 数据库设计人员一定要充分理解研究方案，参与 CRF 表或调查表的设计，以增强采集数据的统计可用性。明确临床研究人员的需要采集数据的内容，避免研究内容中个别项目的重复出现。反复询问患者可降低患者的依从性，影响数据的真实性。

2. 录入界面设计 根据调查内容的具体项目，设置变量名即数据库中的字段名，并对变量值进行编码，在专家指导下对每一变量制定合理的有效性规则，数据库录入界面可以由研究者自行设计，包括指标的变量名、中文名称、度量衡单位、编码规则等信息的显示，并根据研究内容和变量清单设置录入变量的形式和录入空间。数据库录入界面的设计最好与研究的纸质资料一致，以提高录入工作效率，降低错误的发生概率。

3. 数据录入与管理 数据录入工作由指定的数据录入员承担，将研究资料中的数据通过计算机键盘录入数据库。数据录入应使用事先设计好的固定的录入界面，不能改动，否则会造成数据库结构变化，给后期工作

带来麻烦。

(1) **数据录入**：录入时调用主界面的"数据导入/导出"菜单项下的"数据录入/编辑"或点击流程栏的"4 数据录入"按钮，按照窗口上的箭头提示，设定需要进行录入的数据文件，即可进入数据录入界面。无键入内容，仅按回车键，以缺失值处理，字段填满，光标会自动跳到下一个字段，任何时候要退出录入，按 F10 键即可。

(2) **数据查找**：在数据录入界面的"查找"菜单中，提供了进行记录查找的多种功能项，可按实际需要选择调用。如查找某条已知记录号的记录，可调用"定位记录"菜单项，然后在弹出的提示框中直接输入要定位的记录号，即可调出该条记录进行内容的浏览和修改。

(3) **记录删除**：数据录入中发现某条记录有误或为重复录入，需要删除时，先打开要删除的记录，选择"删除记录"菜单项或直接点击左下角的记录导航按钮，被删除的记录被标记上"DEL"。要对被删除的记录恢复删除，可选择"解除记录"菜单项或再次直接点击记录导航按钮的"×"，"DEL"标记消失，该记录被恢复。此删除的记录仅是逻辑上的删除，是可以被恢复的，如要物理性永久删除记录，确认存盘后，在主界面"工具"菜单中选择"清理 REC 文件(将有删除标记的记录彻底删除)"，对标记的记录做彻底删除，此操作删除的记录将无法恢复。

4. 质量控制：数据录入由人工完成，录入过程不可避免有差错，发现并纠正差错，将差错的概率控制在低水平，得出客观的研究结论，是数据录入过程中质量控制的要求。

(1) **通过建立核查文件对数据的输入加以控制**：录入过程中会出现不符合逻辑的数据，如性别的编码通常是男＝1，女＝2，如果数据库中是 3，显然是差错，可以采取合适的技术措施发现并纠正这类错误。在 EpiData 中设计了可以自由编制的 CHK 核查文件，在编写核查文件之前必须对各字段间的关系做全面准确的了解，对录入过程中可能出现的情况给予充分的考虑。

调用主界面的"数据录入质控"菜单项下的"添加/修改录入质控程序"或点击流程栏的"3 建立 CHK 文件"，按照窗口上的箭头提示，设定需要进行核查的数据文件，即可进入编写数据录入核查文件(CHK 文件)编辑界面。在建立字段核查文件时，光标定位到字段，会弹出一个"编辑核查文件"对话框。在这个对话框里，实现对该字段的输入范围、合法值、跳转、自动重复输入、设置数值标签等的定义。对于复杂的核查程序，可借助核查命令(如 if、then、range、goto 等)编写核查程序来实现，点击编辑按钮，系统会弹出一个"对该字段的录入质控程序进行编辑"的语句编辑窗口，可在此通过书写语句程序的形式，进行复杂的核查功能设定，当然，熟悉和准确运用相关的核查命令是进行文件编辑的前提。

(2) **双录入核查**：数据二次录入核对是常用的控制质量的措施，其原理是每个人在录入数据的过程中都会发生差错，但不同的人差错是不同的，同样一个数两个人分别录入时发生相同差错的概率极低。人们利用这一规律设计了数据库二次录入核查的质量控制。即按排录入人员分别录入相同的研究资料，可选择不同人异地录入或不同时间段同人录入，然后用软件核对两个数据是否一致，不一致的数据全部挑出来。根据原始资料修改直至 2 个库完全相同。双录入核查的主要目的是针对错误率的检查，一般对二次录入的数据进行 100%核查，写出核查报告。

(3) **数据复查**：控制数据的录入错误后，还要进行针对专业和逻辑性错误的核查。①结合专业知识编写 SAS 程序对各变量的可能取值范围及它们之间的逻辑关系进行核查。②用统计软件做简单的描述性统计，分析变量的频数分布、最大值、最小值、百分位数、茎叶图等以发现异常值；以均数以均数±2 个标准差作为上、下警戒值；以均数±3 个标准差作为上、下控制值，发现极端值。③对数据部分抽查(10%左右)，直到错误率<0.03%。然后对怀疑存在问题的数据列出清单，如属原始数据的问题应返回给资料收集者进行查对，根据返回的核查表进行相应的修改。

5. 数据库管理　一些研究数据量大，在质量控制过程中如果数据库在不断的变化，必然要不断核查数据、核对数据，即使过去核查过，也不能保证现在这些数据是正确的。因此，在建立数据库的过程中往往采用分块处理的方法，将数据库切成一定大小，分别录入核查完成一个锁定一个，最后再将这些数据库合并成一个总数据库。将数据库切开，组织录入核查，再将数据库合并，这些要通过 EpiData 中的追加与合并功能来实现。追加(append)是将两个数据结构完全一样或基本上一样的数据库连起来。两个数据库是端对端(end-to-end)，又称串联。而合并(merge)是将两个结构不同、但是有 1~3 个相同变量(如，ID 变量或 key 变量)的数据库合并。例如，一个数据库中录入的是问卷调查结果，而另一个数据库中录入的是同一批患者的临床检查结果。两个数据库都含有一个可以确定患者的 ID 号。这样的两个数据库合并是边对边(side-to-side)，又称并联。

(1) **数据库追加**(append)：从 Data In/Out 菜单中选择 Append/Merge，输入准备合并的两个数据库的文件名，点击 OK。弹出的对话框中会显示两个数据库的情况。键入准备建立的新的数据库(包含两个数据库的内容)的文件名。这个操作不会修改两个准备合并的原始数据库。追加程序执行完毕后，程序会显示新建的这个合并数据库的简要情况。这些内容同时会被添加到新建的合并数据库的数据录入备忘录文件(data entry notes file)中。

(2) **数据库合并**(merge)：从 Data In/Out 菜单中选择 Append/Merge，输入准备合并的两个数据库的文件名，点击 OK。弹出的对话框中会显示两个数据库的情况。键入准备建立的新的数据库(包含两个数据库的内容)的文件名。这个操作不会修改两个准备合并的数据库。合追加程序执行完毕后，程序会显示新建的这个合并数据库的简要情况。这些内容同时会被添加到新建的合并数据库的数据录入备忘录文件(data entry notes file)中。

6. 数据库的调试　　录入已有的数据报告文件 5~10 份，观察变量的设置和有效性规是否合理。数据库调试成功后才可进行数据的录入，这样可以及早发现数据库的设计不足，纠正存在的问题，避免因为结构性的不足影响整个数据库的使用，浪费大量的人力。

7. 录入员培训　　首先制定录入规则，撰写录入员手册，进行录入员培训，要对录入员的资格进行认定，如具有医学专业背景，具有一定的研究经验，具有一定的计算机操作能力等。培训内容包括针对不同研究课题或项目的业务培训和对数据库的计算机操作培训。

8. 数据导出　　数据库管理的另一项任务是数据库的导出，即将最终锁定的数据库转换成某个统计软件支持格式的数据，以便在统计软件中对数据库中的数据进行分析。数据管理员应熟悉数据库选用的软件，正确进行数据库的导出操作，保证导出的数据与原数据库中的数据一致。EpiData 软件的数据可以多种格式输出文件，如 SPSS、SAS、Stata、Dbase 以及文本等。在"数据导入及导出"菜单"数据导出"里可实现多种形式的数据导出，供多种数据管理和统计分析软件使用。

第三章 统计描述

导　学

1. 掌握数值变量和分类变量资料统计描述指标的意义和用途；应用相对数的注意事项。
2. 熟悉频数分布的类型和特征；常用相对数指标类型与意义。
3. 了解频数分布表的应用，频数分布表与分布图的制作；率的标准化等。

统计描述(statistical description)即组织、归纳原始数据，并选用恰当的统计指标，合适的统计图和统计表，简明准确地探察、展示研究事物的数据特征、分布规律和随机变量之间关系。

第一节　频　数　分　布

频数(frequency)指将研究对象按某属性进行分组，出现在各组中观测值的个数。分布(distribution)指随着随机变量取值的变化及其相应的频率变化的规律性。频数分布(frequency distribution)即观测值按大小分组，各个组段内观测值个数(频数)的分布，它是了解数据分布形态特征与规律的基础。医学研究得到的原始数据资料往往都是庞杂无序的，可以通过分组整理，制作频数分布表或频数分布图，以显示数据的分布规律，以便对资料进一步进行统计分析。

一、频数分布表

频数分布表(frequency distribution table) 简称频数表(frequency table)，指将一组数据按观察值大小或类别分为不同组段或组别，然后将各观察值归纳到各组段或组别中，最后清点各组段或组别的观察值个数(频数)所形成的表格。

1. 数值变量资料的频数表　　又称"频次分布表"，简称"频数表"。

【例 3-1】　抽样调查某地 120 名正常成年人血清铜含量(表 3-1)，试编制频数表。

表 3-1　某地 120 名正常成年人血清铜含量(μmol/L)

13.84	12.53	13.70	14.89	17.53	13.19	18.82	10.15	14.56	11.23
14.73	17.44	13.90	14.10	12.29	12.61	14.78	14.40	9.93	15.18
14.59	14.71	18.62	19.04	10.95	13.81	10.53	18.06	16.18	15.60
13.56	11.48	13.07	16.88	17.04	17.98	12.67	10.62	16.43	14.26
11.03	9.23	15.04	14.09	15.90	11.48	14.64	17.24	15.43	13.37
13.64	14.39	15.74	13.99	11.31	17.61	16.26	11.32	17.88	16.78
13.53	11.68	13.25	11.88	14.21	15.21	15.29	16.63	12.87	15.93
13.70	14.45	11.23	19.84	13.11	15.15	11.70	15.37	12.35	14.51
14.09	18.22	14.34	15.48	11.98	16.54	12.95	12.06	16.67	17.09
16.85	13.20	16.48	12.29	12.09	14.83	15.66	14.50	16.43	15.57
12.81	12.89	17.34	16.04	13.41	17.13	12.32	9.29	18.42	14.17
14.35	16.19	15.73	13.74	14.94	17.28	15.19	11.92	15.47	15.33

编制频数表的步骤：

(1) **求全距(range)**：又称极差，为一组资料最大值与最小值之差，用 R 表示，公式为

$$R = x_{\max} - x_{\min} \tag{3-1}$$

本例中 $R = 19.84 - 9.23 = 10.61 \,(\mu mol/L)$。

(2) **确定组段数(k)**：根据样本含量多少确定组段数，一般设 8~15 个组段，不宜过粗或过细，当样本含量小时，组段数可适当少些，当样本含量大时，组段数可适当多些，其原则是充分反映数据的分布特征。本例 $n = 120$，可先将原始资料粗略定为 11 组。

(3) **求组距(class interval)**：各组的起点数值称为下限(lower limit)，符号为 L，各组的终点数值称为上限(upper limit)，符号为 U。组距即各组的上限与下限之差，符号为 i。根据资料的分布类型，组距分为相等与不等两种：①相等组距：适用于观测值的分布均匀(正态或近似正态分布)的资料。如年龄、脉搏、血压的分组。②不等组距：适用于观测值的分布不均匀(如偏态分布或有特大和特小值)的资料。采用相等组距分组时，其组距大小可按式(3-2)确定。

$$i = R/(k-1) \tag{3-2}$$

式中，i 为组距；k 为组段数；R 为全距。

(4) **确定组限**：组限(class limit)是上、下限的统称。数量分组的组限一定要清楚明确，组间的衔接必须严密，即不相互包含，也不留有空隙。当组数和组距确定后，各组的组限应取整数值或方便数，以利于分组。此外，第一个组段应包括资料中的最小值，最后一个组段应包括最大值。规范的表示方法是采用半开半闭区间(右开左闭区间)的形式，即各组段只写明下限值，而不标出上限值，如 0~，15~，30~……。其中 0~，是指从 0 岁起至不满 15 岁止，余可类推，但是，最后一个组段必须采用闭区间。下述两种按闭区间进行年龄分组的方法都是不正确的：15 以下，15 以上……；0~15，15~30……。

(5) **列频数表**：采用计算机或划记法将原始数据汇总，列出频数表。可在此基础上计算频率、累计频数和累计频率。频率(percent)即各组段频数与总观察值个数之比，一般用百分数表示；累计频数(cumulative frequency)指将频数自上而下依次累加；累计频率(cumulative percent)指频率自上而下依次累加。参见表 3-2。

表 3-2 某地 120 名正常成年人血清铜含量($\mu mol/L$)频数表

组段 (1)	频数 f (2)	频率 $P(\%)$ (3)	累计频数 f_c (4)	累计频率 $P_c(\%)$ (5)
9.00~	3	2.50	3	2.50
10.00~	4	3.33	7	5.83
11.00~	12	10.00	19	15.83
12.00~	13	10.83	32	26.66
13.00~	17	14.17	49	40.83
14.00~	22	18.33	71	59.16
15.00~	18	15.00	89	74.16
16.00~	13	10.83	102	84.99
17.00~	11	9.17	113	94.16
18.00~	5	4.17	118	98.33
19.00~20.00	2	1.67	120	100.00
合计	120	100.00	—	—

仅从表 3-1 并不能判断这 120 人的血清铜含量分布有何规律性。通过绘制该例的频数表可知，该地 120 名

正常成年人血清铜含量分布在"14～"组段的频数最多,共 22 名,占 18.33%,且以该组段为中心,两侧频数逐渐减少,基本对称,呈现出中间多两边少的分布趋势。

2. 频数分布图 简称频数图(frequency graph),亦称直方图(histogram),是在频数表基础上,以直方的面积大小表示频数的多少,或以直方面积在总面积中的比例表示频率大小的图形。主要用于描述或探察数据的分布类型特征。图 3-1 即以表 3-1 资料绘制的直方图。

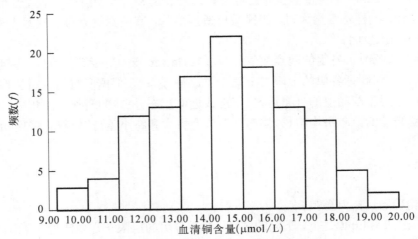

图3-1 某地120例正常成年人血清铜含量

3. 分类变量资料的频数分布表 分类变量资料频数分布表的常见形式如下。

(1) **一维频数表**:是用分类变量的分类标志为组段,通过分类计数而得(表 3-3)。以数据库的观点,维是观察世界的角度,一般包含着层次关系,是一种高层次的类型划分。一维表是最合适于透视和数据分析的数据存储结构。

表3-3 148 例慢性肾衰患者辨证分型频数表

辨证分型	频数	频率(%)	累积频数	累积频率(%)
脾肾气虚	55	37.16	55	37.16
气阴两虚	77	52.03	132	89.19
肝肾阴虚	16	10.81	148	100.00
合计	148	100.00	—	—

(2) **二维频数表**:是关系数据库中"表达关系"记录数据的基本形式。常用的关系术语为:①记录:二维表中每一行称为一个记录;②字段:二维表中每一列称为一个字段,或称为一个属性;③域:即属性的取值范围;④关键字:在一个关系中有这样一个或几个字段,它(们)的值可以唯一地标识一条记录。例如,在疗效关系中,药物就是关键字;⑤关系模式:对关系的描述称为关系模式,其格式为:关系名(属性名 1,属性名 2,…,属性名 n)。一个关系模式对应一个关系的结构,它是命名的属性集合。不同二维表名称如表 3-4 所示。

表3-4 分类变量二维频数表的构成

行(R)变量	列(C)变量		
	二分类	无序多分类	有序多分类
二分类	四格表(2×2 表)	2×C 表	2×C 单向有序
无序多分类	R×2 表	R×C 表	R×C 单向有序
有序多分类	R×2 单向有序表	R×C 单向有序表	R×C 双向有序表

【例 3-2】 观察活血利水方联合 532 激光治疗糖尿病黄斑水肿的临床疗效。将 90 例(147 眼)糖尿病黄斑

水肿患者随机分为中药组 30 例(47 眼)，光凝组 30 例(49 眼)和联合组 30 例(51 眼)。中药组采用活血利水方治疗，光凝组采用单纯激光治疗，联合组采用中药联合光凝治疗，结果如表 3-5 所示。

表 3-5　活血利水方联合 532 激光治疗糖尿病黄斑水肿患者临床观察

组别	显效	好转	无效	恶化	合计
中药	0	24	22	1	47
光凝	1	29	16	3	49
联合	4	34	12	1	51
合计	5	87	50	5	147

（3）**配对设计分类资料的频数**：同一研究对象同时接受两种不同的处理，观测的结果为属性相同的分类资料时，就形成了配对设计的分类资料。可用行数与列数相同的表归纳其频数分布，如表 3-6 所示。

表 3-6　清热泻肺通腑法和麻杏石甘汤配对治疗 60 对小儿肺炎的疗效

清热泻肺通腑法	麻杏石甘汤		合计
	治愈	未愈	
治愈	28	10	38
未愈	4	18	22
合计	32	28	60

4. 频数分布表/图的应用

（1）描述频数分布的集中趋势与离散趋势，直观地揭示数据的分布特征和分布类型，为选择适当的统计方法提供依据。

（2）便于发现某些特大或特小的可疑值。如果在频数表的两端，连续出现几个组段的频数为 0 后，又出现一个特大值或特小值，这种数值称为可疑值。需要进一步检查和核对，必要时通过统计方法判断决定取舍。

（3）当样本含量足够大时，频率可以作为概率的估计值。如表 3-2 第(4)栏为频率，由此可推测某地 18～60 岁健康男性居民血压出现在各组段的概率分别为 0.0083，0.025，0.0050，……，0.0083。

（4）便于进一步计算统计指标和进行统计分析。

二、频数分布的特征与类型

1. 频数分布的数量特征　集中趋势(central tendency)和离散趋势(tendency of dispersion)是频数分布的两个重要特征。集中趋势指一组变量值的集中倾向或中心位置，离散趋势即一组变量值的离散倾向。他们是揭示数据分布的类型和正确进行统计描述与统计推断的前提。例如，表 3-2 显示，某地 120 名 18～60 岁健康男性居民血压大多集中在"100～"组段左右，"100～"组段频数最多，为该资料的集中趋势；此外，某地 120 名健康男性居民的血压有大有小，参差不齐，这种同质的一组数据的分散程度称为离散趋势。

2. 频数分布的类型　频数分布分为对称分布(symmetric distribution)和偏态分布(skew distribution)两种类型。

（1）**对称分布**(symmetric distribution)：指集中位置居中、左右两侧的频数分布基本对称的频数分布。又分为正态分布(normal distribution)和非正态分布(non-normal distribution)两种类型。正态分布是以集中性、对称性和均匀变动性为特征的分布，偏度和峰度是其两个特征。若分布的峰态尖峭而尾部伸展，两尾部曲线在正态曲线之上，此时尾部面积分布与正态分布相比偏多，而中间部分偏少，称为尖峭峰；如果峰顶平阔而尾部短促，两尾部曲线在正态曲线之下，尾部面积与正态分布相比偏少，而中间部分稍多，则称平阔峰。无论峰态尖峭或平阔，均为非正态分布。

(2) **非对称分布**(dissymmetric distribution)：指集中位置偏倚、两侧频数不对称的频数分布，亦称偏态分布(skew distribution)。又可分为正偏态(positive skewness)和负偏态(negative skewness)。前者亦称右偏态，特点是峰偏左(偏向观察值小的一侧)，尾部向数轴右侧(观测值较大一端)伸延；后者亦称左偏态，特点为峰偏右(偏向观察值大的一侧)，长尾数轴向左侧(即观测值较小一端)伸延。此外，分布只有一个峰者称为单峰分布，出现两个或多个高峰者称为双峰或多峰分布。

第二节　数值变量的统计描述

统计描述(descriptive statistics)是统计分析的主要内容之一，是指利用统计指标、统计表、统计图等方法，对资料的数量特征及分布规律进行测定和描述，从而把数据资料的特征给准确地展现出来。如前所述，集中趋势和离散趋势是数据频数分布的两个基本特征，本节介绍数值变量资料的集中趋势与离散趋势的描述。

一、集中趋势的描述

平均数(average)是统计学中应用最为广泛、重要的一个指标体系，常用于描述数值变量资料的集中位置，代表其平均水平。主要作用为：①作为一组观测值的代表值，表明该组观测值集中趋势的特征；②便于对同类研究对象进行对比分析。中医研究中常用的平均数包括算术均数、几何均数和中位数(表3-7)。

表3-7　描述集中趋势的统计量

统计量	符号	定义	计算公式	应用条件	特点	说明
算术均数	$\bar{x}$	一组观测值之和与观测值个数之商	$\bar{x}=(\sum x)/n$	正态、近似正态或对称分布	数量上平均	只有对同质事物求均数才有意义
几何均数	G	n 个数值连乘积的 n 次方根	$G=\sqrt[n]{\prod x}$	等比或等差数列资料	比例或倍数上平均	变量值不能有 0，也不能同时有正值和负值
中位数	M	将一组观测值按大小顺序排列，位次居中的数值即中位数	$M=L+\dfrac{i}{f_m}\left(\dfrac{\sum f}{2}-\sum f_L\right)$	不拘分布或分布类型不明的资料	位次上平均	

注：Σ 为求和的符号；x 为变量；n 为样本量；Π 为求积的符号；L 为 M 所在组段的下限；i 为该组段的组距；f_m 为该组段的 f；$\sum f$ 为总例数(f 之和)；Σf_L 为小于 L 的各组段的频数

(一) 算术均数(arithmetic mean)

算术均数简称均数(mean)，表示一组性质相同的观察值在数量上的平均水平。总体均数的符号为 μ，样本均数的符号为 $\bar{x}$。

1. 算术均数的计算　参见式(3-3)。

$$\bar{x}=\frac{x_1+x_2+\cdots+x_n}{n}=\frac{\sum x}{n}\mathbf{g}\tag{3-3}$$

式中，$x_1, x_2, \cdots, x_n$ 为所有观察值，n 为样本含量，Σ (希腊字母，读 sigma)为求和符号。

【例3-3】　利用例 3-1 数据，计算算术均数。

$$\bar{x}=\frac{104+98+102+\ldots+75}{120}=100.75$$

2. 算术均数的应用　　对于对称分布资料，特别是正态分布或近似正态分布资料，均数最能反映分布的集中趋势，并位于分布的中心。因此，均数常用于这类数据资料集中趋势的描述。对于偏态分布资料，均数则不能较好地描述分布的集中趋势，这时需要利用几何均数或中位数来描述。

（二）几何均数(geometric mean)

几何均数是 n 个变量值乘积的 n 次方根，统计符号为 G。适用于各观察值之间呈倍比关系的偏态分布资料，如抗体滴度资料、细胞计数等，这种情况下，几何均数可以较好地反映它们变化的集中趋势或平均水平。

1. 几何均数的计算　　参见式(3-4)。

$$G = \sqrt[n]{\prod x} \tag{3-4}$$

【例 3-4】　　10 例肝肾阴虚型慢性肝炎患者血清相关抗原滴度分别为 1∶8、1∶16、1∶32、1∶32、1∶64、1∶64、1∶128、1∶512、1∶512、1∶1024。求平均抗原滴度。

$$G = \sqrt[10]{8 \times 16 \times 32 \times 32 \times 64 \times 64 \times 128 \times 512 \times 512 \times 1024} = 119.428$$

故该 10 例肝肾阴虚型慢性肝炎患者的血清相关抗原平均滴度为 1∶119。

2. 几何均数的应用　　对于变量值呈倍数关系或呈对数正态分布(正偏态分布)，如抗体效价及抗体滴度，某些传染病的潜伏期，细菌计数等，宜采用几何均数表示其平均水平。

3. 注意事项

(1) 观察值不能有 0。因为 0 不能取对数，不能与任何其他数呈倍比关系。

(2) 观察值不能同时有正有负。因为同时有正有负，相乘后，积可能为负，负数不能开 n 次方。

(3) 观察值若同为负数，计算时，可以先舍去负号计算，得到结果后再加上负号。

（三）中位数(median)

中位数指将 n 个数据从小至大按顺序排列，位次居中的观察值或位次居中两个观察值的均数，统计符号为 M。M 是一位置指标，在全部观察值中大于和小于 M 的观察值的个数相等，它反映了一批观察值在位次上的平均水平。

1. 中位数的计算

(1) **直接计算法**：先排序，再找出位次居中的观察值或计算出位次居中两个观察值的均数即可。

(2) **百分位数法**：适用于观察值较多的数据资料，是利用 M 是一种特殊的百分位数 P_{50} 来求解。百分位数(percentile)也是一位置指标，用符号 P_x 表示，读为第 x 百分位数，意指将 n 个观察值从小到大依次排列，再分成 100 等份，对应于 $x\%$ 位的数值。P_x 将全部观察值分为两部分，理论上有 $x\%$ 的观察值比它小，有 $(100-x)\%$ 的观察值比它大。因此，P_{50} 分位数即 M，可通过求 P_{50} 求中位数。P_x 的计算步骤为：①编频数分布表，并计算各组段累计频数和累计频率；②确定 P_x 所在的组段：为累计频率略大于 $x\%$ 的那一组段；③按式(3-5)求 M 或其他 P_x。

$$P_x = L + \frac{i}{f_x}\left(n.x\% - \sum f_L\right) \tag{3-5}$$

式中，L 为欲求的 P_x 所在组段的下限，i 为该组段的组距，f_x 为该组段的频数，n 为总频数，$\sum f_L$ 为该组段之前的累计频数。

【例 3-5】　　某市 120 名胃癌患者中西医结合治疗后的生存年数资料如表 3-8，试求平均生存年数。

表 3-8　某市 120 名胃癌患者中西医结合治疗后的生存年数

生存期(年)	频数	累计频数	累计频率(%)
2～	10	10	8.3
4～	15	25	20.8
6～	22	47	39.2
8～	35	82	68.3
10～	28	110	91.7
12～	4	114	95.0
14～	2	116	96.7
16～	2	118	98.3
18～	1	119	99.2
20～22	1	120	100.0

据表可知，第四组段累计频率为 68.3%略大于 50%，因此，即为 P_{50} 所在的组段，按式(3-3)求解如下。

$$P_{50} = 8 + \frac{2}{35}(120 \times 50\% - 47) = 8.74$$

据此，某市 120 名胃癌患者中西医结合治疗后的平均生存年数为 8.7 年。

2. 中位数的应用　　中位数可用于各种分布的定量资料，但对于正态或近似正态分布资料以及适合几何均数的资料，采用算术均数和几何均数描述集中趋势要更为准确。因此，实际工作中，中位数常用于描述偏态分布资料的集中趋势或开口资料以及分布不明资料的集中趋势。

二、离散趋势的描述

对数值变量特征的描述，除了描述集中趋势外，还必须描述离散趋势(dispersion)。离散趋势指标亦称变异性指标，是描述一组同质观测值的变异程度大小(数据的均匀性)的综合指标。他们不但反映研究指标数值的稳定性和均匀性，而且反映集中性指标的代表性。常用的离散趋势指标有极差(range，R)、四分位数间距(quartile range)、标准差(standard deviation)、变异系数(coefficient of variation)和标准误(standard error)(表 3-9)。

表 3-9　描述离散趋势的统计量

统计量	符号	定义	计算公式	应用
极差	R	最大值与最小值之差	$R = x_{max} - x_{min}$	比较组间样本例数相近，有度量衡单位的资料
四分位数间距	Q	上四分位数与下四分位数之差	$Q_R = Q_U - Q_L$ $= P_{75} - P_{25}$	偏态分布、有度量衡单位的资料分布
方差	s^2	离均差平方和的均值	$s^2 = \dfrac{\sum(x-\bar{x})^2}{n-1}$	描述所有观测值与均数的平均离散程度；方差分析
标准差	s	方差的平方根	$s = \sqrt{\dfrac{\sum(x-\bar{x})^2}{n-1}}$	正态分布或数据变换后近似正态分布、度量衡单位相同的资料
变异系数	CV	CV 是一组观测值的标准差与均数的百分比	$CV = (s/\bar{x})100\%$	CV 主要用于比较度量单位不同或度量单位相同但均数相差悬殊时样本资料的离散性；CV 还可用于比较实验指标的稳定性及测定方法的精密度

注：x_{max} 为最大值，x_{min} 为最小值；Q_U 为上四分位数(第 75 百分位数，P_{75})，Q_L 为下四分位数(第 25 百分位数，P_{25})

1. 极差(range)　　反映全部数据的变化范围。一般来讲，样本量相近的同类资料比较，极差越大，意味着数据间变异越大。反之，说明变异度小。极差反映离散趋势的大小，简单明了，故常用于说明疫病和食物中毒等的最短、最长潜伏期等。但其缺陷是：①除最大值与最小值外，不能反映其他观察值的变异；②受 n 大小的影响，一般来说，n 越大，抽到较大或较小的观察值的可能性越大，极差就有可能越大；③即使 n 不变，极差的抽样误差也较大，即极差反映离散趋势不稳定。

2. 四分位数间距(inter-quartile range) 四分位数(quartile)是指百分位数 P_{75} 与 P_{25}。对 P_{75} 而言，有 25%(即四分之一)的观察值比它大，故称为上四分位数；对于 P_{25} 而言，有 25%(即四分之一)的观察值比它小，故称为下四分位数。四分位数间距指上四分位数与下四分位数之差，即中间一半观察值的分布范围，符号为 Q，如式(3-6)。其作用与极差相似，数值大，说明变异度大；反之，说明变异度小。

$$Q = P_{75} - P_{25} \tag{3-6}$$

【例 3-6】 利用例 3-9 数据计算四分位数间距。

按百分位数的求解步骤，分别求 P_{75} 与 P_{25}，则有

$$P_{75} = 10 + \frac{2}{28}(120 \times 75\% - 82) = 10.75$$

$$P_{25} = 6 + \frac{2}{22}(120 \times 25\% - 25) = 6.45$$

故

$$Q = P_{75} - P_{25} = 10.75 - 6.45 = 4.3$$

四分位数间距反映离散程度的大小，受极端值的影响相对小，因此比极差稳定，但它仍没有利用所有数据的信息。实际工作中，四分位数间距和前面所述的中位数一样，常用于大样本偏态分布的资料、两端有不确定数值的开口资料及分布不明的资料的离散趋势描述，但不适合正态或近似正态分布资料离散趋势的描述。通常，四分位数间距和中位数配套来使用。

3. 方差(variance) 极差和四分位数间距均没有充分利用所有观察值的信息，因而在反映一组数据的离散度时可能会不准确。例如，实际应用极差和四分位数间距时，可能会出现尽管两组数据的极差或四分位数间距相同，但它们的分布却不一样的情况。因此，描述离散趋势时，需要利用所有观察值的信息来考察全部数据的离散度。对总体而言，即考察总体中每一观察值 X 与总体均数 μ 的离散度，可用 $X - \mu$ 表示，称离均差。但是，$X - \mu$ 有正有负，对于对称分布资料来说，其和 $\sum(X - \mu)$ 恒为 0，不能真正反映一批数据的离散度。为此，将 $X - \mu$ 平方后再相加，得 $\sum(X - \mu)^2$，即离均差平方和，以全面反映一组数据的离散度。但 $\sum(X - \mu)^2$ 的大小除与变异度大小有关外，还受 N 的大小影响，N 越大，$\sum(X - \mu)^2$ 就会越大，为消除这一影响，进一步将 $\sum(X - \mu)^2$ 除以 N，得总体方差，用符号 σ^2 表示，如式(3-7)所示。

$$\sigma^2 = \frac{\sum(X - \mu)^2}{N} \tag{3-7}$$

式中，μ 为总体均数，常常是未知的，需用样本均数 $\bar{x}$ 代替，N 往往很大或无限，要以样本含量 n 代替，这样计算的方差为样本方差。数理统计证明，以 n 代替 N 计算的样本方差总比实际的 σ^2 小，以此样本方差估计总体方差总是有偏估计。后来，英国统计学家 W. S. Gosset 证明用 $n-1$ 代替 n 来校正，算得的样本方差估计总体方差即为无偏估计，因此，样本方差的分母是 $n-1$ 而不是 n。样本方差用符号 s^2 表示，即

$$s^2 = \frac{\sum(x - \bar{x})^2}{n-1} \tag{3-8}$$

式中，$n-1$ 是自由度(degree of freedom)，通常用符号 v 表示。

自由度是统计学上的常用术语，意指随机变量中能自由取值的个数。例如有五个变量 x_1、x_2、x_3、x_4、x_5，

要求它们的和为 10，那么在 x_1、x_2、x_3、x_4 自由取值后，x_5 就不能自由取值，此时 $v=4$。$n-1$ 为 s^2 的自由度，是由于 n 个观察值受到了均数 $\bar{x}$ 这一个条件的限制。推而广之，任何统计量的自由度 $v=n-$ 限制条件数。

4. 标准差 (standard deviation)　　方差的度量单位是原度量单位的平方，给实际应用带来不便。为此，将方差开平方得标准差。总体标准差用 σ 表示，样本标准差用 s 表示，计算公式分别为式 (3-9)、式 (3-10)。

$$\sigma = \sqrt{\frac{\sum (X-\mu)^2}{N}} \tag{3-9}$$

$$s = \sqrt{\frac{\sum \left(x-\bar{x}\right)^2}{n-1}} \tag{3-10}$$

【例 3-7】　　计算例 3-1 某地 120 名 18～60 岁健康男性居民血压 (mmHg) 的标准差。

例 3-5 已算得 $\bar{x}=100.75$，由式 (3-8) 得

$$s = \sqrt{\frac{(104-100.75)^2 + (98-100.75)^2 + \ldots + (75-100.75)^2}{120-1}} = 11.022$$

可见，这 120 名健康男性居民血压的标准差为 11mmHg。

标准差是统计学中应用最广泛的一个离散度指标，除了可以反映一组数据的变异度外，还可以：①说明均数的代表性，标准差大，说明均数的代表性较差，反之，说明均数的代表性较好；②和均数一起，用于医学参考值范围的制定；③用于计算 t 值和变异系数等。标准差及方差也有其适用的资料类型，为对称分布资料，尤其是正态分布或近似正态分布资料。通常，s 和 $\bar{x}$ 配套来使用，分别描述上述数据资料的离散趋势与集中趋势。

5. 变异系数 (coefficient of variation)　　前述的极差、四分位数间距及标准差都是有单位的，这不利于不同度量单位的资料之间离散度的比较。变异系数可克服这一缺点，它是一相对离散度指标，用符号 CV 表示，指标准差与均数之比，常用百分数表示，计算公式为

$$CV = \frac{s}{\bar{x}} \times 100\% \tag{3-11}$$

【例 3-8】　　某研究分析 100 例糖尿病患者气虚两阴证评分与空腹血糖水平的关系，结果气虚两阴证评分均数为 16.51 分，标准差为 1.87 分；空腹血糖均数为 8.76mmol/L，标准差为 1.58mmol/L，比较这 100 例糖尿病患者气虚两阴证评分与空腹血糖水平的变异度。

$$CV_{评分} = \frac{1.87}{16.51} \times 100\% = 11.33\%$$

$$CV_{血糖} = \frac{1.58}{8.76} \times 100\% = 18.04\%$$

可见，这 100 例糖尿病患者气虚两阴证评分的变异度小于空腹血糖水平的变异度。

此外，变异系数作为相对离散度指标，可消除均数对标准差的影响，因此，还可用于均数相差悬殊的资料之间离散度的比较。

第三节　分类变量的统计描述

分类资料各类别的频数，称为绝对数 (absolute number)，反映事物在某时某地出现的实际水平，是实际工作和科研中不可缺少的基本数据。但绝对数不便于相互比较和寻找事物之间的联系。因此，除用统计图或统计表外，分类资料的统计描述常使用相对数 (relative number)。相对数指两个有联系的指标之比，常用的相对数指

标有率、构成比和相对比。

一、常用相对数指标

1. 率(rate) 表示某现象发生的频率或强度，是频率指标。常以百分率、千分率、万分率或十万分率来表示。计算通式为

$$率 = \frac{某现象实际发生例数}{可能发生该现象的总例数}K = \frac{A_{(+)}}{A_{(+)}+A_{(-)}}K \tag{3-12}$$

式中，K 为比例基数，可取 100%、1 000‰、10 000/万或 100 000/10 万。

选择 K 的依据为：①习惯用法，如恶性肿瘤死亡率多选用十万分率，婴儿死亡率多选用千分率等；②计算结果一般保留 1~2 位整数，便于读、写和计算。如 0.089% 可用 8.9/万表示。

在医学研究中，常用的率有发病率、患病率、病死率、治愈率、死亡率等指标。

（1）**发病率**(incidence rate，IR)：表示某时期(如某一年)内某疾病新发生的频率。

$$发病率 = \frac{同时期内新发生该疾病的例数}{某时期可能发生某疾病的平均人口数}K \tag{3-13}$$

（2）**患病率**(prevalence rate，PR)：又称现患率，表示某一时点/时期某人群中某疾病存在的频率，分为时点患病率(point prevalence rate)和期间患病率(period prevalence rate)。

$$时点患病率 = \frac{某地某时点现患某疾病的人数}{某时点人口数}K \tag{3-14}$$

$$时期患病率 = \frac{某地某观察期间内现患某疾病的例数}{同期平均人口数}K \tag{3-15}$$

（3）**病死率**(cause fatality rate，CFR)：表示某时间内，某疾病患者中因该病死亡的频率。

$$病死率 = \frac{某期间因某病死亡人数}{同期某病的患病人数} \times 100\% \tag{3-16}$$

（4）**死亡率**(death rate)：表示某地某年每 1 000 人中的死亡数。

$$死亡率 = \frac{某年死亡人口总数}{同年年平均人口数} \times 1000‰ \tag{3-17}$$

（5）**治愈率**(cure rate)：表示接受治疗的患者中治愈的频率。

$$治愈率 = \frac{治愈病人数}{接受治疗病人数} \times 100\% \tag{3-18}$$

（6）**生存率**(survival rate)：指观察对象从某个规定时刻(如发病、确诊等)开始，随访到一定时间的生存百分比。

$$n 年生存率 = (随访满 n 年存活的患者数/随访满 n 年的患者数) \times 100\% \tag{3-19}$$

2. 构成比(constituent ratio) 事物内部各组成部分所占整体的比重或分布，常用百分数表示。其特点为：某一事物各组成部分构成比的总和一定等于 1 或 100%；某一部分构成比发生变化，其他部分随之变化。

$$构成比 = \frac{某组成部分的观察单位数}{同一事物内部的观察单位总数} \times 100\% \qquad (3\text{-}20)$$

【例 3-9】　某地亚健康人群常见证候见表 3-10 第(1)列、第(2)列，求构成比。

表 3-10　某地亚健康人群常见证候情况表

证候 (1)	频数 (2)	构成比(%) (3)
心脾两虚证	27	28.4
肝肾阴虚证	26	27.4
肝气郁结证	25	26.3
其他	17	17.9
合计	95	100.0

3. 相对比(relative ratio)　　指 A、B 两个有关联的指标之比，说明两者的对比水平。对比的数值可以是绝对数、相对数或平均数等，可以性质相同，也可以性质不相同。计算公式为

$$相对比 = \frac{A指标}{B指标} \times 100\% \qquad (3\text{-}21)$$

【例 3-10】　2010 年世界卫生组织调查 151 个国家的数据显示，约 7% 的女性青少年吸烟，而男性青少年中吸烟率为 12%，求男女青少年吸烟率之比。

男女吸烟率比 $= \dfrac{12\%}{7\%} = 1.71$，即男性青少年吸烟率是女性的 1.71 倍。

4. 应用相对数的注意事项

(1) **分母不宜过小**：当观察单位足够多时，计算的相对数才比较稳定，能够正确反映实际情况。而观察例数很少($n < 30$ 例)时，相对数波动较大，可靠性差，最好采用绝对数表示。如果观察例数较少，又必须用相对数表示时，应同时列出其可信区间。但在动物实验中，由于设计周密，并严格控制实验条件，即使分母不大，也可计算相对数。如在某些毒理学实验中，每组只用 10 只动物，也可计算反应率或死亡率。

(2) **正确计算合计率**：当各组观察单位数不等时，应将各组的分子、分母分别相加求其合计率。例如，某医院用半夏泻心汤治疗消化性溃疡患者，治疗胃溃疡组患者 50 例，治愈 28 例，治愈率为 56.0%，治疗十二指肠溃疡患者 52 例，治愈 46 人，治愈率为 88.5%，则两种消化性溃疡患者总的治愈率为 $(28+46)/(50+52) \times 100\% = 72.5\%$。

(3) **注意资料的可比性**：在进行两个或多个率(或构成比)比较时，用以比较的资料应该是同质的，即除了被研究的因素之外，其余可能影响指标的重要因素应控制在"齐同对比"的条件下。若资料内部构成(如性别、年龄、病程及病情等)不同，缺乏齐同性，则总率不能直接进行比较，只宜比较各分组率，如要作总率比较，可计算标准化率。

表 3-11　构成比和率的区别点

区别点	构 成 比	率
概念	表示事物内部各组成部分所占比重或分布	表示某现象发生的频度或强度
特点	任一部分比重的增减都会影响其他部分	某一分率的改变对其他率无影响
意义	事物按一个特征分类时，反映事物内部组成的结构特征 事物按两个特征分类时，反映事物与两个特征的关联关系	反映事物的普遍性及严重程度
合计	一定为 100%	各个率不能直接相加

(4) **不能以构成比代替率**：构成比说明事物内部各组成成分的比重或分布，不能说明某现象发生的频率或强度。

【例 3-11】　某地 2008 年成年女性乳腺癌患病情况见表 3-12，某人根据资料得出"20～"年龄组患病率最高，结论是否正确？

表 3-12　某地 2008 年成年女性乳腺癌患者的年龄构成

年龄组(岁) (1)	成年女性年平均人口数 (2)	患者数 (3)	各年龄组患者数构成比(%) (4)	患病率(‰) (5)
20～	167 320	247	54.5	1.48
30～	47 900	126	27.8	2.63
40～	7 150	20	4.4	2.80
50～	87 540	57	12.6	0.65
60～80	2 670	3	0.7	1.12
合计	312 580	453	100.0	1.45

表 3-12 显示，该地成年女性乳腺癌患者在"20～"组人数最多，患者构成比最高，若据此认为该年龄段乳腺癌的患病率最高，就犯了以构成比代替率的错误。本例中的构成比仅说明某地成年女性乳腺癌患者在各个年龄组的分布情况，并不能说明乳腺癌发生频率的高低。"20～"组的构成比高，说明某地女性乳腺癌患者属于这个年龄段的多，但不能排除由于该地"20～"的平均人口数较多造成患病的人数也较多的可能性。第(5)栏数据显示，"40～"年龄组患病率最高，患病率为 2.80‰。

(5) **应考虑存在抽样误差**：比较两个或多个样本率(或构成比)时，由于抽样误差的存在，不能仅凭数字表面相差的大小作结论，对总体进行推断时应做假设检验。

二、率的标准化

在比较两组或多组率时，若资料之间的年龄、性别等内部构成比有明显差别，不能直接比较总率，应先消除这种内部构成上的差异，才能进行比较。统计学上将这种方法称为率的标准化(standardization method of rate)，即采用统一的标准对内部构成不同的各组率进行调整和对比的方法，经采用统一的标准调整后的率称为标准化率(standardized rate)，简称标化率(standard rate)。

1. 标准的选择　进行标准化计算时，首先要选定一个"标准"，选择标准的原则如下：

(1) 选择具有代表性的、内部构成相对稳定的较大人群作为标准，例如世界的、全国的、各省(市)或地区的资料，或某单位历年来积累的资料。

(2) 将被比较的两组(或多组)资料内部各相应分组的观察单位数相加，作为共同的标准。

(3) 从相互比较的两组(或多组)资料中任选一组的内部构成作为标准。

2. 常用的标准化法　率的标准化常用的方法有直接法、间接法和反推法 3 种，根据资料的特点，可选用不同的方法。本节介绍计算简便，易于理解的直接法，直接法适用于数据完整准确的资料。

【例 3-12】　260 例糖尿病患者，采用中医和西医治疗，结果见表 3-13，分析两组的疗效。

表 3-13　采用不同疗法对某地 260 例糖尿病患者的疗效

证 型	西 医 组			中 医 组		
	n	有效数	有效率(%)	n	有效数	有效率(%)
气阴两虚	60	36	60	20	14	70
阴阳两虚	40	16	40	40	20	50
血瘀气滞	30	6	20	70	21	30
合计	130	58	45	130	55	42

表 3-13 提示资料若按证型分组比较，则中医组各证型有效率均高于西医组，但是合计有效率却是西医组高于中医组，显然这是两组内部证型构成不同所致，应进行标准化后再进行比较。具体方法如下：

(1) 选择标准：本例题以两组同证型人数相加作为共同标准构成(见表 3-14 第(2)栏)。

(2) 将标准构成组的各证型组人数乘上原来两组相应证型组的有效率，得出两组各证型按标准构成计算的预期有效数(见表 3-14 第(4)栏和第(6)栏)。

(3) 分别把各证型按标准构成计算的预期有效数相加，得出按标准计算的预期总有效人数，再除以标准总人数，即得标化有效率。

$$西医组标化有效率：(100/260)×100\%＝39\%$$

$$中医组标化有效率：(126/260)×100\%＝49\%$$

表 3-14 显示，通过上述直接法标化后，消除了两组证型构成不同对有效率的影响，得出中医组标化有效率高于西医组，和原来按证型分别比较的结果一致。

表 3-14　直接法标化两种疗法有效率

证　型 (1)	标准构成人数 (2)	西　医　组		中　医　组	
		原有效率(%) (3)	预期有效数 (4)＝(2)(3)	原有效率(%) (5)	预期有效数 (6)＝(2)(5)
气阴两虚型	80	60	48	70	56
阴阳两虚型	80	40	32	50	40
血瘀气滞型	100	20	20	30	30
合计	260	45	100	42	126

3. 应用标准化法的注意事项

(1) 标准化法的应用范围广，适用于各比较组的内部构成(如病情、年龄、性别或职业等)不同，并可能影响各组总率(如发病率、死亡率或治愈率等)比较的情况，但对于其他条件不同产生的可比性问题，标准化法不能解决。

(2) 标准化的目的是为了进行合理的比较，标准化率不反映具体的实际水平，只表示相互比较的资料间的相对水平。要反映实际情况，需用未标化前的率。选择不同的标准时，所得出的标准化率是不同的。

(3) 样本标准化率是样本值，存在抽样误差，如需比较两个或多个样本标准化率，须进行假设检验，特别是当样本含量较小时。

【附】　例题和 SPSS 软件应用

一、SPSS 实现描述性统计功能的过程

描述性统计指标的计算可以用四个不同的过程来实现，它们分别是 means 过程、summary 过程、univariate 过程以及 tabulate 过程。它们在功能范围和具体的操作方法上存在一定的差别，它们的异同点如下。

1. 相同点　　他们均可计算出均数、标准差、方差、标准误、总和、加权值的总和、最大值、最小值、全距、校正的和未校正的离差平方和、变异系数、样本分布位置的 t 检验统计量、遗漏数据和有效数据个数等，均可应用 by 语句将样本分割为若干个更小的样本，以便分别进行分析。

2. 不同点

(1) means 过程、summary 过程、univariate 过程可以计算样本的偏度(skewness)和峰度(kurtosis)，而 tabulate

过程不计算这些统计量。

（2）univariate 过程可以计算出样本的众数(mode)，其他三个过程不计算众数。

（3）summary 过程执行后不会自动给出分析的结果，须引用 output 语句和 print 过程来显示分析结果，而其他三个过程则会自动显示分析的结果。

（4）univariate 过程具有统计制图的功能，其他三个过程则没有。

（5）tabulate 过程不产生输出资料文件(存储各种输出数据的文件)，其他三个均产生输出资料文件。

以上是它们的主要异同点，其他更为具体的异同点需要在实际应用中去体会。掌握了各种过程的异同点，就可以根据具体需要选择最佳的过程进行统计描述。

二、统计描述的 SPSS 步骤与结果

	血清铜含量	组段
1	13.84	13.00
2	14.73	14.00
3	14.59	14.00
4	13.56	13.00
5	11.03	11.00
6	13.64	13.00

图3-2 数据文件格式

【实验 3-1】 根据例 3-1 数据编制频数分布表。

1. 数据文件 建立变量"血清铜含量"，数据录入见图 3-2 第一列。

2. 操作步骤

（1）Transform→Recode into Different Varibales：在 Recode into Different Varibales 视窗中，将变量'血清铜含量'选中，从左边源变量框中移至右框中，在右侧 Name 框中键入"组段"，单击 Change 按钮。单击 Old and New Values 按钮，在 Old and New Values 视窗中，选中 Old Value 栏内的 Range 选项，在框中输入"9"，在 through 框中输入"10"；在 New Value 栏内，选中 Value，在其框中输入"9"，单击 Add 按钮，同理设置其他组段，直到"19 thru 20—19"为止，单击 Continue→OK。在原始数据集中产生新变量"组段"，见图 3-2 第二列。

（2）Analyze→Descriptive Statistics→Frequencies：在 Frequencies 视窗中，将变量"血清铜含量"选中，从左边源变量框中移置到右框中，并单击视窗下方 Statistics 按钮，弹出 Frequencies：Statistics 视窗，在该视窗中点击相应描述指标→Continue→OK，即可得到主要统计指标的分析结果，见图 3-3；在 Frequencies 视窗中，将变量"组段"选中，从左边源变量框中移置到右框中，点击视窗下方 Display frequency tables→OK，即可得到频数表，见图 3-4；Analyze→Descriptive Statistics→Frequencies，将变量"组段"选入 Variable 框中，点 Charts 按钮，选中 Histograms→Continue→OK，即可得到频数图，编辑修改后见图 3-1。

3. 统计结果 见图 3-1、图 3-3 和图 3-4。

Statistics

血清铜含量

N	Valid	120
	Missing	120
Mean		14.4635
Mdian		14.4750
Std. Deviation		2.26293
Variance		5.121
Range		10.61
Minimum		9.23
Maximum		19.84
Percentiles	25	12.8750
	50	14.4750
	75	16.1450

图3-3 某地120名正常成年人血清铜含量主要统计指标的SPSS分析结果

组段

		Frequency	Percent	Valid Percent	Cumulative Percent
Valid	9.00	3	1.3	2.5	2.5
	10.00	4	1.7	3.3	5.8
	11.00	12	5.0	10.0	15.8
	12.00	13	5.4	10.8	26.7
	13.00	17	7.1	14.2	40.8
	14.00	22	9.2	18.3	59.2
	15.00	18	7.5	15.0	74.2
	16.00	13	5.4	10.8	85.0
	17.00	11	4.6	9.2	94.2
	18.00	5	2.1	4.2	98.3
	19.00	2	.8	1.7	100.0
	Total	120	50.0	100.0	
Missing	Systerm	120	50.0		
Total		240	100.0		

图3-4 某地120名正常成年人血清铜含量频数分布的SPSS分析结果

导　学

1. 掌握统计表的基本格式。
2. 熟悉统计图表的结构与种类；绘制统计图表的基本原则和基本要求。
3. 了解 SPSS 制作统计图的方法与步骤。

统计表和统计图不但是统计描述的重要方法，而且是展示数据统计分析结果的重要工具。图形的优点是简明、直观地表达统计数据，表格则可以展示统计数据或资料。图表的选择应根据数据需要而定，若强调精确的数值，可采用表格形式；若强调数据的分布特征或变化趋势，则采用图示方法。因此，正确绘制统计图/表有助于提高统计分析质量。

第一节　统　计　表

统计表是表现统计资料的常见方式。统计表能将大量统计数字资料加以综合组织安排，使资料更加系统化、标准化，更加紧凑、简明、醒目和有条理，便于人们阅读、对照、比较。利用统计表还便于资料的汇总和审查，便于计算和分析。在学术报告和论文中常用统计表表达主要研究结果、数据、指标和统计量，目的是代替冗长的文字叙述，方便读者了解和比较主要分析结果。

一、统计表的定义与作用

1. 定义　　统计表(statistical table)指将相互关联的数据，按照一定的要求进行整理，归类，并按照一定的顺序排列起来制成的表格。广义上的统计表包括搜集原始资料的调查表、整理资料的汇总表、分析资料的计算表及表达结果的统计表。狭义上的统计表特指表达统计分析结果的统计表。本节的统计表指狭义的统计表。

2. 作用

(1) 用数字展示研究对象之间的相互关系和变化规律，便于发现问题。

(2) 用数字呈现研究对象之间的差别，便于分析和研究问题。

二、统计表的格式与种类

1. 统计表的基本格式　　可归纳为三条线(顶线、标目线、底线)、三部分(标题、标目、数字)，如表 4-1 所示。

表 4-1　标题

横标目的总标目	纵标目
横标目	数字

顶线
标目线
底线

2. 统计表的种类

(1) **简单表**(simple table)：指按一个标志/特征分组的统计表。如表 4-2 按干预措施分为治疗组和对照组。

表 4-2　感冒舒冲剂对某地外感发热患者的疗效

组别	例数	无效	好转	显效	痊愈	治愈率(%)	总治愈率(95%CI)
对照	36	2	4	7	23	63.88	48.19，79.57
治疗	109	1	2	4	102	93.58	88.98，98.18

$\chi^2 = 20.0853$，$v=3$，$P=0.0002<0.05$

(2) **组合表**(combinative table)：亦称复合表，指按两个或两个以上标志/特征结合分组，以表达各组之间关系的统计表。表 4-3 是按性别、病程、年龄、突出部位、外伤史和直腿抬高试验等 6 个标志(纵标目)分为治疗组和对照组，进行治疗前的组间基线资料分析。

表 4-3　乌头汤加减对 58 例腰椎间盘突出症患者临床试验的基线资料

组别	例数	性别		平均病程(年)	平均年龄(岁)	突出部位		外伤史		直腿抬高试验	
		男	女			单间隙	多间隙	有	无	阳性	阴性
对照	58	41	17	3.1±1.8	41±8.2	39	19	35	23	52	6
治疗	58	45	13	3.3±1.5	42±9.7	36	22	37	21	49	9

$\chi^2_{性别}=0.7194$，$v=1$，$P=0.3963$；$\chi^2_{突出部位}=0.3395$，$v=1$，$P=0.5601$；$\chi^2_{外伤史}=0.1465$，$v=1$，$P=0.7019$；

$\chi^2_{直腿抬高试验}=0.6891$，$v=1$，$P=0.4065$；$t_{病程}=0.6501$；$v=106$，$P=0.5170$；$t_{年龄}=0.0600$，$v=106$，$P=0.9523$

三、统计表的结构及制表原则

1. 统计表的结构　统计表通常由表号、标题、标目、线条、数字和备注等构成。

(1) **表号**：位于顶线上方、标题的左侧，与标题之间空 2 个字符，以阿拉伯数字表示。

(2) **标题**：位于顶线上方、表号之后，简明扼要地说明表的内容(因素、对象、效应)，流行病学调查必须注明时间和地点。

(3) **标目**：横标目是统计表的主语，用以表示被说明事物的主要标志(被观察的对象)。纵标目是统计表的谓语，说明主语的各项指标。对标目的要求是：文字简明，层次清楚，一张表内不要安排过多的标目。有单位的标目应注明单位，如有效率(%)，发病率(1/10 万)，血压值(mmHg/kPa)。

(4) **线条**：一般只能出现顶线、标目线、底线 3 条等长线。顶线、底线应加粗(1.5 磅)；标目线采用默认值(0.5 磅)。组合表可在标目线上出现小标目线，参见表 4-3。

(5) **数字**：一律采用阿拉伯数字，同一指标的小数位数应一致，位次对齐。表内不留空格，暂缺或未记录用"……"表示，无数字时用"—"表示，数字为"0"则填写"0"。

(6) **备注**：一般不列入表内，必要时可用"＊"等符号标出，写在表的下面。

2. 制表原则

(1) **重点突出，简单明了**：文字、数字和线条都尽量从简，使人一目了然。要求每张表都要有自明性(self-evident)，即表格应有相对的独立性，单看表格即可了解相应的内容与意义。自明性是衡量统计图表质量的重要指标。

(2) **主谓分明，层次清楚**：表的内容要按照逻辑顺序合理安排，主语、谓语划分清楚，由左向右阅读表格时能构成一个完整的语句。

第二节　统　计　图

统计图(statistical graph)是根据统计数字，用点、线、面或立体图形的形式来形象地表达统计资料的数量特征、数量关系或动态变化的图形。主要用于揭示各种现象间的数量差别和相互关系，说明研究对象内部构成和动态变化等，具有简明清晰、形象直观、易为人理解等优点，因此，统计图在统计资料整理与分析中占有重要地位，并得到广泛应用。

一、绘制统计图的基本要求

医学研究工作中常用的统计图有条图、百分条图、圆图、线图、半对数线图、直方图、散点图等(表 4-4)。绘制的基本要求如下：

1. 图形　根据资料的性质和分析目的选择适宜的统计图形。图不宜过大，一般双栏不超过 7.5cm，通栏不超过 15.5cm。

2. 标题　亦称图题，位于图的下方。要求简明扼要地说明资料的时间、地点和内容，并标出图的序号。

3. 内容　具有"自明性"，即只看图、图题和图例，不阅读正文，就可理解图意。

4. 坐标　纵、横轴应有标目、刻度、单位，标注的量的符号和缩略词必须与正文中的一致。纵、横轴之比一般为 5∶7。横轴尺度自左而右、纵轴尺度自下而上，数量由小到大，标值线朝向图内，必须等距或有一定的规律，并注明数值和单位。条图与直方图纵坐标应从 0 开始，要标明 0 点。纵、横轴应有标目并注明单位，横轴标目一般表示主语，对应统计表中的横标目；纵轴标目表示谓语，对应统计表中的纵标目。

5. 图例　比较不同的事物时，应用不同线条或颜色表示，并附图例说明。图例通常置于图的右上角或四个角中空间较大的位置。

表 4-4　各种统计图形适用的资料及分析目的

图　形	资　料　性　质	分　析　目　的
条图	相互独立	比较分类资料各类别数值大小
百分条图	构成比	分析事物内部各组成部分所占比重(构成比)
圆图	构成比	分析事物内部各组成部分所占比重(构成比)
线图	连续性资料	描述事物随时间变化趋势或描述两现象相互变化趋势
半对数线图	连续性资料	描述事物随时间变化速度或描述两现象相互变化速度
直方图	数值变量的频数表	描述连续性变量的频数分布
散点图	双变量资料	描述双变量资料的相互关系的密切程度和方向
统计地图	地区性资料	描述某现象的数量在地域上的分布

二、常用统计图的绘制方法

各种统计图的适用条件和绘制要点不全相同，现分别加以说明。

1. 条图(bar graph)　用等宽直条的长短来表示相互独立的若干事物的某项指标数值大小，适用于无连续性关系的各个独立的资料，用以反映各相互独立事物之间的数量对比关系。所比较的数值可以是绝对数，也可是相对数。直条图有单式条图和复式条图两种。若仅涉及一个标志分组，可采用单式条图(图 4-1)；若涉及两个以上标志分组，则采用复式条图(图 4-2)。

条图的绘制方法如下：

（1）一般以横轴为基线，表示各个类别；纵轴表示其数值大小。

（2）纵轴尺度必须从零开始，标明所表示指标的尺度及单位。纵轴尺度不宜折断，以免改变长条间的比例关系。

（3）各直条宽度应相等，各直条之间的间隙也应相等，间隙的宽度与直条的宽度相等或为直条宽度的1/2。

（4）横轴上直条的排列应按事物习惯顺序或直条长短顺序排列。

（5）复式条图是以组为单位，每组包括两个或多个直条，各长条所表示的指标用图例说明，同一组的各长条间不留间隔。

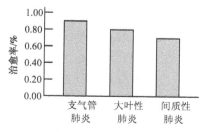

图4-1　中西医结合治疗不同肺炎的疗效

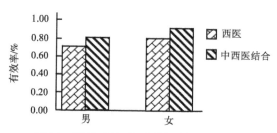

图4-2　两种疗法对不同性别便秘患者的疗效

2. 圆图（pie graph）　　适用于百分构成比资料，表示事物各组成部分所占的比重或分布。以圆形的总面积代表 100%，把面积按比例分成若干部分，以角度大小来表示各部分所占的比重(图 4-3)。

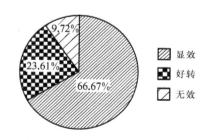

图4-3　中药治疗72例男性便秘患者的疗效构成

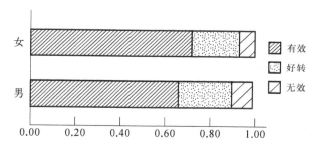

图4-4　中药对不同性别便秘患者的疗效构成

制图要求如下：

（1）先绘制一个大小适当的圆形。由于圆心角为 360 度，因此 1%构成比相当于 3.6 度的圆心角，将各部分的百分构成比的分子数值分别乘以 3.6 度即为各组成部分的构成比所对应的的圆心角度数。

（2）一般从相当于钟表上 12 点或 9 点为起点，圆图上各部分按习惯顺序或大小顺时针方向排列，所得各部分的扇形面积即代表某一构成部分。

（3）圆中各部分用线分开，注明简要文字及百分比，或用图例区分。

（4）如有两种或两种以上性质类似的资料相比较，应绘直径相同的圆，并使各圆中各部分的排列次序一致，以利比较。

3. 百分条图（percent bar graph）　　亦称构成条图，是以直条总长度作为 100%，直条中各段表示事物各组成部分构成情况(图 4-4)。其意义及适用资料与圆形图相同，仅表现形式不同。绘制方法如下：

（1）绘一直条，全长等于标尺的 100%，直条宽度可任意选择，一直条内相对面积的大小代表数量的百分比。

（2）直条各部分用线分开并注明简要文字及百分比或以图例表示。

（3）资料一般以构成比数值由大到小，自左至右依次排列，也可按习惯或一定次序排列。

（4）如有两种或两种以上性质类似的资料相比较，应绘宽度相同的直条，并使各直条中各部分的排列次序一致，以利比较。

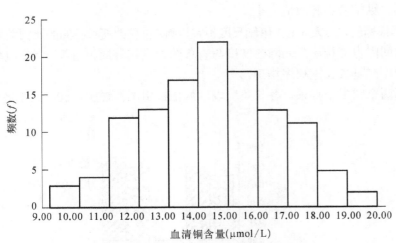

图4-5　某地120名正常成人的血清铜含量

4. 直方图(histogram) 　以长方形面积代表数量,各直方形面积与各组的数量成正比关系,用于表示连续性计量资料的频数分布情况。通常在编制频数分布表的基础上绘制频数分布图即成直方图(图 4-7)。绘制方法和要求如下:

(1) 一般横轴表示连续变量,纵轴表示频数或频率,以各矩形(宽为组距)的面积表示各组段频数或频率,纵轴尺度一般应从 0 开始。

(2) 直方图的各直条间不留空隙;各直条间可用直线分隔,但也可不用直线分隔。

(3) 组距不等时,横轴仍表示连续变量,但纵轴是每个横轴单位的频数。

5. 线图(line graph) 　用线段的上升和下降来表示事物在时间上的变化,或某现象随另一现象变化的情况,适用于连续性资料。根据纵轴尺度的不同,可分为普通线图和半对数线图(semilogarithmic line graph)。普通线图的纵横轴均为算术尺度,表示时间变化趋势和变化幅度(图 4-6);半对数线图得到纵轴为对数尺度,横轴为算术尺度,表示消长趋势或变化速度(图 4-7)。根据线条的数量不同,可分为单式线图和复式线图。前者表示某一事物或现象的动态;后者表示两种或两种以上事物或现象的动态。

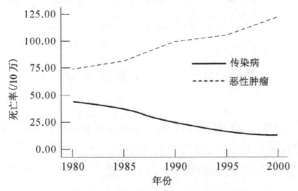

图4-6　1980～2000年某地恶性肿瘤与传染病死亡率

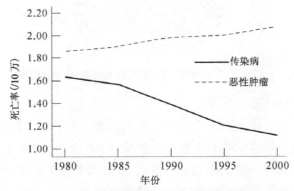

图4-7　1980～2000年某地恶性肿瘤与传染病死亡率

普通线图的绘制要求如下。

(1) 横轴表示某一连续变量(时间或年龄等);纵轴表示某种率或频数,其尺度必须等距(或具有规律性),纵轴尺度一般自 0 开始,也可不从 0 开始。可按时间先后或年龄大小等顺序确定各个坐标点,然后用短线依次连接各点即可。

(2) 同一图内不应有太多的曲线,通常≤5 条,以免观察不清。

(3) 如有几条线,可用不同的图线(实线、虚线或者颜色等)来表示,并用图例说明。

(4) 图线应按实际数字绘制成折线,不能任意改为光滑曲线。

6. 散点图(scatter diagram) 　以直角坐标系中各点的密集程度和趋势来表示两现象间的关系(图 4-8)。根据点的散布情况,推测两种事物或现象有无相关,故常在对资料进行相关分析之前使用。

散点图绘制方法:

(1) 纵轴与横轴各代表一种事物。

(2) 纵轴和横轴尺度的起点不一定从 0 开始，具体根据资料情况而定。

(3) 每对观察值在直角坐标系中可对应一个点，依据点的散步情况可以初步推测两事物或两变量间有无关系。

(4) 一般横轴代表自变量或可进行精确测量、严格控制的变量，纵轴则代表与自变量有依存关系的因变量。

7. 箱式图 (box plot)　以箱子上端为 P_{75}，下端为 P_{25}，中间以横线示 P_{50}，最大值、最小值为"箱子"的上下两个柄。作用在于各组数据的直观比较(图 4-9)。

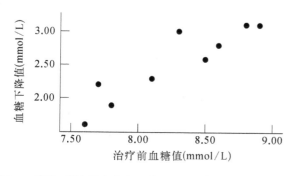

图4-8　某地2型糖尿病患者疗前血糖值与疗后下降值的关系

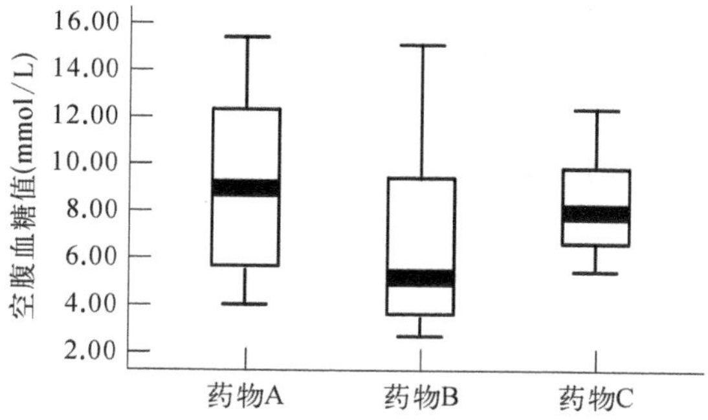

图4-9　2型糖尿病患者3种药物治疗后空腹血糖值的发布

【附】　例题和 SPSS 软件应用

一、SPSS 绘制统计图的过程

SPSS 绘图功能很强，能绘制许多种统计图形，这些图形可以由各种统计分析过程产生，也可以直接从"Graphs"图形菜单中所包含的一系列图形选项直接产生。在 SPSS 中，除了生存分析所用的生存曲线图被整合到 ANALYZE 菜单中外，其他的统计绘图功能均放置在 graph 菜单中。该菜单具体分为以下三部分。

（1）Gallery：相当于一个自学向导，将统计绘图功能做了简单的介绍，初学者可以通过它对 SPSS 的绘图能力有一个大致的了解。

（2）Interactive：交互式统计图。

（3）Map：统计地图。

图 4-10 为常用的普通统计图图标。

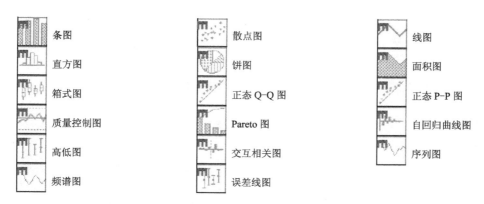

图4-10　SPSS菜单项中常用的普通统计图

二、SPSS 绘制统计图的步骤

本章的例题和 SPSS 软件应用均使用本教材附带的数据集,使用 SPSS 统计软件绘制相应的统计图。首先需要说明的是,按实验 4-1～实验 4-7 操作步骤绘制的图形较大,为了少占篇幅,已运用 SPSS 的统计图形编辑器将图域的高度和宽度进行了缩减。此外,按实验操作步骤绘制的图形并不完全符合统计图的绘制要求。因此,图 4-1～图 4-9 均已运用 SPSS 的统计图形编辑器进行了编辑,以体现其规范性和艺术性。SPSS 的统计图形编辑器的相关内容请参阅相应的参考文献。

【实验 4-1】 利用 SPSS 数据集,绘制单式条图。

1. 数据文件建立 打开数据集"实验 4-1　单式直条图数据文件.sav"。

2. 操作步骤 Graphs→Legacy Dialogs→Bar→Simple,在"Data in Chart Are"选项下选中 "Summarizes for groups of cases"→ Define,在"Define Simple Bar"视窗中,在"Bars Represents"选项下选择"other statistic(e.g., mean)",将变量"疗效" 选入"Variable"变量框中,将变量"肺炎种类"选入"Category Axis"变量框中,→OK。

3. 结果 在 SPSS 的 Output Viewer 窗口看到此直条图的初稿,然后用鼠标双击该图,对该草图的标题、直条的颜色、纵轴的尺度等进行编辑修改(图 4-11)。

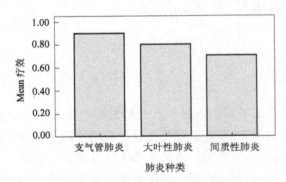

图4-11　实验4-1资料的单式直条图

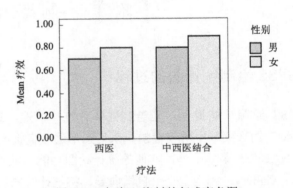

图4-12　实验4-2资料的复式直条图

【实验 4-2】 利用 SPSS 数据集,绘制复式条图。

1. 数据文件建立 打开数据集"实验 4-2　复式直条图数据文件.sav"。

2. 操作步骤 Graphs→Legacy Dialogs→Bar→Clustered,在"Data in Chart Are"选项下选中"Summarizes for groups of cases"→Define,在"Define Clustered Bar"视窗中,在"Bars Represents"选项下选择"other statistic(e.g., mean)",将变量"疗效" 选入"Variable"变量框中,将变量"疗法"选入"Category Axis"变量框中,将变量"性别"选入"Define Clusters by"变量框中,→OK。

3. 结果 可以在 SPSS 的 Output Viewer 窗口看到此复式直条图的初稿,然后用鼠标双击该图,对该草图的标题、直条的颜色和图案、纵轴的尺度等进行编辑修改(图 4-12)。

【实验 4-3】 利用 SPSS 数据集,绘制圆图。

1. 数据文件建立 打开数据集"实验 4-3　圆图数据文件.sav"。

2. 操作步骤 Graphs→Legacy Dialogs→ pie,在"Data in Chart Are"选项下选中 "Summarizes for groups of cases"→ Define,在"Define Pie"视窗中,在"Slices represents"选项下选择"Sum of variable"。将变量"人数"选入"Variable"变量框中,将变量"疗效"选入"Define Slices by"变量框中,→OK。

3. 结果 可以在 SPSS 的 Output Viewer 窗口看到此圆图的初稿,然后用鼠标双击该图,对该草图的标题、扇形的颜色和图案等进行编辑修改(图 4-13)。

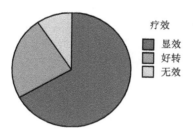

图4-13 实验4-3资料的圆图

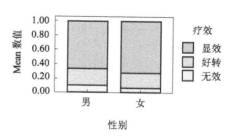

图4-14 实验4-4资料的百分条图

【实验 4-4】 利用 SPSS 数据集，绘制百分条图。

1. 数据文件建立 打开 SPSS 数据集"实验 4-4 百分条图数据文件.sav"。

2. 操作步骤 Graphs→Legacy Dialogs→ bar→Stacked，在"Data in Chart Are"选项下选中"Summarizes for groups of cases"→ Define，在"Define Stacked Bar"视窗中，在"Bars represents"选项下选择"other statistic(e.g., mean)"，将变量"数值" 选入"Variable"变量框中，将变量"性别"选入"Category Axis"变量框中，将变量"疗效"选入"Define Clusters by" 变量框中，→OK。

3. 结果 可以在 SPSS 的 Output Viewer 窗口看到此百分条图的初稿，然后用鼠标双击该图，对该草图的标题、直条的颜色和图案、纵轴的尺度等进行编辑修改(图 4-14)。

【实验 4-5】 利用 SPSS 数据集，绘制线图。

1. 数据文件建立 打开 SPSS 数据集"实验 4-5 线图数据文件.sav"。

2. 操作步骤 Graphs→Legacy Dialogs→line→Multiple，在"Data in Chart Are"选项下选中"Summarizes for groups of cases"→ Define，在"Define Multiple line"视窗中，在"Line represents"选项下选择"other statistic(e.g., mean)"，将变量"死亡率" 选入"Variable"变量框中，将变量"年代"选入"Category Axis"变量框中，将变量"疾病种类"选入"Define lines by" 变量框中，→OK。

3. 结果 可以在 SPSS 的 Output Viewer 窗口看到此普通线图的初稿，然后用鼠标双击该图，对该草图的标题、线条的颜色和图案、纵轴的尺度等进行编辑修改(图 4-15)。

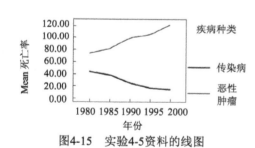

图4-15 实验4-5资料的线图　　　　图4-16 实验4-6资料的半对数线

【实验 4-6】 利用 SPSS 数据集线图.sav，绘制半对数图线图。

1. 数据文件建立 打开 SPSS 数据集"实验 4-6 半对数线图数据文件.sav"。

2. 操作步骤 绘制半对数图线图的操作步骤与绘制线图的步骤是相同的，只不过将纵坐标所对应的变量进行对数转换。方法：打开 Data 菜单中的 Compute 窗口，运用 Lg10()函数对该变量进行对数转换，之后再做线图。

3. 结果 可以在 SPSS 的 Output Viewer 窗口看到半对数图线图的初稿，然后用鼠标双击该图，对该草图的标题、线条的颜色和图案、纵轴的尺度等进行编辑修改(图 4-16)。

【实验 4-7】 利用表 4-5 资料绘制直方图。

表 4-5　某地 120 名正常人血清铜含量(μmol/L)

13.84	12.53	13.70	14.89	17.53	13.19	18.82	10.15	14.56	11.23
14.73	17.44	13.90	14.10	12.29	12.61	14.78	14.40	9.93	15.18
14.59	14.71	18.62	19.04	10.95	13.81	10.53	18.06	16.18	15.60
13.56	11.48	13.07	16.88	17.04	17.98	12.67	10.62	16.43	14.26
11.03	9.23	15.04	14.09	15.90	11.48	14.64	17.24	15.43	13.37
13.64	14.39	15.74	13.99	11.31	17.61	16.26	11.32	17.88	16.78
13.53	11.68	13.25	11.88	14.21	15.21	15.29	16.63	12.87	15.93
13.70	14.45	11.23	19.84	13.11	15.15	11.70	15.37	12.35	14.51
14.09	18.22	14.34	15.48	11.98	16.54	12.95	12.06	16.67	17.09
16.85	13.20	16.48	12.29	12.09	14.83	15.66	14.50	16.43	15.57
12.81	12.89	17.34	16.04	13.41	17.13	12.32	9.29	18.42	14.17
14.35	16.19	15.73	13.74	14.94	17.28	15.19	11.92	15.47	15.33

1. 数据文件建立　　建立 SPSS 数据集"实验 4-7 直方图数据文件.sav",建立变量"血清铜含量",并定义变量"组段"。

2. 操作步骤　　Graphs→Legacy Dialogs→Histogram→Histogram 对话框,从该对话框左侧的变量列表中将"血清铜"变量放入 Variable 下的空白框,→OK。

3. 结果　　可以在 SPSS 的 Output Viewer 窗口看到此直方图的初稿,然后用鼠标双击该图,进入 SPSS Chart Editor 窗口,在此窗口下双击直方图的横轴上的数值,此时马上会弹出一个如下左图的 Interval Axis 对话框(图 4-17),在 Intervals 选择 Custom,鼠标点击 Define,继续弹出图 4-18 对话框,设置此直方图区间最小值"9"、最大值"20" 和频数分布的组段数"11",再用鼠标点击右上角的 Continue,回到 Interval Axis 对话框,鼠标点击右上角 OK,然后对该草图的标题、矩形的颜色和图案、纵轴的尺度等进行编辑修改(图 4-19)。

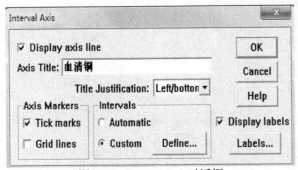

图4-17　Interval Axis对话框

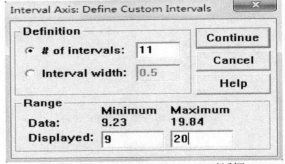

图4-18　Define Custom Intervals对话框

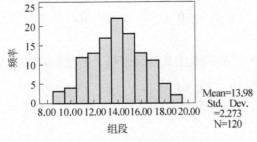

图4-19　实验4-7资料的直方图

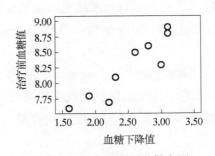

图4-20　实验4-8资料的散点图

【实验4-8】　利用 SPSS 数据集，绘制散点图。

1. 数据文件建立　打开 SPSS 数据集"实验4-8　散点图数据文件.sav"。

2. 操作步骤　Graphs→Legacy Dialogs→Scatter/Dot→Simple Scatter→Define，在"Simple Scatterplot"视窗中，将变量"治疗前血糖值"选入 Y Axis 变量框中，变量"血糖下降值"选入 X Axis 变量框中，→OK。

3. 结果　可以在 SPSS 的 Output Viewer 窗口看到此散点图的初稿，然后用鼠标双击该图，对该草图的标题、点的颜色和图案、横轴和纵轴的尺度等进行编辑修改(图4-20)。

【实验4-9】　利用 SPSS 数据集，绘制箱式图。

1. 数据文件建立　打开 SPSS 数据集"实验4-9　箱式图数据文件.sav"。

2. 操作步骤　Graphs→Legacy Dialogs→Boxplot→ Simple，在"Data in Chart Are"选项下选中"Summarizes for groups of cases"→Define，在"Define Simple Boxplot"视窗中，将变量"x1"选入"Variable"变量框中，变量"x2"选入"Category Axis"变量框中，→OK。

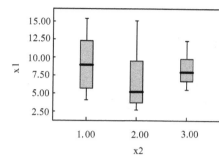

图4-21　实验4-9资料的箱式图

3. 结果　可以在 SPSS 的 Output Viewer 窗口看到此箱式图的初稿，然后用鼠标双击该图，对该草图的标题、点的颜色和图案、横轴和纵轴的尺度等进行编辑修改(图4-21)。

第五章 正态分布和二项分布

导 学
1. 掌握正态分布特征和面积分布规律；二项分布的概念、特征和应用条件。
2. 熟悉各种概率分布的累积概率的计算或查表方法。
3. 了解正态分布和二项分布的用途。

　　分布理论是统计学的理论基础，也是选择统计学方法的基础。频数分布表和频数分布图描述了某一随机变量的经验分布，这是针对样本资料来透视数据的分布特征；由于抽样的随机性，样本的经验分布会随着样本的不同而有所变化。当由样本拓展到总体时，随机变量的总体分布即为概率分布。医学研究中，变量值的常见总体分布有正态分布、二项分布和 Poisson 分布。

第一节　正　态　分　布

　　正态分布(normal distribution)亦称高斯分布(Gaussian distribution)，是生物医学和统计学上极其重要的一种分布。统计学中很多分布都是由正态分布导出，同时正态分布又是多种分布的极限分布。

一、正态分布的概念

　　1. 正态分布的定义　　正态分布是一种中间多、两侧逐渐减少的基本对称的概率分布，最早由德国数学家 Gauss 在描述误差分布时所发现。

　　2. 正态分布曲线及其概率密度函数　　正如第三章频数分布图所示，当样本量不断增大时，组距可以不断细分而缩小，整个图形将逐渐接近一条光滑的曲线，即近似正态曲线(图 5-1)。可以想象，当样本量增加至总体时，其相应变量的分布即为正态分布，对应的曲线即正态分布曲线。正如数学很多曲线可以用函数表达式来表示，同样正态分布曲线也具有其对应的函数表达式，即

$$f(X)=\frac{1}{\sigma\sqrt{2\pi}}\mathrm{e}^{\frac{(X-\mu)^2}{2\sigma^2}}, -\infty < x < +\infty \tag{5-1}$$

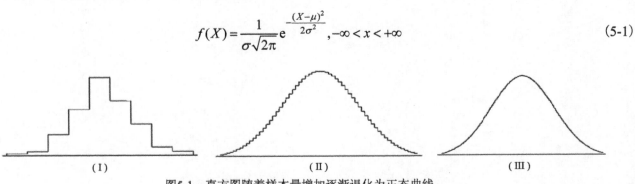

（Ⅰ）　　　　　　　　　　　　（Ⅱ）　　　　　　　　　　　　（Ⅲ）

图5-1　直方图随着样本量增加逐渐退化为正态曲线

　　由于正态分布曲线的纵坐标为概率密度，故以上函数也称正态分布的概率密度函数，式中 μ 为总体均数，σ 为总体标准差，π 为圆周率，e 为自然对数的底，X 为变量，表示图形上横轴的数值，$f(X)$ 为纵轴数值。μ 和 σ 是正态分布的两个参数，不同的 μ 和 σ 对应不同的正态分布曲线，因此正态分布曲线是一簇曲线，通常正态分

布表示为 $N(\mu, \sigma^2)$。当 μ 等于 0，σ 等于 1 时，即 $N(0, 1)$ 的正态分布，统计学上称为标准正态分布，实际上，任何一个正态分布都可以通过式(5-2)变换为标准正态分布，即

$$u = \frac{X - u}{\sigma} \tag{5-2}$$

其概率密度函数简化为

$$\varphi(u) = \frac{1}{\sqrt{2\pi}} e^{-u^2/2}, \quad -\infty < u < +\infty \tag{5-3}$$

3. 一般正态分布与标准正态分布的区别与联系

(1) 正态分布是一簇分布，它随随机变量的平均数、标准差的大小与单位不同而有不同的分布形态。标准正态分布是一种平均数固定为 0、标准差固定为 1 的正态分布。

(2) 标准正态分布是正态分布的一种，具有正态分布的所有特征。所有正态分布都可以通过 u 变换转换成标准正态分布。为了便于描述和应用，常将正态变量作数据转换(u 变换)

二、正态分布的特征

图 5-1 显示正态分布具有如下特征：

(1) 正态分布是一条单峰分布，高峰位置在均数处，即 $X = \mu$ 处，此时，$f(\mu)$ 等于

$$f(\mu) = \frac{1}{\sigma\sqrt{2\pi}} \tag{5-4}$$

(2) 正态分布具有集中性(均数所在的位置最高)、对称性(正态曲线以均数为中心，左右对称，曲线两端永远不与横轴相交)和均匀变动性(正态曲线由均数所在处开始，分别向左右两侧逐渐均匀下降)。

(3) 正态分布曲线取决于两个参数，即总体均数 μ 和总体标准差 σ，可记作 $N(\mu, \sigma)$：①μ 为位置参数，决定正态曲线的中心位置。μ 越大，则曲线沿横轴向右移动，反之，则相反，如图 5-2 如示；②σ 为形态参数，决定正态曲线的陡峭或扁平程度。σ 越小，曲线越陡峭；σ 越大，曲线越扁平。参加图 5-3。

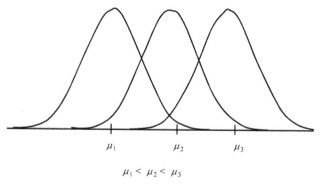

$\mu_1 < \mu_2 < \mu_3$

图5-2　正态分布位置变换示意

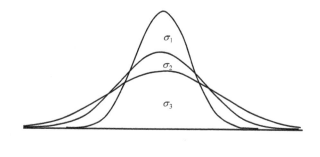

$\sigma_1 < \sigma_2 < \sigma_3$

图5-3　正态分布形状变换示意

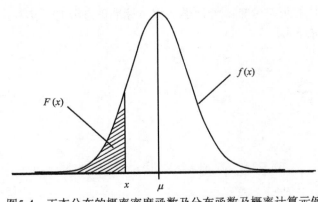

图5-4　正态分布的概率密度函数及分布函数及概率计算示例

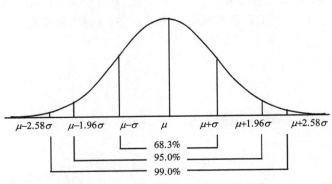

图5-5　正态分布曲线下面积分布规律

当直方图的纵坐标为频率时，所得的直方图为频率曲线。由于频率的和为 1 或 100%，故曲线下面积可以想象为 1 或 100%。但是，当研究的不是样本，而是总体时，频率曲线即退化为正态曲线，此时正态曲线下的面积则反应了总体中相应区间的个体观察值所占的比例或概率。实际工作中常常需要计算这种比例或概率，即要了解正态曲线下横轴上一定区间的面积占总面积的比例。这在数学上，可以通过对正态分布的概率密度函数的定积分实现。

$$F(X) = \frac{1}{\sigma\sqrt{2\pi}} \int_{-\infty}^{X} e^{-\frac{(X-\mu)^2}{2\sigma^2}} \, dX \tag{5-5}$$

式中，$F(X)$ 表示横轴自 $-\infty$ 至 x 间曲线下面积，即下侧累计面积(概率)，如图 5-4 所示，上式的函数也称为 $F(X)$ 对应于正态分布 $N(\mu, \sigma^2)$ 的分布函数。

同理，对于标准正态分布的密度函数，其分布函数为

$$\Phi(u) = \frac{1}{\sqrt{2\pi}} \int_{-\infty}^{u} e^{-u^2/2} du \tag{5-6}$$

式中，$\Phi(u)$ 为标准正态变量 u 的累计分布函数，表示横纵 $-\infty$ 至 u 的正态曲线下面积，即下侧累计面积(概率)。由于上式数学上无显式表达式，需要用计算机迭代计算，因此，在计算机和统计软件没有普及时代，为了方便查找，统计学已将不同 u 值的积分值 $\Phi(u)$ 编制成了附表 1。几乎所有的统计软件都具有包括累计正态分布函数在内的各种累计分布函数(cumulative distribution function，CDF)，即便不查表，也能直接返回精确的积分值。

三、正态曲线下的面积分布规律

正态曲线下的面积即变量 (X) 在某个区间内的变量值占全部(总体)变量值的比例或概率。正态曲线与横轴之间的总面积恒等于 1。正态分布和标准正态分布曲线下面积分布规律(表 5-1、图 5-6)，实际工作中经常用到的面积分布规律。

表 5-1　正态分布和标准正态分布曲线下面积分布规律

正态分布	标准正态分布	面积(或概率)(%)
$\mu-1\sigma \sim \mu+1\sigma$	$-1\sim1$	68.27
$\mu-1.96\sigma \sim \mu+1.96\sigma$	$-1.96\sim1.96$	95.00
$\mu-2.58\sigma \sim \mu+2.58\sigma$	$-2.58\sim2.58$	99.00

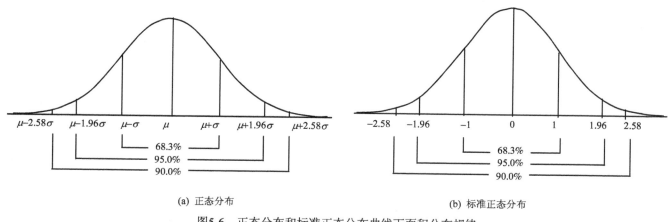

(a) 正态分布　　　　　　　　　　　(b) 标准正态分布

图5-6　正态分布和标准正态分布曲线下面积分布规律

四、正态分布的主要内涵

1. 整体论(holism)　　　指一个系统(宇宙、人体等)中各部分为一有机之整，而不能割裂或分开来理解。正态分布的特征属性提示了68%的观察对象落在均数±1倍标准差之内。在均数±1.96倍标准差内含有95%的观察值。换句话说，在正态分布中的观察值在均数±2倍标准差之外的频数低于5%。为了研究和讨论的方便，可将正态分布曲线及面积分布分比重不一样的三个区：①基区，$-\sigma \sim \sigma$之间的区域；②负区，$-\sigma \sim -2.58\sigma$及以下之间的区域；③正区，$\sigma \sim 2.58\sigma$及以上之间的区域。用整体论的观点来看，就是要立足在基区，放眼负区和正区。要看到主要方面，还要看到次要方面，既要看到积极的方面还要看到事物消极的一面，看到事物前进的一面还要看到落后的一面。片面看事物必然看到的是偏态或者是变态的事物，不是真实的事物本身。中医学非常重视整体论的应用，例如，它将人体各部份视为一有机整体，而不单是器官的整合。要医治病人须保持整个人阴阳调和，而非单一器官的问题。

2. 重点论(major view)　　　指在主要矛盾与次要矛盾和矛盾的主要方面与次要方面中，要坚持抓住主要矛盾和矛盾的主要方面。正态分布曲线及面积分布图非常清晰的展示了重点，那就是基区占68.27%，是主体，要重点抓，此外95%、99%则展示了正态的全面性。认识世界和改造世界一定要关注重点，因为重点就是事物的主要矛盾，它对事物的发展起主要的、支配性的作用。抓住了重点才能一举其纲，万目皆张。在正态分布中，基区占了主体和重点。如果结合20/80法则，更可以大胆的把正区也看做是重点。

3. 发展论(development theory)　　　联系和发展是事物发展变化的基本规律。任何事物都有其产生、发展和灭亡的历史，如果把正态分布看做是任何一个系统或者事物的发展过程的话，可以明显的看到这个过程经历着从负区到基区再到正区的过程。无论是自然、社会还是人类的思维都明显的遵循着这样一个过程。准确地把握事物或者事件所处的历史过程和阶段是分析问题，采取对策和解决问题的重要基础和依据。发展的阶段不同，性质和特征也不同，分析和解决问题的办法要与此相适应，这就是具体问题具体分析，解放思想、实事求是、与时俱进的精髓。正态发展的特点启示我们，事物发展大都是渐进的和累积的，走渐进发展的道路是事物发展的常态。例如，遗传是常态，变异是非常态。

五、正态分布的应用

1. 估计正态分布资料的频数分布

【**例5-1**】　　某地120名正常成人血清铜含量的$\bar{x} = 14.46\mu mol/L$，$s = 2.26\mu mol/L$，已知健康成人的血清铜含量符合正态分布(表5-2)。

(1) 试估计该地120名正常成人血清铜含量在15.60μmol/L以下者的人数。

(2) 分别求 $\bar{x}\pm 1s$ 、 $\bar{x}\pm 1.96s$ 、 $\bar{x}\pm 2.58s$ 范围内人数占该地正常成人总数的实际百分数,并与理论百分数比较。

表 5-2　某地 120 名正常成人血清铜含量(μmol/L)

13.84	12.53	13.70	14.89	17.53	13.19	18.82	10.15	14.56	11.23
14.73	17.44	13.90	14.10	12.29	12.61	14.78	14.40	9.93	15.18
14.59	14.71	18.62	19.04	10.95	13.81	10.53	18.06	16.18	15.60
13.56	11.48	13.07	16.88	17.04	17.98	12.67	10.62	16.43	14.26
11.03	9.23	15.04	14.09	15.90	11.48	14.64	17.24	15.43	13.37
13.64	14.39	15.74	13.99	11.31	17.61	16.26	11.32	17.88	16.78
13.53	11.68	13.25	11.88	14.21	15.21	15.29	16.63	12.87	15.93
13.70	14.45	11.23	19.84	13.11	15.15	11.70	15.37	12.35	14.51
14.09	18.22	14.34	15.48	11.98	16.54	12.95	12.06	16.67	17.09
16.85	13.20	16.48	12.29	12.09	14.83	15.66	14.50	16.43	15.57
12.81	12.89	17.34	16.04	13.41	17.13	12.32	9.29	18.42	14.17
14.35	16.19	15.73	13.74	14.94	17.28	15.19	11.92	15.47	15.33

计算步骤:

(1) **计算 u 值**:本例 μ 、 σ 未知,但 $n=120$,属于大样本,可用样本均数 $\bar{x}$ 和标准差 s 分别代替 μ 和 σ ,得

$$u=(15.60\text{-}14.46)/2.26=0.5044$$

(2) **查表**:先在"附表 1 标准正态分布曲线下的面积 $\varphi(u)$ 值"的左侧找到 0.5,再从表的上方找到 0.00,两者相交处 $\varphi(0.50)=0.6915$,即正常成人血清铜含量在 15.60μmol/L 以下者占该地成人总数的 69.15%。

(3) 120 名正常成人血清铜含量在 15.60μmol/L 以下者的人数为 120×69.15%=83(人)。

120 名正常成人血清铜观测值的实际百分数与理论百分数结果如表 5-3,可看出实际分布基本接近理论分布。

表 5-3　某地正常成人血清铜含量的实际分布与理论分布

$\bar{x}\pm s$	血清铜范围 (μmol/L)	实际分布		理论分布(%)
		人数	百分比(%)	
$\bar{x}\pm 1s$	12.20～16.72	78	65.00	68.27
$\bar{x}\pm 1.96s$	10.03～18.89	115	95.83	95.00
$\bar{x}\pm 2.58s$	8.63～20.29	120	100.00	99.00

2. 制定医学参考值范围　　参考值(reference value)是从总体中抽取一部分个体组成参考样本,观测样本中每一个个体的某项指标而得到的统计量。参考值范围(reference range)是为了减小变异的影响所确定的测定值的正常波动范围。医学参考值(medical reference value)是指包括绝大多数正常人的人体形态、功能和代谢产物等各种解剖、生理、生化、免疫、组织或排泄物中各种成分等生物医学数据。医学参考值范围(medical reference range)是为了减小变异的影响,提高参考值作为判定正常或异常的可靠性所确定的绝大多数正常人医学参考值的波动范围,常简称为参考值范围,传统上称正常值范围(normal range)。

制定医学参考值范围的常用方法如下。

(1) **正态分布法**:适用于正态或近似正态分布的资料。

双侧 $1-\alpha$ 参考值范围：$\bar{x}-u_{\alpha/2}s\sim\bar{x}+u_{\alpha/2}s$

单侧 $1-\alpha$ 参考值范围：$>\bar{x}-u_{\alpha}s$ 或 $<\bar{x}+u_{\alpha}s$

（2）**百分位数法**：用于偏态分布以及资料中一端或两端无确切数值的资料。双侧 $1-\alpha$ 参考值范围：$P_{\alpha/2}\sim P_{(100-\alpha/2)}$；单侧 $1-\alpha$ 参考值范围：P_{α} 或 $P_{(100-\alpha)}$。

制定医学参考值范围的步骤如下：

（1）确定一批样本含量足够大的"正常人"，一般要求大于 100 例，可以通过抽样的方法获得，抽取人群之前，须制定纳入标准和排除标准，以保证研究对象的同质性。

（2）测量样本人群相应指标的值，测量的过程中要严格控制各种误差。

（3）根据指标特点决定单双侧，通常根据专业知识和实际用途决定，若某指标过高或过低均为异常，则相应的参考值范围既有上限又有下限，即取双侧界值，如血糖值；若某指标仅过高属异常，应采用单侧参考值范围制定上侧界值，即上限，如血压、尿铅、发汞等指标，反之，若某指标仅过低为异常，则应用对此指标制定单侧下限，作为参考值范围，如肺活量。因此单双侧的选取，取决于专业知识和专业需要。

（4）选择适宜的百分界值，一般以 95% 参考值范围为最常用，也可根据需要确定 90% 或 99% 为百分范围。

（5）根据资料的分布类型选择适宜的方法进行正常值估计。常用的方法有正态分布法和百分位数法（表 5-4）。

表 5-4　参考值范围的制定

参考值范围 (%)	正态分布法			百分位数法		
	双侧	单侧		双侧	单侧	
		下限	上限		下限	上限
90	$\bar{x}\pm1.64s$	$\bar{x}-1.28s$	$\bar{x}+1.28s$	$P_5\sim P_{95}$	P_{10}	P_{90}
95	$\bar{x}\pm1.96s$	$\bar{x}-1.64s$	$\bar{x}+1.64s$	$P_{2.5}\sim P_{97.5}$	P_5	P_{95}
99	$\bar{x}\pm2.58s$	$\bar{x}-2.33s$	$\bar{x}+2.33s$	$P_{0.5}\sim P_{99.5}$	P_1	P_{99}

对于服从正态分布的指标适宜采用正态分布法计算，若指标不服从正态分布，首先考虑进行数学变换，如对数变换，变换后如果服从正态分布，按变换后的新指标计算参考值范围，然后再用反函数返回原变量值；若经变换后也不成正态分布，可以采用百分位数法，要注意，百位数法利用样本信息是不充分的。

【例 5-2】 某地调查了 120 名发育正常的 7 岁男童身高，得均数为 120cm，标准差为 4.5cm，试估计该地 7 岁男童身高的 95% 参考值范围。

一般而来说，7 岁男童身高过矮和过高都认为异常，故此参考值范围取双侧范围。又因为该指标近似服从正态，可采用正态分布法求其 95% 参考值范围。

下限为：$\bar{x}-1.96s=120-1.96\times4.5=111.2$(cm)
上限为：$\bar{x}+1.96s=120+1.96\times4.5=128.8$(cm)

即该地 7 岁男童身高的 95% 参考值范围为 111.18～128.82cm。

3. 质量控制　质量控制领域常提到"3σ"原则，意指正常情况下检测误差服从正态分布。根据正态分布的曲线面积或概率分布理论可知，3σ 之外的观察值出现的概率不到 3‰，否则提示测量或产品质量有问题。故规定：以 $\bar{x}$ 为中心线，$\bar{x}\pm2s$ 为警戒线，$\bar{x}\pm3s$ 为控制线，根据以上的规定还可以绘制出质量控制图。

4. 统计方法的理论基础　正态分布是许多统计方法的理论基础：如 t 分布、F 分布、χ^2 分布都是在正态分布的基础上推导出来的，u 检验也是以正态分布为基础的。此外，根据中心极限定理，很多统计量的分布（如 t 分布、二项分布、Poisson 分布）的极限为正态分布，在样本含量足够大时，可以按正态分布原理进行统计推断。

第二节　二项分布

在医学领域中，有一些随机事件是只具有两种互斥结果的离散型随机事件，称为二项分类变量(dichotomous variable)，如对患者治疗结果的有效与无效，某种化验结果的阳性与阴性，接触某传染源的感染与未感染等。二项分布(binomial distribution)就是对这类只具有两种互斥结果的离散型随机事件的规律性进行描述的一种概率分布。

一、二项分布的概念

二项分布是描述随机现象的一种常用概率分布形式，因与二项式展开式相同而得名。下面以例5-3为例说明二项分布的基本概念。

【例5-3】　用某种中药复方治疗某型头痛，有效概率为60%，现以该法治疗3例，其中两例有效的概率是多大？

该例中就每位患者而言，有效的概率是0.6，无效的概率是0.4，用甲、乙、丙代表3人，则3人接受治疗后的有效和无效的所有可能组合如表5-5所示。就排列方式而言有8种，但只计算有效或无效的数目，则只有4种组合。又由于结果是独立的，病例间互不影响，则根据概率的乘法法则可以计算各种排列的连乘概率，再根据加法法则，可以算出无效数或有效数分别为0、1、2、3时的概率，见表第5栏。其概率的计算结果正好满足二项展开式。

表5-5　3例头痛患者有效和无效所有排列组合方式及其概率计算

所有可能结果			每种结果的概率 (2)	无效数 x (3)	有效数 $n-x$ (4)	不同有效数概率 $C_n^x \pi^x (1-\pi)^{n-x}$ (5)
甲	乙	丙 (1)				
有效	有效	有效	0.6×0.6×0.6=0.216	0	3	0.216
有效	有效	无效	0.6×0.6×0.4=0.144			
有效	无效	有效	0.6×0.4×0.6=0.144	1	2	0.432
无效	有效	有效	0.4×0.6×0.6=0.144			
有效	无效	无效	0.6×0.4×0.4=0.096			
无效	有效	无效	0.4×0.6×0.4=0.096	2	1	0.288
无效	无效	有效	0.4×0.4×0.6=0.096			
无效	无效	无效	0.4×0.4×0.4=0.064	3	0	0.064

当样本例数扩大到 n 时，若阳性率用 π 表示，则恰有 X 例阳性的概率计算公式的一般形式为

$$P(x) = C_n^x (1-\pi)^{n-x} \pi^x, \ x = 0,1,2,3,\cdots,n \tag{5-7}$$

正是由于二项展开式中的各项恰好对应于各阳性数 (x) 的概率 $P(x)$，二项分布由此得名，最早由统计学家贝努利提出。二项分布可以记为 $X \sim B(n, \pi)$，表示 X 服从参数为 n 和 π 的二项分布，其中参数 n 由研究者确定，π 常常是未知的。

本例 $n=3$，$\pi=0.6$，则两例有效的概率 $P(2)$ 计算为

$$P(2) = C_n^2 (1-\pi)^{n-2} \pi^2 = \frac{3!}{2!(3-2)}(1-0.6)^{3-2} 0.6^2 = 0.432$$

二、二项分布的特征

1. 二项分布的均数与标准差

设 $X \sim B(n, \pi)$，则阳性数 X 的总体均数 μ 为

$$\mu = n\pi \tag{5-8}$$

总体方差为

$$\sigma^2 = n\pi(1-\pi) \tag{5-9}$$

总体标准差为

$$\sigma = \sqrt{n\pi(1-\pi)} \tag{5-10}$$

2. 二项分布的累计概率计算

（1）至多有 m 例阳性的概率：$P(X \leqslant m) = P(0) + P(1) + \cdots + P(m) = \sum_0^m P(X) = \sum_0^m C_n^m p^m (1-p)^{n-m}$

（2）至少有 m 例阳性的概率：$P(X \geqslant m) = 1 - P(X \leqslant m-1) = \sum_m^n C_n^m p^m (1-p)^{n-m}$

【例5-4】　大样本研究显示，某中医制剂不良反应发生率为 5%，现随机抽取 5 人服用此药，试求：① 其中 m 个人($m=0$、1、2、3、4、5)有反应的概率；② 至多有 2 人有反应的概率；③ 有人有反应的概率。

本例 $\pi = 0.05$，$1-\pi = 0.95$，$n = 5$，根据题意分别计算如下：

（1）其中 m 个人($m=0$、1、2、3、4、5)有反应的概率，结果如表 5-6。

表 5-6　$\pi = 0.05$，$n = 5$ 时二项分布的分布列

$X = m$	0	1	2	3	4	5
$P(X=m)$	0.773 780 9	0.203 626 6	0.021 434 4	0.001 128 1	0.000 029 7	0.000 000 3

（2）至多有 2 人有反应的概率：$P(X \leqslant 2) = P(0) + P(1) + P(2) = \sum_0^2 P(X=m) = 0.9988419$

以上结果显示，服药的人中不多于 2 人有反应几乎是肯定。

（3）有人有反应的概率：$P(X \geqslant 1) = 1 - P(X=0) = 1 - 0.7737809 = 0.2262191$

3. 二项分布的图形和正态近似

（1）**二项分布的图形**：如果已知 n 和 π，则按二项分布概率公式可计算出不同的 X 取值时的概率，可以 X 为横轴，取值概率 P 为纵轴，绘制二项分布的图形(图5-7、图5-8)。不难发现，二项分布的图形是一个离散型分布，其形状决定二个参数 n 和 π。当 π 为 0.5 时，图形对称；当 π 不等 0.5 时，图形呈偏态，但当样本量增大时，图形逐渐趋于对称。

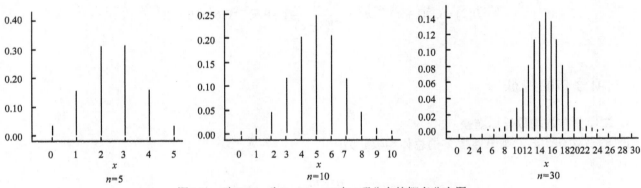

图5-7 π为0.5，n为5、10、30时二项分布的概率分布图

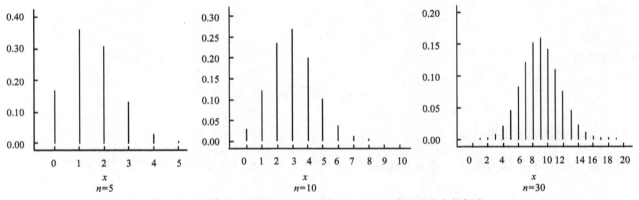

图5-8 π不等于0.5(即π＝0.3)，n为5、10、30时二项分布的概率

(2) **二项分布的正态近似**：根据统计学上的中心极限定理，当 n 较大，且 $n\pi$ 与 $n(1-\pi)$ 较接近时，二项分布将接近于正态分布；通过上图观察，可以想象当 n 趋向无穷大时，二项分布 $B(n,\pi)$ 的极限分布就是正态分布 $N[n\pi,n\pi(1-\pi)]$。一般地说，如果 $n\pi$ 与 $n(1-\pi)$ 大于 5 时，即可用正态分布近似原理处理二项分布问题，以简化计算。

三、二项分布的应用条件

(1) 二项分布中的观察单位数通常是事先确定的。

(2) 各观察单位只有互相对立的两种结果，如成功与失败、生存和死亡等。

(3) 若两种对立结果中的一种结果(阳性)的概率为 π，则其对立结果的概率则为 $1-\pi$。实际工作总体概率 π 往往是未知的，但可以从大量观察中获得的比较稳定的样本频率作为总体概率的估计值。

(4) n 个观察单位的观察结果相互独立。即观察单位之间发现的结果不能互相影响，如要求疾病无传染性、无家族聚集性。

【**例 5-5**】 大样本调查显示，新生儿畸形发生率为 1%，现随机调查某地 500 新生儿，其中只有 1 例发生畸形，问：该地新生儿畸形发生率是否低于一般。

假设该地新生儿畸形发生率仍然为 1%，即 $\pi=0.01$，则可以计算 500 名新生儿发生畸形 0, 1, 2, ……, 500 例的概率，根据题意，如果该地新生儿畸形发生率低于一般，则可计算 0、1 例情形的概率之和，即

$$P(X \leqslant 1) = P(0) + P(1) = \sum_{0}^{1} P(X = m) = 0.0398$$

通过计算可知，该地至多有一例发生畸形的概率不到 5%，这样小概率的样本被抽中的概率是很低的，居

然被一次抽样就抽中，因此，我们有理由认为该地新生儿畸形发生率为 1% 不合理，可能更低。

第三节　Poisson 分布

一、Poisson 分布的概念

Poisson 分布是一种与二项分布有密切联系的离散型随机变量分布，其特点是该分布的均值等于方差。二项分布的均数 $\mu = n\pi$，则 $\pi = \mu/n$，代入二项分布概率计算公式得

$$P(x) = C_n^x \left(1 - \frac{\mu}{n}\right)^{n-x} \left(\frac{\mu}{n}\right)^x, x = 0,1,2,3,\cdots,n \tag{5-11}$$

可以证明，当 $n \to \infty$ 时，上式表达式即退化为

$$P(x) = \frac{\mu^x}{x!} e^{-\mu}, x = 0,1,2,3,\cdots \tag{5-12}$$

式（5-12）即为 Poisson 分布的概率计算公式，式中 e 是自然对数的底（e ≈ 2.7182）；μ 是大于 0 的常数，即等于 $n\pi$，称为事件的平均发生数，是 Poisson 分布的唯一参数，它既是泊松分布的均值，也是泊松分布的方差。X 服从以 μ 为参数的 Poisson 分布可记为 $X \sim P(\mu)$。可以认为满足以下三个条件的随机变量服从 Poisson 分布：

（1）平稳性（harshness）：X 的取值与观察单位的位置无关，只与观察单位的大小有关。

（2）独立性（independence）：在某个观察单位上 X 的取值与前面各观察单位上 X 的取值独立（无关）。

（3）普通性（ordinary）：在充分小的观察单位上 X 的取值最多为 1。

Poisson 分布适合于描述单位时间内或单位空间上随机事件发生的次数。如每毫升水中大肠杆菌的发生数，新生儿出生缺陷、多胞胎、染色体变异发生数等，他与二项分布的区别在于发生数很低，而样本数又很大，这时用 Poisson 分布来计算概率能简化计算。

二、Poisson 的性质与特征

1. Poisson 分布的性质

（1）Poisson 分布是一种单参数的离散型分布，其参数为 μ，它表示单位时间或空间内某事件平均发生的次数，又称强度参数。

（2）Poisson 分布的方差 σ^2 与均数 μ 相等，即 $\sigma^2 = \mu$。

（3）Poisson 分布是非对称性的，在 μ 不大时呈偏态分布，随着 μ 的增大，迅速接近正态分布。一般来说，当 $\mu = 20$ 时，可以认为近似正态分布（图 5-9），Poisson 分布资料可按正态分布处理。

（4）Poisson 分布的累计概率常用的有左侧累计和右侧累计两种。单位时间或空间内事件发生的次数。

2. Poisson 分布的特征

（1）Poisson 分布的均数与标准差：Poisson 分布的总体均数即为单位时间（可单位面积、空间）内某随机事件的平均发生数，可以用 μ 来表示，值得注意的是 Poisson 分布的标准差为 $\sqrt{\mu}$，也就是说总体均数和总体方差是相等的 $\mu = \sigma^2$，据此可以大致判断某一离散型随机变量是否服从 Poisson 分布。

（2）Poisson 分布的图形和正态近似：因为 Poisson 分布只有一个参数，如果已知总体均数 μ，就可以计算出 Poisson 分布的概率分布值，我们可以用 X 为横轴，取值概率 P 为纵轴，可纵制出 Poisson 分布的图形（如图 5-9）。

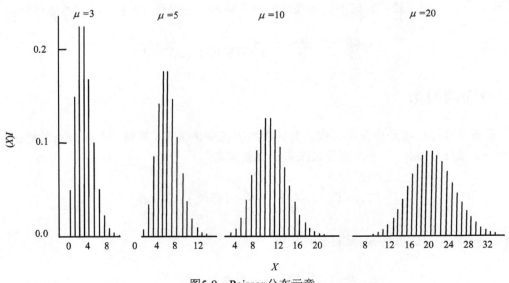

图5-9　Poisson分布示意

图 5-9 显示，当 μ 增大时，Poisson 分布越来越趋向于对称，并呈 $N(\mu,\ \mu)$ 的正态分布，所以在实际工作中，当 μ 大于或等于 20 时，就可以用正态分布来近似处理 Poisson 分布的问题。

（3）Poisson 分布具有可加性：如果有 k 个相互独立的随机变量 X_1，X_2，…，X_k 分别服从参数为 μ_1，μ_2，…，μ_k 的 Poisson 分布，则其和 $T = X_1 + X_2 + \ldots + X_k$ 也服从参数为 $\mu_1 + \mu_2 + \ldots + \mu_k$ 的 Poisson 分布。该性质称为 Poisson 分布的可加性，可以利用 Poisson 分布的可加性原则使 Poisson 分布的 μ 值大于 20，然后采用正态近似法处理。

三、Poisson 分布的应用

由于 Poisson 分布是二项分布的极限分布，因此二项分布的应用条件也是 Poisson 分布的应用条件。值得注意的是，Poisson 分布的适用场合还要求观察单位数 n 很大，且事件发生的概率很小，特别是罕见事件，如某些发病率极低的疾病。

【例 5-6】　利用 Poisson 分布计算例 5-5 的概率，并与二项分布进行比较。

本例：$n = 500$，$\pi = 0.01$，$\mu = n\pi = 500 \times 0.01 = 5$，则

$$P(X \leqslant 1) = P(0) + P(1) = \sum_0^1 P(X) = \sum_{x=0}^1 \frac{\mu^x}{x!} \mathrm{e}^{-\mu} = 0.0404$$

通过计算其结果和例 5-5 二项分布概率计算结果相差无几，基本一致。有理由认为该地新生儿畸形发生率为 1% 不合理，可能更低。

【附】　SPSS 计算随机变量累积概率和概率密度的方法

一、SPSS 提供的概率计算函数

SPSS 软件中提供了各种随机变量的累积分布概率函数（CDF）和概率密度函数（PDF），可以通过这两种函数计算精确的累积概率和概率密度，这样就不用查表了。表 5-7 给出 SPSS 软件中常用的随机变量函数的累积分布函数和密度函数。

表 5-7 SPSS 软件中常见的累积概率分布函数和密度函数

函数形式	函数说明
累积分布函数(CDF)	
CDFNORM(zvalue)	返回标准正态分布的累计概率值
CDF.NORMAL(quant, mean, stddev)	返回任意给定的正态分布的累计概率值
CDF.BINOM(quant, n, prob)	返回任意给定的二项分布的累计概率值
CDF.POISSON(quant, mean)	返回任意给定 POISSON 分布的累计概率值
CDF.UNIFORM(quant, min, max)	返回任意给定参数的均匀分布的累计概率值
概率密度函数(PDF)	
PDF.NORMAL(quant, mean, stddev)	返回任意给定的正态分布的概率密度值
PDF.BINOM(quant, n, prob)	返回任意给定的二项分布的概率密度值
PDF.POISSON(quant, mean)	返回任意给定 Poisson 分布的概率密度值

二、随机变量累积概率和概率密度的计算过程

Transform→Compute Variable,在 Compute Variable 对话框中作适当的设置:Target Variable 框中打入 p,在 Numeric Expression 框中构筑函数表达式,如例 5-4 计算 m 个人有反应的概率,可采用二项分布累积函数 CDF.BINOM(m, 5, 0.05) - CDF.BINOM(m−1, 5, 0.05)得到,其中 CDF.BINOM(quant, n, prob)为二项分布的累积分布函数,quant 表示阳性数,n 为样本量,prob 为总体阳性率,然后点 OK 即得结果。

第六章　参数估计

导　学

1. 掌握参数估计的概念和区间估计的方法。
2. 熟悉抽样误差的概念和标准误的计算。
3. 了解抽样分布的特点、t分布的特点及其应用。

医学研究目的之一是对未知的总体参数进行估计。但是，需要探索的总体(目标总体)往往是无限总体，或总体中的个体数量较多，不可能对其逐一进行研究。故采用抽样研究(sampling study)的方法，首先对无限总体加以某些限制后获得研究总体(有限总体)，然后再从确定的研究总体(有限总体)中随机抽取一部分观察单位进行研究，用样本信息推论总体特征，称之为统计推断(statistical inference)。统计推断包括参数估计(parameter estimation)和假设检验(hypothesis test)两部分内容。参数估计是以统计量(样本指标值)推断参数(总体指标值)的大小或区间的方法。

第一节　抽样分布与抽样误差

医学研究的基本方法是抽样研究，而抽样研究则必然产生抽样误差。若在同一个总体中随机抽取若干个含量相同的样本，由样本计算的观察指标很难恰好等于总体指标，各样本的观察指标一般也不会完全相同。例如，随机抽取某地120名健康儿童为样本，检测血钙(hypocalceamia)浓度，估计该地儿童的血钙水平。由于个体差异的存在，测算的样本血钙值很难恰好等于总体血钙值。即在同一个总体随机抽取若干个含量相同的样本，各样本的观测指标一般也不会完全相同，这些各样本的观测指标的频数分布称为抽样分布(sampling distribution)；由个体差异和抽样造成的样本与总体、样本与样本相应统计指标之间的差异即抽样误差(sampling error)。对于随机样本而言，抽样误差的大小是可以度量的。将样本指标在抽样分布中的变异大小用标准误(standard error, SE)表示。SE越小，说明抽样误差越小，用统计量来估计参数时的可靠程度越大；反之，SE越大，说明抽样误差越大，用统计量来估计参数时越不可靠。

一、样本均数的抽样分布与抽样误差

1. 样本均数的抽样分布　　例如，某地13岁女生的身高值的均数是157.60cm，标准差是4.76cm。若反复从该总体中随机抽取 $n=80$ 的样本，测量其身高，用样本均数作为观察值，称这若干个样本指标值的频数分布为样本均数的抽样分布，t分布、F分布、χ^2分布等均为常见的抽样分布。样本均数抽样分布的特点是：①各样本均数未必等于总体均数，各样本均数间存在差异；②样本均数的变异范围较原变量的变异范围小；③随着 n 增加，样本均数的变异程度减小；④若原始变量服从正态分布，样本均数呈正态分布；⑤若原始变量不服从正态分布，当 n 较大时，样本均数也服从正态分布；当 n 较小时，样本均数为非正态分布。

2. 均数的标准误(standard error of mean，SEM)　　在样本均数的抽样分布中，由个体差异和抽样造成的样本均数与总体均数、样本均数与样本均数之间的差异称为均数的抽样误差(样本均数的标准差)或均数的标准误。它不但反映样本均数间的离散程度，而且反映样本均数与相应总体均数间的差异，因而说明均数抽样误差

的大小。其统计符号是 $\sigma_{\bar{x}}$，计算方法见式(6-1)。

$$\sigma_{\bar{x}} = \sigma/\sqrt{n} \tag{6-1}$$

由式(6-1)可知，SEM 与总体标准差 σ 成正比，与样本含量 n 的平方根成反比。在实际工作中难以取得 σ，故常用 s 来代替 σ，用式(6-2)求得标准误的估计值 $s_{\bar{x}}$。

$$s_{\bar{x}} = s/\sqrt{n} \tag{6-2}$$

由此可知，降低抽样误差的方法有两种：一是增加样本含量；二是提高样本质量，即改进观察单位之间的同质性。

【例 6-1】 某研究者在某地随机抽取了 80 名 13 岁女生，测量其身高，计算出 $\bar{x} = 156.70\text{cm}$，$s = 4.98\text{cm}$，试估计样本均数的标准误大小。

已求得 $s = 4.98$，$n = 80$，代入式(6-2)，得

$$s_{\bar{x}} = s/\sqrt{n} = 4.98/\sqrt{80} = 0.56$$

3. 标准差与均数标准误的区别　　如表 6-1 所示。

表 6-1　标准差与均数标准误的区别

	标准差	均数标准误
意义	描述个体观察值之间的离散性(变异程度)	描述同一总体中随机抽出样本含量相同的多个样本均数间的离散性
公式	$s = \sqrt{\left\{\sum(x-\bar{x})^2\right\}/(n-1)}$	$s_{\bar{x}} = s/\sqrt{n}$
与 n 关系	随着 n 的增大逐渐趋于稳定	随着 n 的增大逐渐减小，与 n 的平方根成反比
用途	表示观察值的变异大小 结合样本均数描述正态分布的特征 在正态分布时做参考值范围的估计 计算变异系数和均数的标准误	表示样本均数抽样误差的大小 描述样本均数的可靠性 结合样本均数估计总体均数的 CI 进行均数间差别的假设检验

二、t 分布及其应用

1. t 分布的概念　　若对正态分布总体多次重复抽取若干样本量相同的样本，其本均数 $\bar{x}$ 围绕总体均数 μ 呈现正态分布。若将所有样本均数 $\bar{x}$ 按公式 $u = (\bar{x} - \mu)/\sigma_{\bar{x}}$ 进行数学变换，可得 u 围绕 0 的标准正态分布。由于 σ 往往未知，通常以 $s_{\bar{x}}$ 作为 $\sigma_{\bar{x}}$ 的估计值，其数学变换公式为 $t = (\bar{x} - \mu)/s_{\bar{x}}$，并可得到若干 t 值。将这些 t 值绘成直方图时，若样本无限多，可绘成一条光滑的曲线——t 分布曲线，此时所得的 t 值围绕 0 呈现的就是 t 分布 (t-distribution)，如图 6-1 所示。t 分布主要用于总体均数的区间估计和 t 检验。

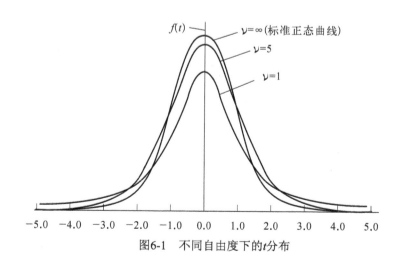

图6-1　不同自由度下的 t 分布

2. t分布的特征

(1)　t分布为一簇单峰分布曲线，以0为中心，左右对称。

(2)　自由度v是t分布的唯一参数。v越小，t分布的峰越低、两侧尾部翘得越高；当v逐渐增大时，t分布逼近标准正态分布；当v为无穷大时，t分布即标准正态分布$N(0,1)$。

自由度(degree of freedom，df)指能够自由取值的变量个数，用v表示。设某统计量中共有n个可变的量，若它们受到$k(k<n)$个条件制约，则$v=n-k$。

附表2是不同自由度下t值与常见相应尾部概率关系的t界值。表中横标目为自由度v，纵标目为概率P。一侧尾部面积称为单侧概率或单尾概率(one-tailed propability)，用$P(1)$表示；两侧尾部面积称为双侧概率或双尾概率(two-tailed propability)，用$P(2)$表示。表中数据为相应的t界值，单侧t界值用符号$t_{\alpha,v}$表示，双侧t界值用符号$t_{\alpha/2,v}$表示。如$t_{0.05/2,24}=2.064$，表示从总体$N(\mu,\sigma^2)$中随机抽样，其样本含量为25，计算相应的t值，这个t值在$(-2.064, 2.064)$之外的概率为5%。

由于t分布是以0为中心的对称分布，故附表2只列出正值，查表时不管t值正负，均可用其绝对值$|t|$查得概率P值。

由t界值显示：在相同自由度时，$|t|$值增大，概率P减小。在相同$|t|$值时，双尾概率P是单尾概率P的两倍。如双尾$t_{0.10/2,10}=$单尾$t_{0.05,10}=1.812$。

三、样本率的抽样分布与抽样误差

1. 样本率的抽样分布　　假设在一个暗箱内装有形状、重量完全相同的红球和黑球，若红球比例为30%，即在所有球中摸到红球的总体率$\pi=30\%$。每次从暗箱中摸一个球看清颜色后放回去，搅匀后再摸，重复摸球40次$(n=40)$，计算摸到红球的百分比(即样本率p_i)。重复这样的实验100次，每次摸到红球的比例分别为12.5%，20.0%，35.5%等，将其频率分布列于表6-2。

表6-2　总体率为30%时的随机抽样结果$(n=40)$

红球比例(%)	样本频数	频率(%)
10.0~	1	1.0
15.0~	2	2.0
20.0~	15	15.0
25.0~	23	23.0
30.0~	31	31.0
35.0~	20	20.0
40.0~	5	5.0
45.0~50.0	3	3.0
合计	100	100.0

表6-2中的100个样本，红球比例为"30%~"组段频数最多，其次是"25%~"和"35%~"两个组段。由此可知，样本率围绕总体率30%分布，即多数样本率离30%较近，少数样本率距30%较远。这些大小不等的样本率都是从红球比例为30%的总体中随机抽样得到的，其分布构成了样本率的抽样分布。

样本率抽样分布的特点是：①总体率π固定时，样本量n越大，样本率p的分布对称性越好；②样本量n固定时，总体率π在0.5附近，样本率p呈对称分布；总体率π偏离0.5较远，样本率p呈偏态分布。

2. 率的标准误(standard error of rate)　　由于抽样造成的样本率与样本率之间、样本率与总体率之间的差异称为率的抽样误差，即样本率的标准差。称为率的标准误，统计符号为σ_p。它不但反映样本率间的离散程度，而且反映样本率与相应总体率间的差异，因而说明了率的抽样误差大小，计算方法见式(6-3)。

$$\sigma_p = \sqrt{\pi(1-\pi)/n} \tag{6-3}$$

式中，σ_p 为率的标准误；π 为总体中某现象的发生率(总体率)；n 为样本含量。

当总体率 π 未知时，可用样本率 p 来代替，从而计算出率的标准误的估计值(s_p)，计算方法见式(6-4)。

$$s_p = \sqrt{p(1-p)/n} = \sqrt{pq/n} \tag{6-4}$$

式中，s_p 为样本率的标准误；p 为样本的阳性率；q 为样本阴性率$(q=1-p)$。

由式(6-4)可见，样本率的标准误与样本含量 n 的平方根成反比，如果增加样本含量 n，可以减小样本率的抽样误差。

【例 6-2】　某医院用黄芪注射液治疗慢性支气管炎 120 例，有效 94 例，有效率为 78.3%，求率的标准误。

本例：$p = 0.783$，$q = 1-p = 1-0.783 = 0.217$，$n = 120$，代入式(6-4)得

$$s_p = \sqrt{0.783 \times 0.217/120} = 0.038$$

第二节　总体均数的估计

参数估计是用样本指标数值(统计量)估计总体指标数值(参数) 的大小或区间，估计方法分为点估计和区间估计。

一、总体均数的点估计

点估计(point estimation) 是用样本统计量来直接估计总体参数的数值。方法是以样本统计量及其标准误作为被估计参数的点估计值，一般是以统计量加减标准误的方式给出参数的点估计值。

【例 6-3】　测得某地 200 例正常成年男性血清胆固醇的均数为 3.55mmol/L，标准差为 1.14 mmol/L，试估计该地正常成年男性血清胆固醇总体均数的点估计值。

本例：$n=200$，$\bar{x}=3.55\text{mmol/L}$，$s=1.14\text{ mmol/L}$，$s_{\bar{x}}=s/\sqrt{n}=1.14/\sqrt{200}=0.08\text{ mmol/L}$。故该地成年男性血清胆固醇的总体均数为 3.55±0.08 mmol/L。

点估计的方法简单，但没有考虑抽样误差，无法评价估计值与真值之间的差距。

二、总体均数的区间估计

1. 区间估计的概念　区间估计(interval estimation)指以一定的概率保证估计包含总体参数的一个值域，即根据样本指标和抽样误差推断总体指标的可能范围，该范围称为总体参数的 $1-\alpha$ 可信区间(confidence interval，CI)。α 值一般取 0.05 或 0.01，故 $1-\alpha$ 为可信度，一般取 0.95 或 0.99，按此可信度确定的 CI 为 95%CI 或 99%CI。$1-\alpha$ 反映了可信区间的可靠程度，$1-\alpha$ 越大，区间估计犯错误(即总体参数并不在该区间之内)的可能性越小。CI 由两个可信限 (confidence limit，CL)构成，其中较小的值称可信下限(lower limit)，较大的值称可信上限(upper limit)。

2. 区间估计的内涵　CI 包括两部分内容：①可能范围的大小；②总体指标落在这个可能范围内的概率。故 CI 的含义可理解为若从被估计的总体中随机抽取一个样本，并给出其 95%CI 或 99%CI，那么，这个区间包含参数的可能性为 95%或 99%；不包含参数的可能性是 5%或 1%。因此，95%CI 的估计方法存在 5%的判断错误风险或可能性，将这个仅有 5%可能性的事件称为小概率事件。根据统计学的判断原则，小概率事件在仅仅一次试验结果中不会发生，在实际工作中就认为总体指标在这个区间内。由于区间估计既说清估计结果的准确程度，又同时表明这个估计结果的可靠程度，所以区间估计是比较科学的。

3. 总体均数可信区间的估计方法　　理论依据是样本均数的抽样分布规律,方法随总体标准差 σ 是否已知而异。

（1）**总体标准差 σ 已知**：按标准正态分布规律,得

$$p(-u_{\alpha/2} < (\overline{x} - \mu)/\sigma_{\overline{x}} < u_{\alpha/2}) = 1 - \alpha，\quad 即\ p(\overline{x} - u_{\alpha/2}\sigma_{\overline{x}} < \mu < \overline{x} + u_{\alpha/2}\sigma_{\overline{x}}) = 1 - \alpha$$

故总体均数可信度为 $1 - \alpha$ 的 CI 可用式(6-5)求得。

$$(\overline{x} - u_{\alpha/2}\,\sigma_{\overline{x}}，\ \overline{x} + u_{\alpha/2}\,\sigma_{\overline{x}}) \tag{6-5}$$

式中, $u_{\alpha/2}$ 为双侧尾部面积为 α 时 u 的界值。

（2）**总体标准差 σ 未知**：按 t 分布规律,得

$$p(-t_{\alpha/2,\nu} < (\overline{x} - \mu)/s_{\overline{x}} < t_{\alpha/2,\nu}) = 1 - \alpha，\quad 即\ p(\overline{x} - t_{\alpha/2,\nu}s_{\overline{x}} < \mu < \overline{x} + t_{\alpha/2,\nu}s_{\overline{x}}) = 1 - \alpha$$

故总体均数可信度为 $1 - \alpha$ 的 CI 可用式(6-6)求得。

$$(\overline{x} - t_{\alpha/2,\nu}s_{\overline{x}}，\ \overline{x} + t_{\alpha/2,\nu}s_{\overline{x}}) \tag{6-6}$$

【例6-4】　测得某地 52 例男性肝郁气滞型痤疮患者体内睾酮含量为：17.60,17.18,13.94,17.56,19.02,12.41,18.96,20.12,19.33,11.90,15.62,10.50,21.31,17.97,19.36,21.11,16.39,20.52,17.83,14.06,21.32,20.44,19.86,18.15,21.95,13.90,21.34,17.29,19.75,17.73,15.56,20.33,11.83,19.81,14.66,19.57,22.39,17.60,15.36,20.49,15.30,16.19,22.37,18.21,18.22,23.39,17.77,17.51,23.04,17.24,10.64,16.79。其均数为 17.86 nmol/L,标准差为 3.16 nmol/L。试估计该地男性肝郁气滞型痤疮患者体内睾酮总体均数的 95%CI 和 99%CI。

本例：$n = 52$, $\overline{x} = 17.86\,\text{nmol/L}$, $s = 3.16\,\text{nmol/L}$, $s_{\overline{x}} = s/\sqrt{n} = 3.16/\sqrt{52} = 0.44\,\text{nmol/L}$

$\nu = n - 1 = 52 - 1 = 51$

查 t 界值表得 $t_{0.05/2,51} = 2.009$, $t_{0.01/2,51} = 2.678$, 代入式(6-6),得

$95\%\text{CI} = (17.86 - 2.009 \times 0.44,\ 17.86 + 2.009 \times 0.44) = (16.98,\ 18.74)\,\text{nmol/L}$

$99\%\text{CI} = (17.86 - 2.678 \times 0.44,\ 17.86 + 2.678 \times 0.44) = (16.68,\ 19.04)\,\text{nmol/L}$

故该地男性肝郁气滞型痤疮患者体内睾酮总体均数 95%CI 为 (16.98,18.74) nmol/L,99%CI 为 (16.68,19.04) nmol/L。

4. 可信区间的精确度　　精确度由准确度和精密度构成。

（1）**准确度(accuracy)**：是 CI 包含参数的概率大小,用可信度 $1 - \alpha$ 表示。可信度越接近 1,准确度越高,如可信度 99% 比 95% 准确度高。

（2）**精密度(precision)**：是对参数估计的范围或长度的度量。CI 的长度越小,其估计的精密度越高。

准确度与精密度是相互对立、相互矛盾的,即在样本例数一定的情况下,准确度越高则精密度越低。如 99%CI 比 95%CI 的准确度高,但精密度则降低。如果为提高准确度而减小 α, CI 势必变得更长,导致精密度下降。此时虽提高了准确度,却损失了精密度。所以需要兼顾准确度和精密度,不能笼统地认为 99%CI 一定比 95%CI 好。解决两者矛盾的方法是,在可信度确定的情况下,通过增加 n 来减小 SE,使得 CI 的长度减小,从而提高精密度。

5. 区间估计必须同时具备的三个要素　　①估计值；②抽样误差范围；③概率保证程度。抽样误差范围决定抽样估计的精密度,概率保证程度决定抽样估计的可信度,二者密切联系,但同时又是一对矛盾,所以,对估计的精密度和可信度的要求应慎重考虑。现结合例 6-4 资料予以说明。

（1）当 n 确定后,CI 范围的大小与 $1 - \alpha$ 的高低成正比,与估计结果的精密度成反比,参见图6-2。

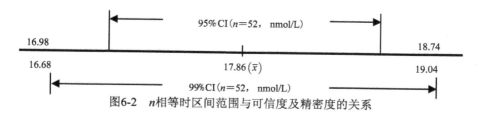

图6-2 n相等时区间范围与可信度及精密度的关系

(2) 当 $1-\alpha$ 确定后，n 的大小与 CI 范围的大小呈反比；与估计结果的精密度成正比。因为增加 n 会减小标准误，使 CI 的范围缩小，真实值靠近点估计值的可能性越大，估计的精密度提高。参见图 6-3。

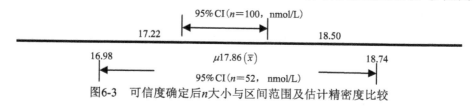

图6-3 可信度确定后n大小与区间范围及估计精度比较

6. 可信区间与可信限的关系 CI 为某一整体内的一个分段，是以上、下可信限为界的开区间(不包含界值在内)。CL 是 CI 的上下两个界值。如例 5-4，95%CI 为 (16.98，18.74)nmol/L。16.98nmol/L 是 95%CI 的下限 (L)，18.74 nmol/L 为 95%CI 的上限 (U)。

7. 总体均数 CI 与参考值范围的区别 参见表 6-3。

表 6-3 总体均数的可信区间与参考值范围的区别

区别	总体均数的可信区间	参考值范围
含义	根据抽样分布原理，按预先规定的概率(1-α)，给出被估计总体均数可能的数值范围。表示某总体均数的可能范围	表示某项解剖、生理、生化等指标绝大多数个体观察值可能出现的范围
计算	α 已知：$(\bar{x}-u_{\alpha/2}\ \sigma_{\bar{x}},\ \bar{x}+u_{\alpha/2}\ \sigma_{\bar{x}})$ α 未知：$(\bar{x}-t_{\alpha/2,\nu}s_{\bar{x}},\ \bar{x}+t_{\alpha/2,\nu}s_{\bar{x}})$	正态分布：$\bar{x}\pm u_{\alpha/2}s$（双侧） 非正态分布：$P_x\sim P_{100-x}$（双侧）
与n的关系	n 越大，CI 越小 n 无穷大，CI 趋近 0	n 越大，参考值范围越稳定
用途	估计总体均数	估计某项指标绝大多数观察单位的波动范围

第三节 总体率的估计

与总体均数的估计一样，由样本率估计总体率也有点估计和区间估计两种方法。

一、总体率的点估计

总体率点估计的方法是以样本率加减标准误($p\pm s_p$)给出总体率的点估计值。例如，某医院辨证治疗功能性消化不良 100 例，临床治愈 45 例，治愈率为 45.0%，$s_p=\sqrt{0.45(1-0.45)/100}=0.05$，总治愈率为 45.0%±5.0%。

二、总体率的区间估计

常用样本率及其标准误估计总体率的 CI。根据样本含量 n 和样本率 p 的大小，可采用正态近似法和查表法计算总体概率的 CI。

1. 正态近似法 当样本含量较大($n>50$)，且样本率 p 与($1-p$)不接近 0 或 1 时，如 np 与 $n(1-p)$ 均大于 5 时，样本率的抽样分布接近正态分布，可用正态近似法，按式(6-7)确定总体概率 $1-\alpha$ 的 CI。

$$p \pm u_\alpha s_p \tag{6-7}$$

求总体率 95% 的 CI 时，$u_\alpha = 1.96$，若求 99% 的 CI 时，$u_\alpha = 2.58$。

【例 6-5】 某医师用中药辩证施膳治疗痛风患者 120 例，治愈 100 例，治愈率为 83.3%。试估计该治疗方法总体治愈率的 95%CI。

本例：$n = 120 > 50$，$p = 0.833$，$u_\alpha = 1.96$，$s_p = \sqrt{0.833(1-0.833)/120} = 0.034$，代入公式(6-7)

得：$95\%\text{CI} = 0.833 \pm 1.96 \times 0.034 = (0.766, 0.900)$

故中药辩证施膳治疗痛风治愈率的 95%CI 为(76.6%，90.0%)。

2. 查表法 当样本含量较小($n \leq 50$)，或样本率接近 0 或 1 时，率的抽样分布服从二项分布，可用查表法。根据"附表 3　百分率的 95% 可信区间"直接用样本含量 n 及阳性数 x 查表，即得总体率 95% 或 99% 的 CI。

注意：附表 3 的 x 值仅列出 $x \leq n/2$ 的数列，若 $x > n/2$ 时可用反推法，以 $(n-x)$ 的值(阴性数)查表，然后以 100 减去查得的数值即为所求的 CI。

【例 6-6】 某医院用中医方法治疗类风湿性关节炎 40 例，其中 27 例有效，有效率为 67.5%。试估计其总体率 95% 的 CI。

本例：$n = 40$，$x = 27 > 40/2$，故以 $(n-x) = 40-27 = 13$，查附表 3 得：总体无效率的 95%CI $= (19,49)$。将其上、下限分别用 100 相减，得：$100-19 = 81$，$100-49 = 51$，反推结果为：总体有效率的 95%CI $= (51,81)$。

故该医院用中医方法治疗类风湿性关节炎总体有效率的 95%CI 为(51%，81%)。

注意：对于服从 Poisson 分布的资料，估计总体均数的可信区间有两种方法：①样本计数 $X \leq 50$ 时，查 Poisson 分布可信区间表，直接查得总体均数的 $1-\alpha$ 可信区间；②样本计数 $X > 50$ 时，采用正态近似法，可用 $(X \pm u_{a/2}\sqrt{X})$ 计算总体均数的 $1-\alpha$ 可信区间。

【附】　例题和 SPSS 软件应用

【实验 6-1】 估计例 6-4 资料中该地男性肝郁气滞型痤疮患者体内睾酮总体均数的 95%CI 和 99%CI。

1. 数据文件 例 6-4 资料数据录入格式见图 6-4，变量表示为"睾酮含量"。

2. 操作步骤 选择 Analyze→Descriptive Statistics→Explore，弹出 Explore 主对话框(图 6-5)，将变量"睾酮含量"送入右边的 Dependent(因变量)框内。单击 Plots 按钮，在弹出的 Plots 对话框中选中 Normality plots with test，单击 Continue，单击 Statistics 按钮，弹出 Explore：Statistics 对话框(图 6-6)，选中 Descriptive，并将下方可信限填入 95%(99%CI 操作相同)，单击 Continue，单击 OK。

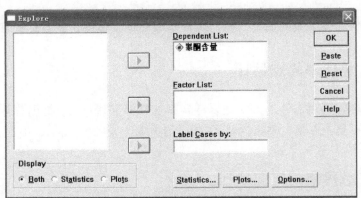

	睾酮含量
1	17.60
2	17.18
3	13.94
4	17.56
5	19.02
6	12.41
7	18.96
8	20.12
9	19.33
10	11.90

图6-4　例6-4数据　　　　　　　　　　　图6-5　Explore主对话框

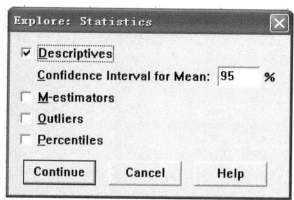

图6-6 Explore：Statistics对话框

Tests of Normality

	Kolmogorov-Smirnov[a]			Shapiro-Wilk		
	Statistic	df	Sig.	Statistic	df	Sig.
睾酮含量	0.107	52	0.196	0.967	52	0.155

a Lilliefors Significance Correction

图6-7 例6-4资料正态性检验结果

3. 分析结果 如图6-7，$P=0.155$，可以认为男性肝郁气滞型痤疮患者体内睾酮含量服从正态分布。由图6-8可知，该地男性肝郁气滞型痤疮患者体内睾酮总体均数95%CI为（16.98，18.74）nmol/L。由图6-9可知，99%CI为（16.69，19.03）nmol/L。与例6-4计算结果非常接近。

			Statistic	Std. Error
睾酮含量	Mean		17.8594	0.43826
	95% Confidence Interval for Mean	Lower Bound	16.9796	
		Upper Bound	18.7393	
	5% Trimmed Mean		17.9613	
	Median		17.9000	
	Variance		9.988	
	Std. Deviation		3.16036	
	Minimum		10.50	
	Maximum		23.39	
	Range		12.89	
	Interquartile Range		4.5150	
	Skewness		−0.520	0.330
	Kurtosis		−0.168	0.650

图6-8 例6-4资料睾酮总体均数的95%CI

Descriptives

			Statistic	Std. Error
睾酮含量	Mean		17.8594	0.43826
	99% Confidence Interval for Mean	Lower Bound	16.6868	
		Upper Bound	19.0321	
	5% Trimmed Mean		17.9613	
	Median		17.9000	
	Variance		9.988	
	Std. Deviation		3.16036	
	Minimum		10.50	
	Maximum		23.39	
	Range		12.89	
	Interquartile Range		4.5150	
	Skewness		−0.520	0.330
	Kurtosis		−0.168	0.650

图6-9 例5-4资料睾酮总体均数的99%CI

第七章 假设检验

导 学
1. 掌握假设检验的概念、基本思想和步骤。
2. 熟悉假设检验的分类、假设检验的两类错误和注意事项。
3. 了解正态性检验的原理及方法。

假设检验（hypothesis testing）亦称显著性检验（significance test），是利用样本信息，根据一定的概率水准，辨别样本与样本、样本与总体之间的差异是由抽样误差还是本质差别造成的统计推断方法。其基本原理是先对总体的特征作出某种假设，然后通过抽样研究的统计推理，对此假设应该被拒绝还是接受作出推断。

第一节 假设检验的基本思想与步骤

一、假设检验的基本思想与论证方法

1. 假设检验的基本思想 可概括为小概率反证法思想。小概率思想指小概率事件（$P<0.01$ 或 $P<0.05$）在一次试验中基本上不会发生。反证法思想即先提出原假设 H_0，并假定其成立，在这种假设下，将构成一个小概率事件，再用适当的统计方法确定假设成立的可能性大小，如可能性小（$P<0.01$ 或 $P<0.05$），则认为原假设不成立，若可能性大（$P>0.01$ 或 $P>0.05$），则认为原假设成立。因此，假设检验即对总体某项或某几项作出假设，然后根据样本对假设作出接受或拒绝的判断的方法，其基本思想可以用例7-1说明。

2. 假设检验的论证方法 论证（demonstrate）指用论据证明论题的真实性，是用已知为真的判断，通过推理，以确定某一判断的真实性或虚假性的思维过程。论证由论题、论据、论证方式三部分组成。假设检验的论证方法是形式逻辑中的反证法，即通过证明反论题之假来证明论题。其论证步骤为：①论题：P；②反论题：非 P；③论证：非 P 假；④结论：根据排中律，非 P 假，所以 P 真。

研究者往往期待能够证明处理因素有作用。但是，抽样研究必然产生抽样误差。为排除抽样误差对研究结果的影响，可运用反证法作为论证方式，设论题为 H_1 成立，反论题为 H_0 成立，并根据该样本统计量的值出现的概率大小（论据）判断 H_0 是否成立，而不是直接去证明 H_1 是否成立。若 H_0 不成立，则 H_1 必然成立；若 H_0 成立，则 H_1 就不能成立，由此做出统计推断结论。反证法也是中医学常用的思维方法之一，如论述肾与形窍志液关系中的"肾开窍于耳"和疾病诊断时的"审证求因"，均为反证法在中医学中的具体运用。

【例7-1】 已知某地区健康成年男性脉搏均数 μ_0 为 72 次/分，某医师随机检查了 20 名成年脾虚男性患者，其脉搏均数为 73.8 次/分，标准差为 5.8 次/分，问成年脾虚男性患者的脉搏均数与健康成年男性患者的脉搏均数有无差别？"某地健康成年男性脉搏均数 μ_0 为 72 次/分"的说法是否可以接受？

这种根据样本观测值来判断一个有关总体的假设是否成立的问题就是假设检验的问题。我们把任一关于抽样分布的假设，统称为统计假设，简称假设。上例中，可以提出两个假设：一个称为原假设或零假设，记为 H_0：$\mu=72$ 次/分；另一个称为备择假设或对立假设，记为 H_1：$\mu\neq72$ 次/分。该假设检验问题可以表示为：

$$H_0: \mu = 72 \qquad H_1: \mu \neq 72$$

原假设与备择假设相互对立，两者只有一个正确，备择假设的含义是，一旦否定原假设 H_0，备择假设 H_1 可为备选。所谓假设检验问题就是要判断原假设 H_0 是否正确，决定不拒绝或拒绝原假设，若拒绝原假设，则接受备择假设。

应该如何作出判断呢？如果样本测定的结果是 92 次/分甚至更高(或很低)，从直观上能感到原假设可疑而否定它，因为原假设是真实时，在一次试验中出现了与 72 次/分相距甚远的小概率事件几乎是不可能的，而现在竟然出现了，当然要拒绝原假设 H_0。现在的问题是样本平均为 73.8 次/分，结果虽然与 72 次/分有差异，但样本具有随机性，72 次/分与 73.8 次/分之间的差异很可能是样本的随机性造成的。在这种情况下，要对原假设作出不拒绝或拒绝的抉择，就必须根据研究的问题和决策条件，对样本值与原假设的差异进行分析。若有充分理由认为这种差异并非是由偶然的随机因素造成的，也即认为差异是客观存在的，方可拒绝原假设，否则就不能拒绝原假设。假设检验实质上是对原假设是否正确进行检验，因此，检验过程中要使原假设得到维护，使之不轻易被否定，否定原假设必须有充分的理由；同时，当原假设不被拒绝时，也只能认为否定它的根据不充分，而不是认为它绝对正确。

二、假设检验的步骤

假设检验是先对总体参数提出某种假设，然后利用样本信息判断假设是否成立的过程。其检验步骤如下。

1. 建立检验假设、确定检验水准 从抽样误差的概念中不难理解，如果观察到两种方药治疗某病的疗效有差别，统计学将该差别的成因归纳为两种：①单纯由抽样误差所致，即两个样本来自同一总体，没有本质差别；②除抽样误差之外，两种方药(处理因素)的效果确有不同，即两个样本来自两个疗效不相同的总体，为本质差别(处理因素的作用)。建立假设即通过建立两个相互对立的假设，为判断差别的来源提供依据。

（1）**无效假设**(null hypothesis)：记为 H_0。表示差别是由抽样误差引起，无统计学意义。

（2）**备择假设**(alternative hypothesis)：记为 H_1。表示差别为处理因素所致，有统计学意义。与无效假设相对立的备择假设是在拒绝 H_0 的情况下应该接受的假设。若结论为拒绝 H_0，接受 H_1，表示单纯的抽样误差不会造成这样大的差别，可认为它们之间的差别主要是本质差别(处理因素)的作用。

备择假设分为双侧检验(two-side test)和单侧检验(one-side test)两种形式。例如，①对两个样本均数 $\bar{x}_1$ 与 $\bar{x}_2$ 作比较，分析目的是推断其两个总体均数 μ_1 与 μ_2 有无差别；H_1 包括 $\mu_1 > \mu_2$ 和 $\mu_1 < \mu_2$ 两种情况，这时就选用双侧检验。建立的假设为：$H_0: \mu_1 = \mu_2$(两总体均数相等)；$H_1: \mu_1 \neq \mu_2$(两总体均数不等)。若根据专业知识已知不会出现 $\mu_1 < \mu_2$(或 $\mu_1 > \mu_2$)，仅要求推断是否 $\mu_1 > \mu_2$(或 $\mu_1 < \mu_2$)，就应选用单侧检验。建立的假设为：$H_0: \mu_1 = \mu_2$；$H_1: \mu_1 > \mu_2$ 或 $\mu_1 < \mu_2$。②对样本均数 $\bar{x}$ 与总体均数 μ_0 比较，分析目的是推断样本均数 $\bar{x}$ 所来自的总体均数 μ 与已知的总体均数 μ_0 有无差别；H_1 包括 $\mu > \mu_0$ 和 $\mu < \mu_0$ 两种情况，这时就选用双侧检验。建立的假设为：$H_0: \mu = \mu_0$；$H_1: \mu \neq \mu_0$。若根据专业知识已知不会出现 $\mu < \mu_0$(或 $\mu > \mu_0$)，仅要求推断是否 $\mu > \mu_0$(或 $\mu < \mu_0$)，就应选用单侧检验。建立的假设为：$H_0: \mu = \mu_0$；$H_1: \mu > \mu_0$ 或 $\mu < \mu_0$。

检验水准(level of a test)亦称显著性水准(significance level)，符号为 α。是事先规定的对假设成立与否做出决断的概率根据，在实际工作中，α 常取 0.05 或 0.01。

例如，例 7-1 建立的原假设和备择假设为

$H_0: \mu = \mu_0$(已知某地区健康成年男性脉搏均数与成年脾虚男性患者脉搏均数相等)

$H_1: \mu \neq \mu_0$(已知某地区健康成年男性脉搏均数与成年脾虚男性患者脉搏均数不相等)

因为根据专业知识无法判断均数是否相等，故选择双侧检验，取检验水准 $\alpha = 0.05$。

2. 选择检验方法、计算统计量 即根据研究目的、资料类型、设计方案、统计方法的应用条件及样本含

量大小等情况选择适宜的统计方法、计算出相应统计量的具体数值。如 t 检验的统计量 t 值服从于 t 分布，要求样本资料服从正态分布、且方差齐，可用于样本均数与总体均数的比较、两样本均数的比较和配对设计资料的假设检验。

(1) **根据实验设计选择统计方法**：例如，配对设计可以选择配对 t 检验、配对 χ^2 检验和配对比较的符号秩和检验；配伍组设计可以选择配伍组设计的方差分析、配伍组设计的多个样本的秩和检验；完全随机设计可以选择两样本均数比较的 t 检验、两样本比较的秩和检验、单因素的方差分析、多样本比较的秩和检验、四格表资料的 χ^2 检验、行列表资料的 χ^2 检验等；相关分析设计可选择直线回归、直线相关、多元线性回归、多元线性相关等。

(2) **根据资料类型选择统计方法**：根据理论与应用的不同，假设检验有着不同的分类与分析方法(表 7-1、表 7-2)。

表 7-1 假设检验的类型与应用

分类方法	类型	应　　用
理论分布	参数检验	是依赖总体分布的具体形式的统计方法。常用的参数法有 u 检验、t 检验、F 检验、χ^2 检验等。其应用条件是假定抽样总体的分布为已知，如体温参考值的分布呈正态分布；用药后的疗效判断(有效、无效)呈二项分布等。其优点是信息利用充分，检验效能高。
	非参数检验	是一类不依赖总体分布的具体形式的统计方法，检验的是分布或分布位置。常用的非参法有 Ridit 分析、秩和检验、符号检验、中位数检验、序贯试验、趋势检验和等级相关分析等。其优点是不拘于总体分布，应用范围广、简便、易掌握；可用于不能精确测量的资料。
处理因素	单因素分析	常用的 t 检验、u 检验、F 检验和 χ^2 检验、秩和检验等
	多因素分析	是研究多因素和多指标之间的关系以及具有这些因素的个体之间关系的一种统计方法。常用的有多元线性回归、logistic 回归、Cox 比例风险模型等。
比较类型	优效性检验	目的是显示试验药物的疗效优于对照药，包括：试验药是否优于安慰剂、试验药是否优于阳性对照药；剂量间效应的比较
	等效性检验	目的是显示试验药物的等同于对照药，要和对照药的药效相同，既不能优于对照药，也不能差于对照药
	非劣效性检验	目的是显示试验药物的疗效在临床上不劣于阳性对照药，即证明试验药物不差于对照。非劣效试验特别强调对照药必须在既往的优效性临床试验中证实疗效。其次是非劣效界值的确定取决于临床实践，必须由临床医生作出

3. 确定 P 值、做出推断结论　　P 值(P value)是在检验假设所规定的总体中作随机抽样，获得等于及大于/小于现有样本统计量的概率，即各样本统计量的差异来自抽样误差的概率，是判断 H_0 成立与否的依据。确定 P 值的方法主要有两种：①查表法，即根据检验水准、样本自由度直接查相应的界值表求出 P 值；②计算法，是用特定的公式直接求出 P 值。

做出推论就是在假定无效假设真实的前提下，考查样本统计量的值在相应抽样分布上出现的概率大小。若 $P \leq \alpha$，结论为按所取检验水准 α，拒绝 H_0，接受 H_1。因为在 H_0 成立的条件下，检验统计量值大于或等于界值的概率小于或等于 α，是小概率事件。若在一次抽样中小概率事件发生了，根据"小概率事件在一次试验中一般不会发生"的原理，就怀疑 H_0 的真实性。因而拒绝 H_0，接受 H_1。若 $P > \alpha$，就没有理由怀疑 H_0 的真实性，则结论为不拒绝 H_0。

表 7-2　常用假设检验方法的选择

计量资料(数值变量)	单因素	两组均数比较	样本与总体比较		样本均数与总体均数比较的 t 检验
			两样本比较	配对资料	配对 t 检验(paired t-test)
					符号秩和检验(sing rank-sum test)
				非配对资料(平行比较)	两独立样本比较的 t 检验(group t-test)
					两组资料的秩和检验(Wilcoxon rank-sum test)
					中位数检验(median test)
		多组均数比较	完全随机设计资料		单因素方差分析(one-way ANOVA)
					q 检验(Newman-Keuls test)
					H 检验(Kruskal-Wallis test)
					多个样本间两两比较的秩和检验
			配伍组设计资料		两因素方差分析(two-way ANOVA)
					M 检验(Friedman's M test)
			拉丁方设计资料		三向方差分析(three-way ANOVA)
			正交设计		多向方差分析(multiway ANOVA)
	多因素	①一般方法：判别分析(discriminatory analysis)、聚类分析(cluster analysis)、主成分分析(principal component analysis)、因子分析(factor analysis)、典型相关分析(canonical correlation analysis)②回归分析：直线回归(linear regression)、多元回归(multiple regression)、逐步回归(stepwise regression analysis)③曲线拟合与非线性回归：曲线拟合(curve regression)、Cox 回归(Cox regression)、Logistic 回归(Logistic regression)			
计数资料(分类变量)	无序资料	两样本比较			若 $n>40$，$1<T<5$，χ^2 检验
					若 $n>40$，$1<T<5$，χ^2 检验校正公式
					若 $n<40$ 或 $T<1$，四格表精确概率法
		配对资料			配对资料的 χ^2 检验(paired χ^2-test)
					符号等级检验(Wilcoxon 法)
		多组率比较			$R\times C$ 表资料的 χ^2 检验
	有序资料	等级资料			Ridit 分析(Ridit analysis)
					H 检验(Kruskal-Wallis test)
		序列资料			升降趋势检验(Cox-Stuart test)
		角度、昼夜时间资料			圆形分布(circular distribution)法

第二节　假设检验的两类错误和注意事项

假设检验是在假定 H_0 正确的前提下计算检验统计量，并以 α 作为小概率水准，对 H_0 进行取舍。无论是否拒绝原假设都会发生推断错误。

一、Ⅰ型错误和Ⅱ型错误

1. Ⅰ型错误(type Ⅰ error)　　即统计推断结果拒绝了实际上成立的 H_0，犯的"弃真"的错误。是指组间差异实际上不存在，统计推断的结果却错误地认为存在组间差异，是以假(差异)为真(差异)的错误。亦称假阳性错误，其概率用 α 表示。例如，实际情况是原有方药(A)效果与某新方药(B)同样好，若假设检验得出 B 效果比 A 更好的结论，即发生了Ⅰ型错误。若规定 $\alpha=0.05$，当拒绝 H_0 时，则理论上 100 次检验中平均发生 5 次这样的错误。

统计推断时，研究者可根据不同的研究目的，在设计时预先对容许犯Ⅰ型错误 α 的大小做出规定，通常为 $P\leqslant0.05$。因为在这一范围内，若做出拒绝 H_0 的推断，其犯Ⅰ型错误的概率已很小，故承认这一推断的正确性。

2. Ⅱ型错误(type Ⅱ error)　　即统计推断的结果不拒绝实际上是不成立的 H_0，犯了"存伪"的错误。即组间确实存在差异，而统计推断结果却未检出该差异。称这种以真(差异)为假(差异)的错误为假阴性错误。其概

率用 β 表示。例如，实际情况是 B 比 A 效果更好，若假设检验得出 A、B 效果相同的结论，即发生了 II 型错误。由于 β 值的大小一般未知，须在知道两总体差值 δ(如 $\mu_1-\mu_2$ 等)、α 及 n 时才能算出，因而在假设检验步骤前没有设定。如果假设检验 $P<\alpha$，不能盲目接受 H_0，作"没有差别"的结论，只能说"未发现差别"或"尚不能认为两总体指标值不相同"。

　　假设检验有两个决策方案：不拒绝(接受)H_0、拒绝 H_0。而实际情况则有两种可能性：H_0 正确、H_0 错误。由于假设检验是采用小概率事件原理和反证法的思想，根据 P 值做出的具有概率性的推断结论，因此该推论必然为表 7-3 所示的四种可能之一。图 7-1 从样本均数与总体均数比较的 t 检验来说明两类错误的概率。图 7-1 显示 α 越小，β 越大；α 越大，β 越小。若要同时减小 I 型错误及 II 型错误，唯一的办法就是增加样本含量 n。若重点减少 α(如差别的假设检验)，一般取 $\alpha=0.05$；若重点减少 β(如方差齐性检验，正态性检验等)，一般取 $\alpha=0.10$ 或 0.20 甚至更高。

表7-3　检验决策与两类错误的关系

实际情况	检验决策	
	不拒绝 H_0	拒绝 H_0
H_0 为真	结论正确($1-\alpha$)	I 型错误(α)
H_0 为假	II 型错误(β)	结论正确($1-\beta$)

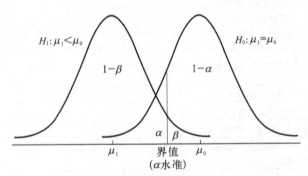

图7-1　假设检验的两类错误示意
(以单侧 t 检验为例)

3. 检验效能(power of test)　亦称检验功效或把握度，统计符号为 $1-\beta$。即当组间确实存在差异时，按所规定的 α 水平能发现组间差异的能力，或者说是当 H_0 不成立时拒绝 H_0 的概率。$1-\beta$ 只取单尾，且两者的概率之和为 1。若 $\beta=0.10$，则 $1-\beta=1-0.10=0.90$，意为若两总体确有差别时，则理论上在 100 次抽样研究中，按所规定的 α 水平至少有 90 次能得出总体间有差别的结论。理论上，一个好的假设检验，应把一切不真的 H_0 全部舍弃。所以 $1-\beta$ 愈接近于 1，说明检验效能愈好；反之，$1-\beta$ 愈接近于 0，说明检验效能愈差。当显著性水准 α 增大，β 就会缩小，检验效能 $1-\beta$ 亦随之增强，但 α 是主要应避免的错误，应考虑取较小的值，增强检验效能唯一的办法就是增大样本容量，故把握度越高，所需样本含量越大。一般规定 $1-\beta$ 大于 0.75，否则可因假阴性错误的增加而出现非真实的阴性结果。影响 $1-\beta$ 的因素为：

　　(1) **样本含量**：$1-\beta$ 与样本含量成正比，n 越大，标准误越小，β 减小，发现组间差异的能力越强。

　　(2) **参数的差值**：$1-\beta$ 与参数的差值成正比，参数间的差值越大，样本指标之间的差值就越大，越容易获得拒绝 H_0 的结论。

　　(3) **个体差异**：$1-\beta$ 与个体差异成反比，标准差越小，标准误就越小，统计量就越大，$1-\beta$ 就越高。

　　(4) **设计类型**：$1-\beta$ 与设计类型有关，如配对设计和配伍组设计比完全随机设计的 $1-\beta$ 高。

　　(5) **检验方法**：$1-\beta$ 与检验方法有关。参数检验所含的信息比非参数检验多，检验方法要求的条件多，比非参数检验的 $1-\beta$ 高。

　　(6) **检验水准**：$1-\beta$ 与检验水准 α 的大小成正比：α 与 β 呈反比，α 增大，β 减小，$1-\beta$ 增大。

二、应用假设检验的注意事项

　　1. 事先进行严密的统计学设计　例如，除对比的主要因素(如临床试验用新药和对照药)外，其他可能影响结果的因素(如年龄、性别、病程、病情轻重等)在对比的组间相同或相近。目的在于保持组间均衡、可比。

　　2. 单侧检验与双侧检验的选择　二者是研究者根据分析目的和专业知识等信息采用的两种不同检验形式。如要了解新研制的某中药对肝炎的治疗效果，以市场常用传统中药作对照，事先无法确定是否新研制中药优于市场常用传统中药，用双侧检验。其无效假设为两药疗效相同($H_0 : \mu_1 = \mu_2 / \pi_1 = \pi_2$)，备择假设是两药疗效不同($H_1 : \mu_1 \neq \mu_2 / \pi_1 = \pi_2$)。如果能够明确试验组新研制的中药的疗效不会低于市场常用传统中药对照组，就可以用单侧检验。备则假设为新研制中药组的疗效优于市场常用传统中药组($H_1 : \mu_1 > / < \mu_2 / \pi_1 > \pi_2$)。

双侧检验的特点是思路比单侧检验宽，且无限制条件，故较为常用，特别适用于对预试验结果进行分析。但是，双侧检验的接受域位于某一特定分布的中部，拒绝域分布在两侧；而单侧检验的接受域和拒绝域各占某一特定分布的一侧，在同一检验水准下，单侧检验比双侧检验的界值小，其拒绝域比双侧的拒绝域大，故比双侧检验更易得出接受H_1差别有统计学意义的结论，参见图7-2。

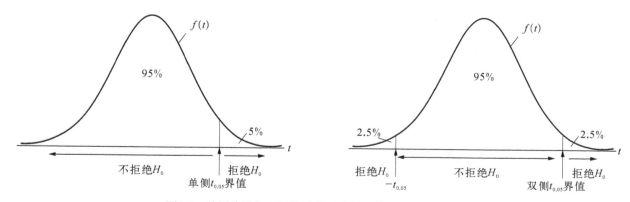

图7-2　单侧检验与双侧检验的显著性界值比较($\alpha = 0.05$)

3. 灵活确定 α 水准　尽管 α 的大小是根据研究目的与分析要求，在研究设计时就确定的，不宜在统计分析时随意变动。但是，根据实际工作中对不同分析目的和要求，所选用 α 的大小往往有一定的灵活性。如新老疗法的疗效比较，研究者期望得到阳性的结果，此时的目的在于控制假阳性(α)，取 $\alpha = 0.05$ 水准比较合适；而对于组间方差齐性检验或资料的正态性检验，研究者期望得到阴性结果，此时为了减少假阴性结果的概率(β)，由于 α 与 β 呈反比关系，α 取 0.10、0.20 或更大的值较为适宜。

4. 选择正确的统计方法　每一种统计方法都有其特定的应用条件，应根据分析目的、不同的资料类型以及分布、设计方案的种类、样本含量大小等选用适当的检验方法。

5. 正确理解统计推断的意义　统计推断的结论是依据现有的设计，现有的研究方法与条件，现有的资料及其分析目的和要求，所取的检验水准，所采用的统计分析方法等所做出的具有相应概率意义的解释。以两组比较的 t 检验为例，当 $|t| \geq t_{0.05/2, v}$，$P \leq 0.05$ 时，正确的理解应为：如果 H_0（两总体均数相同）是正确的，那么根据 H_0 从同一总体中抽取的样本计算的 $|t|$ 值等于或大 $t_{0.05/2, v}$ 的可能性应小于 0.05。根据小概率事件在一次试验中是不可能发生的"这一著名的小概率事件原理，如果该小概率事件发生了，可怀疑 H_0 的正确性，因此拒绝 H_0。但是，不能理解为两总体均数相同的可能性小于 0.05，这是不能反推的，正如乳腺癌患者有 50% 在 50 岁以上，而不能推论 50 岁以上者有 50% 为乳腺癌患者一样。因此，P 越小，越有理由认为被比较的总体参数之间有差异（定性的推断），但不能认为总体参数之间的差别越大（定量的推断）。即不应将假设检验结论中的"拒绝 H_0，接受 H_1"误解为相差很大，或在医学专业上有显著的实用价值；反之，不拒绝 H_0，不应误解为相差不大、一定相等或肯定无差别。例如，$P < 0.01$ 比 $P < 0.05$ 更有理由拒绝 H_0（假阳性率较小），但并不表示 $P < 0.01$ 比 $P < 0.05$ 揭示被比较的总体参数之间差别更大。

6. 假设检验的结论不能绝对化　统计结论是具有概率性质的推论，不能使用"证明"、"肯定"、"一定"、"说明"等词语表述。此外，有统计学意义不一定有实际意义。若样本足够大或标准差特别小，即使两均数间相差很小，也可能得出 $P \leq 0.05$ 的结果。如用某种降血压药物后舒张压平均下降 6mmHg，经 t 检验得 $P \leq 0.05$，这并不意味着此药在临床上有应用价值。因为假设检验是否具有统计学意义，不仅取决于被研究事物有无本质差异，还与抽样误差的大小（决定于个体差异的大小和样本含量的多少）、所选用的 α 高低以及是单侧还是双侧检验等有关。

7. 结合专业知识做出推论 假设检验能够帮助研究者做出较合理的推断,但不能代替研究者做出专业结论。因为统计结论是仅仅表明了某事件发生的机会大小,并不宜说明专业意义或生物学价值的大小(表7-4)。

表7-4 专业意义与统计学意义的评价判断

类别	专业意义 (生物学价值)	统计学意义 (机会大小)	应用价值
1	+	+	样本量足够时真实;小样本时可能为机遇的影响
2	+	−	计算 β 错误水平,若 β 过大,应扩大样本再试
3	−	+	无论样本量大小均无应用价值
4	−	−	样本量足够时,可否定其应用价值

导 学

1. 掌握 t 检验与 u 检验的应用条件，单样本 t 检验、配对设计 t 检验和独立样本 t 检验的方法。
2. 熟悉用 SPSS 实现正态性、方差齐性及数值变量资料的 t 检验和 t' 检验。
3. 了解两个样本方差齐性检验的方法及数据变换的方法。

t 检验（t test）是以 t 分布为理论基础、适合于计量资料的假设检验方法。本章主要介绍单组完全随机化设计资料均数的 t 检验（单样本 t 检验）、配对设计资料均数的 t 检验、两组完全随机化设计资料的 t 检验（即独立样本 t 检验），并简单介绍 u 检验。实际应用时，应注意 t 检验与 u 检验的适用条件。

第一节　单样本 t 检验

一、概述

1. 概念　从正态总体 $N(\mu, \sigma^2)$ 中获得一份含量为 n 的样本，算得均数和标准差，如欲判断其总体均数 μ 是否与某个已知总体均数 μ_0 相同，可作单组完全随机化设计资料均数的假设检验——单样本 t 检验。

2. 计算公式

（1）**已知总体均数 μ_0**：总体均数一般为标准值、理论值或经大量观察得到的较稳定的指标值。

其应用条件是资料服从正态分布或近似正态分布。如式（8-1）所示。

$$u = (\bar{x} - 0)\big/\left(\sigma\big/\sqrt{n}\right) \tag{8-1}$$

（2）**总体方差 σ^2 未知且 n 较小（如 $n < 30$）**：由于样本均数的抽样分布服从 t 分布，可采用 t 检验，用样本方差 s^2 代替总体方差 σ^2，利用式 8-2 计算检验统计量 t。

$$t = \frac{\bar{x} - \mu_0}{s\big/\sqrt{n}} \qquad \upsilon = n - 1 \tag{8-2}$$

二、单样本 t 检验的分析思路

【例 8-1】　某中药厂用旧设备生产的六味地黄丸，药丸重的均数是 8.9g，更新设备后，从所生产的产品中随机抽取 9 丸，其重量为：9.2，10.0，9.6，9.8，8.6，10.3，9.9，9.1，8.9g。问：设备更新后生产的丸药的平均重量有无变化？

本例目的是判断新设备生产的药丸（未知总体）重量与旧设备生产的药丸重量有无差别，随机从未知总体中抽取一个小样本（$n=9$），欲判断其总体均数与已知总体均数是否相同，药丸重量为计量资料，若样本数据来自正态分布总体，则其样本均数分布符合 t 分布，可以采用单样本 t 检验。

三、单样本 t 检验的分析步骤

(一) 单样本正态性检验

1. 建立检验假设, 确定检验水准

H_0: 药丸重量数据服从正态分布

H_1: 药丸重量数据不服从正态分布

$\alpha = 0.05$

2. 选择检验方法, 计算检验统计量　因为 $n = 9 (8 < n < 50)$, 所以采用 Shapiro-Wilk 检验, 通过 SPSS 软件计算得统计量 $W = 0.963$, 如图 8-3 所示。

3. 确定 P 值, 作出推论　因为 $P = 0.832 > 0.05$, 故不拒绝 H_0, 可以认为药丸重量的数据服从正态分布。

(二) 单样本 t 检验

1. 建立检验假设, 确定检验水准

H_0: 新设备丸重总体平均重量与旧设备相同, 即未知总体与已知总体的均数相同, $\mu = \mu_0 (\mu_0 = 8.9g)$

H_1: 新设备丸重总体平均重量与旧设备不相同, 即未知总体与已知总体的均数不同, $\mu \neq \mu_0 (\mu_0 = 8.9g)$

$\alpha = 0.05$

2. 选择检验方法, 计算统计量　因为总体方差 σ^2 未知, 故采用 t 检验, 用样本方差 s^2 代替总体方差 σ^2, 计算样本均数 $\bar{x} = 9.49g$, 标准差 $s = 0.57g$, 代入式 (8-2), 得

$$t = \frac{\bar{x} - \mu_0}{s/\sqrt{n}} = \frac{9.49 - 8.9}{0.57/\sqrt{9}} = 3.118, \quad \upsilon = n - 1 = 8$$

3. 确定 P 值, 作出统计推断　查 t 分布界值表 (附录 A 附表 2), 得检验统计量 $t = 3.118 > t_{0.05/2,8} = 2.306$, 所以 $P < 0.05$, 按 $\alpha = 0.05$ 水准拒绝 H_0、接受 H_1, 差异有统计学意义, 提示新设备生产的丸药平均重量有变化。

四、进行单样本 t 检验时的注意事项

(1) 当样本量 n 较小时, 未经正态性检验就采用单样本 t 检验, 当数据中有极端数据时, 往往会导致得出错误的检验结论。

(2) 当样本量 n 较大时, 根据中心极限定理, 可以不必考虑样本所来自总体是否服从正态分布, 可以直接进行单样本 t 检验, 但是需要考虑均数是否能代表相应数据的集中趋势。

第二节　配对设计资料的 t 检验

一、概述

1. 概念　配对 t 检验 (paired sample t test) 又称配对样本均数的 t 检验, 适用于配对设计数值资料均数的比较。配对设计数据的特点是一一对应, 研究者关注的是各对子的效应差值, 而非各对子的效应值。

2. 配对 t 检验的应用条件　研究变量的差值 d 服从正态分布。

3. 配对 t 检验的基本原理　是假设两种处理的效应相同, $\mu_1 - \mu_2 = 0$, 即配对对子的差值均数 $\bar{d}$ 的总体均数 $\mu_d = 0$。这就将配对设计资料的 t 检验变成了单样本 t 检验。其计算公式为

$$t = (\bar{d} - \mu_d)/s_{\bar{d}} = (\bar{d} - 0)/(s_d/\sqrt{n}), \qquad\qquad \nu = n-1 \qquad\qquad (8\text{-}3)$$

式中，n 为对子数；d 为每对数据的差值；$\bar{d}$ 为差值的均数；s_d 差值的标准差；$s_{\bar{d}}$ 差值的标准误。

【例 8-2】　对 12 份血清分别用原方法(检测时间 20 分钟)和新方法(检测时间 10 分钟)测谷丙转氨酶，结果如表 8-1 所示。问两法所得结果有无差别？

表 8-1　两种方法测得 12 份血清的谷丙转氨酶含量(nmol/s)

编号	1	2	3	4	5	6	7	8	9	10	11	12
原法	60	142	195	80	242	220	190	25	212	38	236	95
新法	80	152	243	82	240	220	205	38	243	44	200	100
差值 d	20	10	48	2	−2	0	15	13	31	6	−36	5

二、配对设计资料 t 检验的分析思路

本例目的是判断两种方法检测血清中谷丙转氨酶含量是否相同，因同一份血清采用两种方法检测，属于配对设计，而且为计量资料，若差值所在的总体服从正态分布，则可以采用配对 t 检验；若不服从正态分布，则需采用 Wilcoxon 符号秩和检验(参见第十一章第一节)。

三、配对设计资料 t 检验的分析步骤

(一) 配对设计数值变量的正态性检验

1. 建立检验假设，确定检验水准

H_0：差值数据服从正态分布

H_1：差值数据不服从正态分布

$\alpha = 0.05$

2. 选择检验方法，计算检验统计量　因为 $n = 12(8 < n < 50)$，所以采用 Shapiro-Wilk 检验，通过 SPSS 软件计算得到统计量 $W = 0.931$，如图 8-9 所示。

3. 确定 P 值，作出推论　因为 $P = 0.392 > 0.05$，按 $\alpha = 0.05$ 检验水准不拒绝 H_0，可认为该数据服从正态分布。

(二) 配对设计数值变量 t 检验

1. 建立检验假设，确定检验水准

H_0：新法与原法谷丙转氨酶测量结果相同，即差值的总体均数为零($\mu_d = 0$)

H_1：新法与原法谷丙转氨酶测量结果不相同，即差值的总体均数不为零($\mu_d \neq 0$)

$\alpha = 0.05$

2. 选择检验方法，计算检验统计量　根据差值数据计算样本差值均数 $\mu_d = 9.33$ nmol/s，标准差 $s_d = 20.18$ nmol/s，代入式(8-3)，得

$$t = \frac{\bar{d} - 0}{s_d/\sqrt{n}} = \frac{9.33 - 0}{20.18/\sqrt{12}} = 1.602, \qquad \upsilon = 11$$

3. 确定 P 值，作出统计推论　查附表 2，得检验统计量 $t < t_{0.05/2.11} = 2.201$，所以 $P > 0.05$，按 $\alpha = 0.05$ 检验水准不拒绝 H_0，差异无统计学意义，尚不能认为两种测量方法结果有差别。

四、进行配对设计资料的 t 检验时的注意事项

(1) 不能配对设计资料错当成两组完全随机设计资料进行统计分析，即将成对数据拆开。
(2) 同单样本 t 检验一样，需要先对差值数据进行正态性检验。

第三节　独立样本的方差齐性检验与 t 检验

一、概述

1. 概念　独立样本 t 检验(independent sample t test)亦称两样本 t 检验或成组 t 检验，适用于完全随机化设计两独立样本的比较，目的是检验两独立样本均数所代表的未知总体均数是否有差别。

2. 独立样本 t 检验的应用条件
(1) 样本来自同分布的总体，即同质性。
(2) 样本个体测量值相互独立，即独立性。
(3) 两个样本所代表的总体均数服从正态分布 $N(\mu_1, \sigma_1^2)$ 和 $N(\mu_2, \sigma_2^2)$，即正态性(normality)。
(4) 两总体方差相等($\sigma_1^2 = \sigma_2^2$)，即方差齐性(homogeneity of variance)。

二、独立样本的方差齐性检验

独立两样本均数比较的假设检验，首先要进行两样本的正态性检验(见本章第四节)，在满足样本资料来自正态分布后，然后进行两个样本的总体方差齐性检验。方差齐性检验的适用条件是两个样本均来自正态分布的总体。用两样本方差之比构造的检验统计量 F，通常是用较大的方差 s_1^2 比较小的方差 s_2^2(式(8-4))。

$$F = \frac{s_1^2}{s_2^2}, \qquad \upsilon_1 = n_1 - 1, \qquad \upsilon_2 = n_2 - 1 \tag{8-4}$$

独立样本 t 检验根据方差是否齐分两种情况：
1. 方差齐时采用独立样本 t 检验　在方差齐性检验 H_0 成立的前提下，独立样本 t 检验的计算公式如下。

$$t = \frac{\overline{x}_1 - \overline{x}_2}{s_{\overline{x}_1 - \overline{x}_2}}, \qquad \upsilon = (n_1 - 1) + (n_2 - 1) = n_1 + n_2 - 2 \tag{8-5}$$

$$s_{\overline{x}_1 - \overline{x}_2} = \sqrt{s_c^2(\frac{1}{n_1} + \frac{1}{n_2})} \tag{8-6}$$

$$s_c^2 = \frac{(n_1 - 1)s_1^2 + (n_1 - 1)s_2^2}{n_1 + n_2 - 2} \tag{8-7}$$

式中，$s_{\overline{x}_1 - \overline{x}_2}$ 为两样本之差的联合标准误，s_c^2 为两样本的联合方差，为两样本方差的加权平均，权重为各自的自由度。

2. 方差不齐时独立样本 t' 检验　独立样本均数的比较，若方差不齐，可以采取 3 种方式处理：①采用近似 t 检验(separate variance estimation t-test)——t' 检验；②经过数据变换使方差齐，然后进行 t 检验；③基于秩次的非参数检验方法——Wilcoxon 秩和检验。

t' 检验有 3 种方法可以选择，这里介绍 Cochran & Cox 法(1950 年)。该法是对临界值进行校正。其检验统计量为

$$t' = \frac{\overline{x}_1 - \overline{x}_2}{\sqrt{\dfrac{s_1^2}{n_1} + \dfrac{s_2^2}{n_2}}} \qquad \upsilon_1 = n_1 - 1, \qquad \upsilon_2 = n_2 - 1 \tag{8-8}$$

校正临界值 t'_α 为

$$t'_\alpha = \frac{s_{\overline{x}_1}^2 \times t_{\alpha, \upsilon_1} + s_{\overline{x}_2}^2 \times t_{\alpha, \upsilon_2}}{s_{\overline{x}_1}^2 + s_{\overline{x}_2}^2} \tag{8-9}$$

式中，$s_{\overline{x}_1}^2$ 和 $s_{\overline{x}_2}^2$ 为两样本均数的方差(标准误的平方)。

三、总体方差齐时独立样本 t 检验的分析思路与步骤

(一) 分析思路

【例 8-3】　测定功能性子宫出血症中实热组与虚寒组的免疫功能，其淋巴细胞转化率如表 8-2。试比较实热组与虚寒组的淋巴细胞转化率均数是否不同。

表 8-2　实热组与虚寒组的免疫功能淋巴细胞转化率(%)

组别	序　　号									
	1	2	3	4	5	6	7	8	9	10
实热	0.709	0.755	0.655	0.705	0.723	0.694	0.617	0.672	0.689	0.795
虚寒	0.617	0.608	0.623	0.635	0.593	0.684	0.695	0.718	0.606	0.618

本例的目的是比较实热和虚寒两种证候的功能性子宫出血患者淋巴细胞转化率的总体均数有无差别，这是从不同的特征总体中随机抽取了部分个体组成样本，属于完全随机抽样，且均为小样本，数据为计量资料，若满足正态分布且方差齐，则可以采用独立样本的 t 检验；若满足正态分布但方差不齐，可以采用独立样本的 t' 检验；若不满足正态分布或方差不齐，可以采用完全随机设计两样本比较的秩和检验(见第十一章第二节)。

(二) 分析步骤

1. 独立样本的方差齐性检验　由例 8-5 结果已知两组淋巴细胞转化率均服从正态分布，符合方差齐性检验的前提条件。

(1) 建立检验假设，确定检验水准

H_0：两样本总体方差相等($\sigma_1^2 = \sigma_2^2$)

H_1：两样本总体方差不相等($\sigma_1^2 \neq \sigma_2^2$)

$\alpha = 0.05$

(2) 选择检验方法，计算检验统计量：计算两样本的方差，实热组 $s_1^2 = 0.03$，虚寒组 $s_2^2 = 0.02$，即

$$F = \frac{s_1^2}{s_2^2} = \frac{0.03}{0.02} = 1.5, \qquad \upsilon_1 = n_1 - 1 = 10 - 1 = 9, \qquad \upsilon_2 = n_2 - 1 = 10 - 1 = 9$$

（3）确定 P 值，作出推论：查附录 A 附表 4 的 F 界值表(方差齐性检验用，双侧检验)，得 $F=1.5<F_{0.05(9,9)}=4.03$，所以 $P>0.05$，按 $\alpha=0.05$ 水准不拒绝 H_0，提示实热组与虚寒组的淋巴细胞转化率总体方差齐。

2. 独立样本的 t 检验　　数据服从正态分布且方差齐。故可以进行独立样本 t 检验。

（1）建立检验假设，确定检验水准

H_0：实热组与虚寒组淋巴细胞转化率的总体均数相等($\mu_1=\mu_2$)

H_1：实热组与虚寒组淋巴细胞转化率的总体均数不相等($\mu_1\neq\mu_2$)

$\alpha=0.05$

（2）选择检验方法，计算检验统计量：$n_1=10$，$x_1=0.701$，$s_1=0.050$，$n_2=10$，$\bar{x}_2=0.640$，$s_2=0.043$，根据式(8-5)计算得，$t=2.953$，　　$\upsilon=10+10-2=18$

（3）确定 P 值，作出推论：查 t 界值表，得 $t=2.953>t_{0.05,18}=2.101$，所以 $P<0.05$，按照 $\alpha=0.05$ 检验水准拒绝 H_0、接受 H_1，差异有统计学意义，提示两组的淋巴细胞转化率不同。

四、总体方差不齐时独立样本 t' 检验的分析思路与步骤

(一) 分析思路

【例 8-4】　两组小白鼠分别饲以高蛋白和低蛋白饲料，4 周后记录小白鼠体重增加量(g)，如表 8-3 所示。问两组动物体重增加量的均数是否相等?

表 8-3　两种饲料喂养小白鼠 4 周体重增加量(g)

组别	序号												
	1	2	3	4	5	6	7	8	9	10	11	12	13
高蛋白	50	47	42	43	39	51	43	48	51	42	50	43	
低蛋白	36	38	37	38	36	39	37	35	33	37	39	34	36

本例的目的是比较高蛋白和低蛋白饲料喂养的两组小白鼠体重增加的总体均数有无差别，采用的是完全随机的方法将 25 只小白鼠随机分成两组，分别喂养高蛋白、低蛋白饲料，比较的指标是体重增加量，为计量资料，两组若满足正态分布且方差齐，则可以采用独立样本的 t 检验；若满足正态分布但方差不齐，可以采用独立样本的 t' 检验；若不满足正态分布或方差不齐，可以采用完全随机设计两样本比较的秩和检验(参见第十一章第二节)。

(二) 分析步骤

1. 两组资料的正态性检验

（1）建立检验假设，确定检验水准

H_0：体重增加量服从正态分布

H_1：体重增加量不服从正态分布

$\alpha=0.05$

（2）采用 Shapiro-Wilk 检验，通过 SPSS 软件计算得到两组的统计量(表 8-4)，$W_1=0.888,W_2=0.951$。

表 8-4　两组小白鼠体重增加量(g)正态性检验

变量	组别	Kolmogorov-Smirnov			Shapiro-Wilk		
		统计量	自由度	P 值	统计量	自由度	P 值
x	1	0.244	12	0.048	0.888	12	0.111
	2	0.152	13	0.200	0.951	13	0.606

（3）确定 P 值，作出推论：由表 8-4 得两组 P 值分别是 0.111 和 0.606，均大于 0.05，故不拒绝 H_0，可以认为两组小白鼠体重增加量均服从正态分布。

2. 方差齐性检验

（1）建立检验假设，确定检验水准

H_0: $\quad \sigma_1^2 = \sigma_2^2$

H_1: $\quad \sigma_1^2 \neq \sigma_2^2$

$\alpha = 0.05$

（2）选择检验方法，计算检验统计量：计算两样本的有关统计量

高蛋白组：$n_1 = 12$，$\overline{x}_1 = 45.75$，$s_1^2 = 17.659$，$s_{\overline{x}_1}^2$

低蛋白组：$n_2 = 13$，$\overline{x}_2 = 36.538$，$s_2^2 = 3.269$，$s_{\overline{x}_2}^2 = 0.251$

计算 F 统计量：

$$F = \frac{s_1^2}{s_2^2} = \frac{17.659}{3.269} = 5.402, \qquad \upsilon_1 = n_1 - 1 = 12 - 1 = 11, \qquad \upsilon_2 = n_2 - 1 = 13 - 1 = 12$$

（3）确定 P 值，作出推论：查附录 A 附表 4 的 F 界值表得 $F = 5.402 > F_{0.05(11,12)} = 3.34$，所以 $P < 0.05$，按 $\alpha = 0.05$ 水准拒绝 H_0，差别有统计学意义，可以认为高蛋白组与低蛋白组体重增加量的总体方差不齐。

因为两组方差不齐，所以两组之间的均数比较可以采用 t' 检验。

3. t' 检验

（1）建立检验假设，确定检验水准

H_0：两组体重增加量的总体均数相等（$\mu_1 = \mu_2$）

H_1：两组体重增加量的总体均数不相等（$\mu_1 \neq \mu_2$）

$\alpha = 0.05$

（2）计算检验统计量 t'：根据式（8-8），计算得

$$t' = \frac{\overline{x}_1 - \overline{x}_2}{\sqrt{\dfrac{s_1^2}{n_1} + \dfrac{s_2^2}{n_2}}} = \frac{45.75 - 36.538}{\sqrt{\dfrac{17.659}{12} + \dfrac{3.629}{13}}} = 3.103$$

（3）确定 P 值，作出推论：查 t 界值表得 $t_{0.05,11} = 2.201$，$t_{0.05,12} = 2.179$。

按式（8-9），算得校正的临界值：

$$t'_\alpha = \frac{s_{\overline{x}_1}^2 \times t_{\alpha,\upsilon_1} + s_{\overline{x}_2}^2 \times t_{\alpha,\upsilon_2}}{s_{\overline{x}_1}^2 + s_{\overline{x}_2}^2} = \frac{1.472 \times 2.201 + 0.251 \times 2.179}{1.472 + 0.251} = 2.198$$

$t' > t'_\alpha$，所以 $P < 0.05$，按照 $\alpha = 0.05$ 的检验水准，拒绝 H_0，差异有统计学意义，可以认为两组小白鼠体重增加量的均数不同。

五、进行独立样本方差齐性检验和 t 检验时的注意事项

（1）独立样本 t 检验应进行适用条件的判定，通常情况下要求进行正态性检验和方差齐性检验，根据判定的结果选择合适的统计分析。进行正态性检验时应对分组数据进行检验，而不是对合计数据进行检验。

（2）应注意判定各观察值之间是否相互独立，独立性对假设检验结果的影响比较大，一般通过资料的性质来判断，如遗传性疾病的数据可能存在非独立的问题。若能从专业上肯定数据之间相互独立，那么独立性就能满足。

第四节　正态性检验与数据转换

计量资料的统计方法，如 *t* 检验、方差分析、相关分析、直线回归等的应用条件要求样本资料来自正态分布或近似正态分布，两个或多个样本均数的假设检验还要求两个或多个样本的总体方差相等，因此，计量资料的假设检验应先进行正态性检验和(或)方差齐性检验，在必要时应对资料先进行数据变换，以使资料满足正态性和方差齐性。

一、正态性检验

判断样本资料是否服从正态分布的假设检验方法，称为正态性检验(normality test)。正态性检验的方法有很多，这里介绍几种定量的正态性检验的专用方法，也是国家标准 GB4882-85 中推荐的正态性检验的方法，Shapiro-Wilk 检验(*W* 检验)和 Kolmogorov-Smirnov 检验(*D* 检验)。

1. *W* 检验　Shapiro-Wilk 检验是 S. S. Shapiro 和 M. B. Wilk 于 1965 年提出的。在样本量 $3 \leqslant n \leqslant 50$ 时使用。Shapiro-Wilk 检验是基于次序统计量对它们期望值的回归而构成的。所用检验统计量为样本次序统计量线性组合的平方与通常的方差估计量的比值。这个比值常记为 *W*，故又称为 *W* 检验。计算式为

$$W = \frac{\left\{ \sum_{k=1}^{[\frac{n}{2}]} a_k [x_{(n+1-k)} - x_k] \right\}^2}{\sum_{i=1}^{n} [x_k - \bar{x}]^2} \tag{8-10}$$

x_i 为按从小到大的顺序排列后第 *i* 个数据的值，$\bar{x}$ 为样本均数。系数 a_k 根据 *n* 和 *k* 可以从专用的表格中查出。

检验假设步骤如下：

H_0：样本来自正态分布的总体

H_1：样本不是来自正态分布的总体

检验水准为 α。

可以证明，在 H_0 成立的前提下，统计量 *W* 的取值应接近于 1。利用统计软件进行 *W* 检验，当 $P \leqslant \alpha$ 时，拒绝 H_0，样本不服从正态分布。

【例 8-5】　例 8-3 资料。试判断两组淋巴细胞转化率数据是否服从正态分布。

（1）建立检验假设，确定检验水准

H_0：样本均来自正态分布的总体

H_1：样本不是来自正态分布的总体

$\alpha = 0.05$

（2）选择检验方法，计算检验统计量：利用 SPSS 15.0(详细的步骤见本章[附]"例题和 SPSS 软件应用")得到的结果如表 8-5 所示，因为两组的样本量均小于 50，所以两组 Shapiro-Wilk *W* 统计量分别为：实热组，*W* = 0.984；虚寒组，*W* = 0.855；*P* 值分别为 0.982、0.066。

表 8-5　两组淋巴细胞转化率(%)数据正态性检验

变量	组别	Kolmogorov-Smirnov			Shapiro-Wilk		
		统计量	自由度	P 值	统计量	自由度	P 值
x	实热	0.140	10	0.200*	0.984	10	0.982
	虚寒	0.251	10	0.075	0.855	10	0.066

(3) 根据 *P* 值，作出推论：两组 *P* 均大于 0.05，所以不拒绝 H_0，可以认为两组数据均来自正态分布的总体。

2. *D* 检验　D'Agostino 检验是 D'Agostino 于 1971 年提出的正态性检验方法，因其统计量为 *D*，所以也称为 *D* 检验。在样本量 $50 \leqslant n \leqslant 1000$ 时使用。在表 8-5 中的 Kolmogorov-Smirnov 检验的统计量就是 *D* 统计量。检验假设同 *W* 检验，当 $P \leqslant \alpha$ 时，拒绝 H_0，样本不服从正态分布。

二、数据变换

数据变换(data transformation)是将数据从一种表现形式变为另一种表现形式的过程，目的都是为了使数据符合统计检验方法的应用条件。常用的数据变换方法如下。

1. 对数变换(logarithmic transformation)　将原始数据 *x* 的对数值作为新的分析数据，适用于：①对数正态分布资料，如抗体滴度资料；②各样本标准差与均数成比例或变异系数是常数或接近某一常数的资料。变换公式为

$$x' = \log_{10}(x) \tag{8-11}$$

如果原始数据有 0 或负数，可以采用 $x' = \log_{10}(x+a)$，a 为任意常数。

2. 平方根变换(square root transformation)　将数据 *x* 的平方根作为分析数据。适用于：①轻度偏态分布资料正态化；②观察值服从 POISSON 分布的计数资料，如放射性物质在单位时间内的放射次数、细菌在平皿上生长的菌落数、单位时间内在某门诊挂号窗口的排队人数等，这类资料的方差随均数而变化。平方根变换公式为

$$x' = \sqrt{x} \tag{8-12}$$

x 为原始数据，*x'* 为变换后的数据。

当原始数据较小，如 $x < 10$，甚至 $x = 0$ 时，可用 $x' = \sqrt{x+1}$ 或 $x' = \sqrt{x+1/2}$ 做变换。

3. 平方根反正弦变换(square root and inverse sine transformation)　将数据 *x* 的平方根反正弦值作为新的分析数据，适用于二项分布资料。医学上常见的一些百分数资料，如某些多发病的患病率、某些病原体的感染率、白细胞的分类计数(%)、淋巴细胞转换率等，一般都属于二项分布。当样本平均值在 0.5 左右时，可以采用平方根反正弦变换，使其达到正态性和方差齐性。公式有两个，即

用角度表示的变换公式为

$$X' = \sin^{-1}\sqrt{X} \tag{8-13}$$

用弧度表示的变换公式为

$$X' = (\pi/180)\sin^{-1}\sqrt{X} \tag{8-14}$$

需要注意的是，平方根反正弦变换要求计算每个百分数的原基数相同，例如，均为计数 100 个白细胞得出的中性粒细胞百分数等。

4. 倒数变换(reciprocal transformation) 将数据 x 的倒数作为新的分析数据，常用数据两端波动较大的数据，可使极端值的影响减小。变换公式为

$$x' = \frac{1}{x} \tag{8-15}$$

第五节　u 检　验

对应于 t 检验的三种方法，若总体方差已知或样本量较大时，样本均数的分布服从正态分布或近似正态分布，计算的统计量为 u，假设检验方法称为 u 检验。目前几乎所有的统计软件均不区分 t 检验和 u 检验，因为 u 分布是 t 分布的极限形式，通过软件可以非常容易计算出任何自由度所对应的 t 界值。本节只将不同情况下采用 u 检验时的公式列出，方便手工计算时使用。

一、单样本 u 检验

若已知样本的总体方差 σ^2 或样本量 n 较大时，则样本均数的抽样分布服从正态分布或近似正态分布，在 $\mu = \mu_0$ 成立的前提条件下应使用 u 检验，利用式(8-16)计算检验统计量 u。

$$u = \frac{\bar{x} - \mu_0}{\sigma / \sqrt{n}} \tag{8-16}$$

二、配对设计数值变量 u 检验

若配对设计的对子数较大或差值的总体方差已知时，则差值均数的抽样分布服从正态分布或近似正态分布，在 $\mu_d = 0$ 成立的前提下应使用配对设计数值变量 u 检验，利用式(8-17)计算检验统计量 u。

$$u = \frac{\bar{d} - 0}{\sigma_d / \sqrt{n}} \tag{8-17}$$

三、独立样本 u 检验

若已知两样本的总体方差(但是通常情况下得不到)或者样本量 n 较大时，则选择独立样本 u 检验，u 统计量计算公式为

总体方差已知时

$$u = \frac{\bar{X}_1 - \bar{X}_2}{\sqrt{\sigma_1^2 / n_1 + \sigma_2^2 / n_2}} \tag{8-18}$$

或总体方差未知但 n 较大时

$$u = \frac{\bar{X}_1 - \bar{X}_2}{\sqrt{S_1^2 / n_1 + S_2^2 / n_2}} \tag{8-19}$$

【附】　例题和 SPSS 软件应用

一、SPSS 实现 t 检验的过程

SPSS 中用三个不同的软件包来实现三种 t 检验方法，分别是 Compare Means 下的 One-sample T Test、Paired-samples T Test、Independent-Samples T Test，分别对应单样本 t 检验、配对设计数值变量 t 检验、独立样本 t 检验。Independent-Samples T Test 同时给出 t' 检验的结果。

二、t 检验的 SPSS 操作步骤与分析结果

【实验 8-1】　对例 8-1 资料进行单样本 t 检验。

1. 数据文件　　例 8-1 资料数据录入格式如图 8-1 所示，变量"weight"表示药丸重量。

2. 操作步骤

(1) 用 Explore 过程进行正态性检验：选择 Analyze→Descriptive Statistics→Explore，弹出 Explore 主对话框（图 8-2），将变量 weight 送入右边的 Dependent（因变量）框内。单击 Plots 按钮，在弹出的 Plots 对话框中选中 Normality plots with test，单击 Continue；单击 OK。

主要输出结果如图 8-3 所示，$P=0.832>0.05$，可以认为服从正态分布。

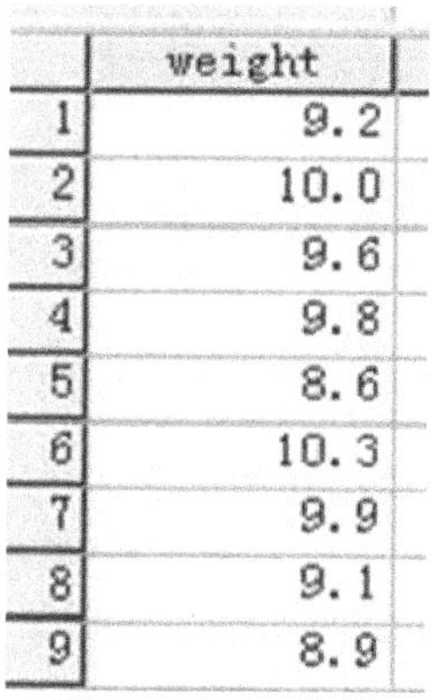

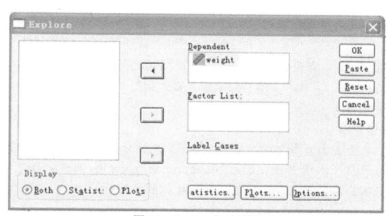

图8-1　例8-1数据　　　　　　　图8-2　Explore主对话框

Tests of Normality

	Kolmogorov-Smirnov[a]			Shapiro-Wilk		
	Statistic	df	Sig.	Statistic	df	Sig.
weight	0.153	9	.200*	.963	9	.832

a. Lilliefors Significance Correction

* This is a lower bound of the true significance.

图8-3　例8-1正态性检验结果

（2）用 One-Sample T Test 过程进行独立样本 *t* 检验：选择菜单 Analyze→Compare Means→ One-Sample T Test，在弹出的 One-Sample T Test 对话框中，将 weight 送入右侧上面的 Test 框中，在下面的 Test 框中修改系统默认值 0 为 8.9，单击 OK（图 8-4）。

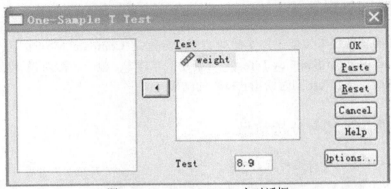

图8-4　One-Sample T Test主对话框

3. 分析结果　　结果如图 8-5 所示。

On-Sample Test

	Test Value=8.9					
	t	df	Sig. (2-tailed)	Mean Difference	95% Confidence Interval of the Difference	
					Lower	Upper
weight	3.118	8	.014	.5889	.153	1.024

图8-5　例8-1单样本 *t* 检验结果

【**实验 8-2**】　　对例 8-2 资料进行配对设计数值变量 *t* 检验。

1. 数据文件　　例 8-2 资料数据录入格式如图 8-6 所示，变量 code 表示各对子的编号，origin 表示原方法，new 表示新方法。

2. 操作步骤

（1）计算差值 *d*：*d* 表示新方法与原方法的差值（new-origin），选择 Transform→Compute Variable…，在 Target Variable 框中输入 *d*，选中 new 送入 Numeric expression 中，单击运算键"-"，选中 origin 送入 Numeric expression 中，单击 OK。数据文件中就增加了新变量 *d*（图 8-7）。

	code	new	origin
1	1	80	60
2	2	152	142
3	3	243	195
4	4	82	80
5	5	240	242
6	6	220	220
7	7	205	190
8	8	38	25
9	9	243	212
10	10	44	38
11	11	200	236
12	12	100	95

图8-6　例8-2数据

	code	new	origin	d
1	1	80	60	20
2	2	152	142	10
3	3	243	195	48
4	4	82	80	2
5	5	240	242	-2
6	6	220	220	0
7	7	205	190	15
8	8	38	25	13
9	9	243	212	31
10	10	44	38	6
11	11	200	236	-36
12	12	100	95	5

图8-7　生成新变量 *d*

（2）**对差值d用Explore过程进行正态性检验**：选择Analyze→Descriptive Statistics→Explore，弹出Explore主对话框（图8-8），将变量d送入右边的Dependent（因变量）框内。单击Plots按钮，在弹出的Plots对话框中选中Normality plots with test，单击Continue；单击OK。主要输出结果如图8-9所示，$P=0.392>0.05$，可以认为服从正态分布。

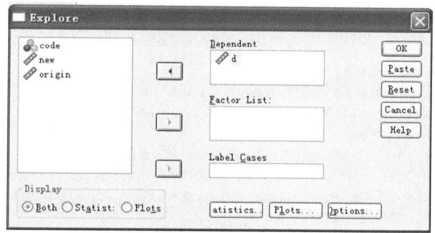

图8-8　Explore主对话框

Tests of Normality

	Kolmogorov-Smirnov[a]			Shapiro-Wilk		
	Statistic	df	Sig.	Statistic	df	Sig.
d	.204	12	.181	.931	12	.392

a. Lilliefors Significance Correction

图8-9　例8-2正态性检验结果

（3）**进行配对t检验**：选择菜单Analyze→Compare Means→Paired-Sample T Test，在弹出的Paired-Sample T Test对话框中（图8-10），选中new和origin送入右侧上面的Paired Variable框中，单击OK。

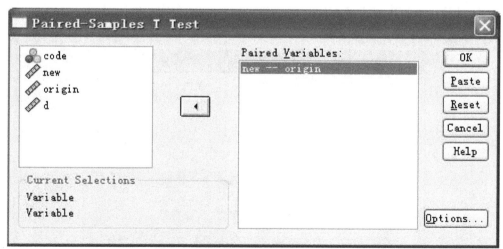

图8-10　Paired-Sample T Test主对话框

3. 分析结果　　结果如图8-11所示。

Paired Samples Test

		Paired Differences					t	df	Sig. (2-tailed)
		Mean	Std. Deviation	Std. Error Mean	95% Confidence Interval of the Difference				
					Lower	Upper			
Pair1	new-origin	−9.333	20.178	5.825	−22.154	3.487	−1.602	11	.137

图8-11　例8-2配对 *t* 检验结果

【实验 8-3】　对例 8-3 数据进行方差齐性检验。

Explore 过程可以同时完成例 8-3 数据(数据录入格式如图 8-15 所示)的正态性检验和方差齐性检验,在图 8-18 中,如果在 Spread vs. Level with Levene Test 勾选 Untransformed,可以对原始数据进行 Levene 方差齐性检验,主要输出结果如图 8-12 所示。

图 8-12 是 Levene 方差齐性检验结果,给出了计算 Levene 统计量的 4 种算法:①基于均数;②基于中位数;③基于调整自由度的中位数;④基于调整均数(将最大和最小的各 5% 的变量去掉后计算得的均数)。本例数据服从正态分布,所以选择基于均数(Based on Mean)的结果,$P=0.973>0.05$,可以认为两组的总体方差齐。与方差分析的结果相比较,结论是一致的。

Test of Homogeneity of Variance

		Levene Statistic	df1	df2	Sig.
x	Based on Mean	.001	1	18	.973
	Based on Median	.098	1	18	.758
	Based on Median and with adjusted df	.098	1	17.951	.758
	Based on trimmed mean	.008	1	18	.930

图8-12　例8-3资料方差齐性检验结果

【实验 8-4】　对例 8-3 进行独立样本 *t* 检验。

1. 数据录入　例 8-3 资料数据录入格式见图 8-15。正态性检验结果见表 8-5(整理后)。

2. 操作步骤　选择 Analyze→Compare Means→Independent-Samples T Test,在弹出的 Independent-Samples T Test 对话框中(图 8-13),将 x 选如 Test 框中,将 g 选入 Grouping 框中;单击 Define Groups,在两个框中分别键入 "1" 和 "2",单击 Continue;单击 OK。

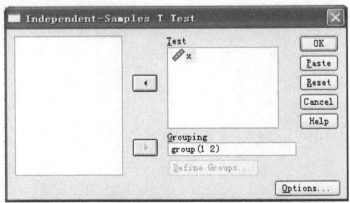

图8-13　例8-3资料独立样本 *t* 检验主对话框

3. 分析结果　主要输出结果如图 8-14 所示。先看 Levene's Test for Equality of Variance 结果,若 $P>0.05$,则选择 Equal variance assumed(方差齐)的 *t* 检验结果;若 $P\leqslant0.05$,则选择 Equal variance not assumed(方差不齐)的 *t′* 检验结果。

本例，Levene's Test for Equality of Variance 的统计量 $F=0.973$，$P=0.350>0.05$，不能认为两组的方差不齐，与 Explore 过程的检验结果一致。$t=2.953$，双侧 $P=0.009<0.05$，差异有统计学意义，可以认为实热组和虚寒组淋巴细胞转化率不同。

Independent Samples Test

		Levene's Test for Equality of Variances		T-test for Equality of Means						
		F	Sig.	t	df	Sig (2-tailed)	Mean Difference	Std. Error Difference	95% Confidence Interval of the Difference	
									Lower	Upper
x	Equal variances assumed	.001	.973	2.953	18	.009	.061700	.020891	.017809	.105591
	Equal variances not assumed			2.953	17.621	.009	.061700	.020891	.017741	.105659

图8-14　例8-3独立样本 t 检验结果

【实验 8-5】　对例 8-5 进行正态性检验。

1. 数据文件　例 7-5 资料数据录入格式如图 8-15 所示，变量 group 表示分组，有两个值"1(实热组)"和"2(虚寒组)"，x 表示淋巴细胞转化率。

2. 操作步骤　选择 Analyze→Descriptive Statistics→Explore，弹出 Explore 主对话框(图 8-16)，将变量 x 送入右边的 Dependent(因变量)框内，将 group 送入右边的 Factor List(因素列表)框内，Label Cases(记录标签)框中应选入对观察进行标记的变量，本例无。右下角的 Display 下有 3 个选项，Both：统计量与统计图形都输出，是系统默认选项；Statistics：只输出统计量；Plots：只输出统计图形。

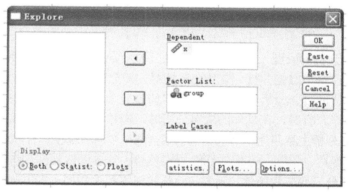

图8-15　例8-3数据　　　　图8-16　Explore主对话框

单击图 8-16 中的 Statistics 按钮，弹出 Statistics 对话框(图 8-17)。默认选项是第一项，要求给出统计量的 95%可信区间。单击 Continue，继续。

单击图 8-16 中的 Plots 按钮，弹出 Plots 对话框(图 8-18)。Boxplots 和 Descriptive 都使用默认项。选择 Normality Plots with tests，SPSS 将给出正态性检验，单击 Continue。

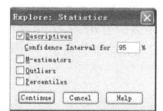

图8-17　Explore：Statistics对话框

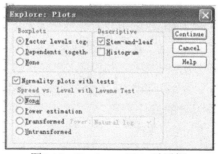

图8-18　Explore：Plots对话框

最后单击图 8-16 的"OK"按钮，正态性检验的结果如表 8-5 所示。

第九章 方差分析

导 学

1.掌握方差分析的基本思想、应用条件。

2. 熟悉完全随机设计、随机区组设计方差分析及多重比较分析方法。

3. 了解多个样本方差齐性检验及重复测量资料的方差分析方法。

方差分析（analysis of variance，ANOVA）是由英国统计学家 R. A. Fisher 首先提出，亦称 F 检验（F test）或变异数分析，是计量资料的重要统计推断方法，主要应用于两个及两个以上样本均数之间的差别比较，目的是推断两个及两个以上总体均数之间差别是否有统计学意义。

第一节 方差分析概述

一、方差分析的相关概念

1. 方差分析的类型 根据设计类型不同，方差分析有很多种类型，常用的有完全随机设计资料方差分析；随机区组设计资料方差分析、交叉设计资料方差分析、拉丁方设计资料的方差分析、析因设计资料的方差分析、正交设计资料的方差分析、重复测量资料的方差分析。此外，还有嵌套设计、裂区设计的方差分析以及包含协变量的协方差分析等。在具体的资料分析时，应结合实验设计类型和资料形式来选择合适的方差分析方法。

2. 方差分析主要用途 ①方差齐性检验；②多个或两个样本均数差别的假设检验；③分析两个或多个因素间的交互作用；④回归方程的线性假设检验；⑤多元线性回归分析中偏回归系数的假设检验等。

3. 方差分析的应用条件 与 t 检验的应用条件相同，即同质性、独立性、正态性和方差齐性。

4. 方差分析中的常用术语

（1）**因素**（factor）：因素亦称处理因素（study factor, treatment），指根据不同的研究目的欲施加给受试对象的某些干预措施。方差分析的主要目的是通过分析各处理组均数 $\bar{x}_i$ 之间的差别大小，推断 k 个总体均数间有无差别，从而说明处理因素有无作用。

（2）**水平**（level）：处理因素的强度或不同等级，是因素的具体表现。如以某中医作为处理因素，剂量就是水平。

（3）**交互作用**（interaction）：若一个因素的效应大小在另一个因素不同水平下明显不同，则称为两因素间存在交互作用（如药物 A、B 的主效应及 AB 的交互效应）。当存在交互作用时，单纯研究某个因素的作用是没有意义的，必须分另一个因素的不同水平研究该因素的作用大小。一个复杂的事物，其中往往有许多因素互相制约又互相依存。方差分析的目的之一是通过数据分析找出对该事物有显著影响的因素，各因素之间的交互作用，以及显著影响因素的最佳水平等。

二、对多样本均数重复进行 t 检验或 u 检验的风险性

t 检验或 u 检验适用于两个样本均数的比较。若将其用于 $k(k>2)$ 个均数间差异的比较，将会产生两个问题：

1. 繁琐　　多个均数比较组合次数 $m=k(k-1)/2$ 次 t 检验。

2. 增加 I 类错误 α　　每对检验的标准误不同，且未考虑各均数的秩次，若确定其检验水准为 α'，则其实际上所执行的检验水准 $\alpha=1-(1-\alpha')^m$，将会导致犯 I 类错误的机率增大。

例如，对 4 个组均数 $(k=4)$ 完成所有 4 个均数间差异的 t 检验次数 $m=6$ 次，即 $m=4(4-1)/2=6$。若在 $\alpha'=0.05$ 的显著性水平上进行检验，则实际犯 I 类错误的概率 α 不是 0.05，而是 $\alpha=1-(1-0.05)^6=0.2649$。由此可见，应用 t 检验或 u 检验对 $k(k>2)$ 个均数间的比较不但增加犯 I 类错误 α 的概率，而且破坏最初研究设计的完整性，导致结果的可靠性下降。

三、方差分析基本思想

方差分析的基本思想是即将所有测量值间的总变异按照其变异的来源(设计类型的不同)分解为多个部分，然后将各部分的变异与随机误差进行比较，以推断各处理组间的差异有无统计学意义。因此，方差分析的基本思路是分析变异，是一种在若干能相互比较的资料组中，把产生变异的原因加以区分开来的方法与技术，其实质上是关于观测值变异原因的数量分析。下面用例 9-1 予以说明。

【例 9-1】　将 40 只接种肿瘤的小白鼠随机分成 4 组，给予不同剂量的三菱莪术注射液，半月后称量瘤重，其数据见表 9-1 上部。表中 1 组为接种后不加任何处理，2 组、3 组、4 组分别为接种后注射 0.5ml，1.0ml，1.5ml 三菱莪术液。试比较各组瘤重间差别有无意义？

表 9-1　三菱莪术液抑癌实验的小鼠瘤重(g)

观测值	序号	处理因素(k 个水平)				合　计	
		1 组	2 组	3 组	4 组		
x_{ij}	1	3.6	3.0	0.4	3.3		
	2	4.5	2.3	1.7	1.2		
	3	4.2	2.4	2.3	0.0		
	4	4.4	1.1	4.5	2.7		
	5	3.7	4.0	3.6	3.0		
	6	5.6	3.7	1.3	3.2		
	7	7.0	2.7	3.2	0.6		
	8	4.1	1.9	3.0	1.4		
	9	5.0	2.6	2.1	1.2		
	10	4.5	1.3	2.5	2.1		
$\sum x_i$		46.6	25	24.6	18.7	114.9	$(\sum x)$
$\sum x_i^2$		226.32	70.3	73.14	47.03	416.79	$(\sum x^2)$
n_i		10	10	10	10	40	(N)
$\bar{x}_i$		4.66	2.5	2.46	1.87	2.87	$(\bar{x})$
s_i		1.01	0.93	1.18	1.16	—	—

注：观测值 x_{ij} 的下标 i 代表组，下标 j 代表各组观测值的序号；其他符号意义同前

表 9-1 显示，4 组小鼠瘤重的均数均有差别，称为组间变异，用离均差平方和($SS_{组间}$)表示。造成组间变异的原因是：①个体差异，即由于小鼠的个体因素造成各组均数不同。②处理差异，即药物及其不同剂量对瘤重有影响造成了各组均数不同。个体差异肯定存在，处理差异是否存在尚属未知。组间变异的计算见式(9-1)。

$$SS_{\text{组间}} = \sum n_i (\overline{x}_i - \overline{x})^2 \qquad (9\text{-}1)$$

从各组内部看，虽然是同一种处理，但 10 只小鼠的瘤重仍有差异，称为组内变异，用离均差平方和($SS_{\text{组内}}$)表示。显然造成组内变异的原因只是个体因素。组内变异的计算见式(9-2)。

$$SS_{\text{组内}} = \sum\sum (x_i - \overline{x}_i)^2 \qquad (9\text{-}2)$$

若将 4 组综合起来看，40 只小鼠的瘤重有差异，称为总变异。计算见式(9-3)。

$$SS_{\text{总}} = \sum (\chi - \overline{x})^2 \qquad (9\text{-}3)$$

可以证明，$SS_{\text{总}} = SS_{\text{组间}} + SS_{\text{组内}}$。

但是，离均差平方和并不能真正体现变异度，还应考虑其自由度，故可用 SS 与自由度之比值，即平均方差(MS)表示组间变异和组内变异。此外，方差分析所分析的数据是按照特定实验设计进行实验所得的数据，不同的实验设计其总变异的分解有所不同。

由于方差分析是用样本方差即均方(mean squares)来度量资料的变异程度的。因此，检验是否存在处理差异时，可用 $MS_{\text{组间}}$ 与 $MS_{\text{组内}}$ 比值——F 值判断(式(9-4))。若无处理差异存在，造成组间变异和组内变异的原因均为个体差异，故理论上 $F=1$。由于两者的计算途径不同，F 值实际上不一定等于 1，但不应过大。如果 F 值过大，大于 F 值的理论分布界值，即提示存在处理差异。

$$F = \frac{MS_{\text{组间}}}{MS_{\text{组内}}} = \frac{SS_{\text{组间}} / \nu_{\text{组间}}}{SS_{\text{组内}} / \nu_{\text{组内}}} \qquad \nu_1 = \nu_{\text{组间}}, \nu_2 = \nu_{\text{组内}} \qquad (9\text{-}4)$$

四、多个样本方差的齐性检验

对于方差分析的应用条件，其随机样本的同质性和独立性可通过研究设计解决；正态性则需要进行正态性检验。而方差齐性则需要采用 Bartlett 和 Levene 检验等多样本方差齐性检验方法进行验证。

1. Bartlett 检验　　该法的应用前提是各样本服从正态分布。其检验统计量服从 χ^2 分布，计算公式为

$$\chi^2 = \frac{\sum_{i=1}^{k}(n_i-1)\ln(S_c^2 / S_i^2)}{1 + \frac{1}{3(k-1)}[(\sum_{i=1}^{k}\frac{1}{n_i-1}) - \frac{1}{N-K}]} \qquad (9\text{-}5)$$

$$S_c^2 = \sum_{i=1}^{k} S_i^2 (n_i-1)/(N-K) \qquad \nu = k-1 \qquad (9\text{-}6)$$

式中，k 为样本组数，S_i^2 $(i=1,2,\cdots,k)$ 为样本方差，n_i 为各组样本例数，N 为总例数，S_c^2 为合并方差。

Bartlett 检验的 H_0 是各总体方差相等(方差齐)。当各总体方差相等，均等于合并方差时，则各样本方差与合并方差也不会相差很大，由样本数据计算得到的检验统计量 χ^2 值也不会很大。如果得到 $\chi^2 < \chi_{\alpha,\nu}^2$ 界值(可通过 χ^2 界值表查到)时，则不拒绝 H_0，可认为各总体方差齐。反之，则各总体方差不相等(总体方差不齐)。

2. Levene 检验　　可用于两个或多个总体方差的齐性检验，该法不要求样本资料服从正态分布。其检验统计量的计算公式为

$$F = \frac{(N-k)\sum\limits_{i=1}^{k} n_i(\overline{Z}_i - \overline{Z})^2}{(k-1)\sum\limits_{i=1}^{k}\sum\limits_{j=1}^{n_i}(Z_{ij} - \overline{Z}_i)^2}$$ (9-7)

Z_{ij}可根据资料选择下列三种计算方法：

(1) $Z_{ij} = |X_{ij} - \overline{X}_i| (i=1,2,\cdots,k; j=1,2,\cdots,n_i)$。

(2) $Z_{ij} = |X_{ij} - M_{d_i}|$，其中$M_{d_i}$为第$i$个样本的中位数$(i=1,2,\cdots,k; j=1,2,\cdots,n_i)$。

(3) $Z_{ij} = |X_{ij} - \overline{X'}_i|$

其中$\overline{X'}_i$为第i个样本截除样本含量10%后的均数$(i=1,2,\cdots,k; j=1,2,\cdots,n_i)$。

按α水准，当得到$F < F_{\alpha,(k-1,N-k)}$(可通过F界值表查到)时，可推断各总体方差相等(方差齐)。反之，则总体方差不相等(方差不齐)。Levene检验的计算较为繁杂，通常需要借助统计分析软件来实现。

第二节 完全随机设计资料的方差分析

一、完全随机设计资料方差分析的概念

完全随机设计是将全体观测对象按随机化方法分配到各个处理组中，每个观测对象接受每种处理的机会均等。本设计是一种单因素两水平或多水平的设计类型，因素可视为分组，水平可视为组数。在中医药研究中，常需比较几种不同方剂对某病症的疗效，比较几种不同药物对人群健康的影响，比较某药剂不同浓度的杀菌作用，比较不同煎煮时间或煎煮方法药液中某种物质含量等。这些问题可采用完全随机设计资料的F检验进行分析。

二、完全随机设计资料方差分析的分析思路

【例9-2】 将40只接种肿瘤的小白鼠随机分成4组，给予不同剂量的三菱莪术注射液，半月后称量瘤重，其数据见表9-1上部。表中1组为接种后不加任何处理，2组、3组、4组分别为接种后注射0.5ml、1.0ml、1.5ml三菱莪术液，实验数据见表9-1。试比较各组瘤重间差别有无意义？

本例目的是分析比较各组间瘤重间的差别有无统计学意义，实验设计属完全随机化分组设计，所得资料为计量资料，若各组样本数据符合正态分布且各自总体方差齐，则可应用完全随机设计资料的方差分析法进行分析，如不符合正态分布则需采用非参数检验。

三、完全随机设计资料方差分析的分析步骤

1. 建立假设、确定检验水准

H_0：4组小鼠瘤重的总体均数相等

H_1：4组小鼠瘤重的总体均数不等或不全相等

$\alpha = 0.05$(多组比较无单、双侧之分)

2. 选择检验方法、计算统计量

(1) **计算基础数据**：参见表9-1下部。

(2) **计算离均差平方和**：按式(9-1)、式(9-2)、式(9-3)计算$SS_{总}$、$SS_{组间}$、$SS_{组内}$。

$$SS_{总}=\sum(X-\overline{X})^2=\sum X^2-(\sum X)^2/N=416.79-114.9^2/40=86.740$$

$$SS_{组间}=\sum n_i(\overline{x}_i-\overline{x})^2=\sum(\sum X_i)^2/n_i-(\sum X)^2/N$$

$$=(46.6^2+25.0^2+24.6^2+18.7^2)/10-114.9^2/40=45.091$$

$$SS_{组内}=\sum\sum(x_i-\overline{x}_i)^2=\sum X^2-\sum(\sum X_i)^2/n_i=SS_{总}-SS_{组间}=86.740-45.091=41.649$$

（3）计算自由度 $\nu_{总}$、$\nu_{组间}$、$\nu_{组内}$：$\nu_{总}=N-1=40-1=39$，$\nu_{组间}=k-1=4-1=3$，$\nu_{组内}=N-k=40-4=36$

（4）计算均方 $MS_{组间}$、$MS_{组内}$：$MS_{组间}=SS_{组间}/\nu_{组间}=45.091/3=15.030$；$MS_{组内}=SS_{组内}/\nu_{组内}=41.649/36=1.157$

（5）计算 F 值：F 值 $=MS_{组间}/MS_{组内}=15.030/1.157=12.99$

3. 确定 P 值、做出推论

根据 $\nu_{组间}=3$ 和 $\nu_{组内}=36$，查附表 5 F 界值表（方差分析用），得 $F_{0.01(3,36)}=4.38$，$12.99>4.38$，$P<0.01$；按 $\alpha=0.05$ 水准拒绝 H_0 接受 H_1。提示 4 组总体均数不等或不全相等，即 4 个剂量组小鼠的瘤重差别有显著性。

若要分析每两组均数间差别有无意义，应采用多重比较方法。

另外，方差分析在表达分析结果时，常常用简明扼要的方差分析表来汇总分析结果，既可表达方差分析的基本思想，又可呈现统计设计类型、各变异来源及其之间的关系。本例方差分析结果如表 9-2 所示。

表 9-2　方差分析表

变异来源	SS	ν	MS	F	P
组间变异	45.091	3	15.030	12.99	<0.01
组内变异	41.649	36	1.157	—	—
总变异	86.740	39	—	—	—

四、进行完全随机设计资料方差分析时的注意事项

（1）必须先进行正态性检验和方差齐性检验，再进行完全随机设计资料的方差分析。

（2）不能将资料拆分为多个两组资料并应用两样本均数 t 检验进行分析，否则将破坏设计的整体性且增大犯第一类错误的概率。

第三节　随机区组设计资料的方差分析

一、随机区组设计资料的方差分析的概念

随机区组设计（randomized block design）在医学科研中较为常见。例如在实验研究中，将动物按窝别配伍，再随机分配到各个处理组。一般来说，区组内的个体数应等于实验的处理组数或其倍数。由于此种设计可使各处理组间在配伍条件上完全一致，可消除配伍因素对实验结果的影响，缩小了组间的差别，实验效率高于完全随机设计的实验。其设计思想是通过分层（stratification），将全部受试对象按某种或某些特征分为若干个区组（block），每个区组内研究对象的特征尽可能相近，每个区组内的观测对象与处理因素的水平数相等，分别使每个区组内的观测对象随机地接受处理因素某一水平的处理。此外，同一受试对象不同时间点上的观测，或同一样本给予不同处理的比较亦当作随机区组设计进行分析。这里的两个因素是指处理因素和区组因素。处理因素有 k 个水平，共有 n 个区组，则测量数据总数 $N=nk$，如表 9-2 资料。当 $k=2$ 时，同一资料，两因素方差分析等价于配对 t 检验，且有 $F=t^2$。

在随机区组设计资料的方差分析中，总变异不但受不同组间的处理因素的影响、个体变异的随机误差，还受配伍因素的影响。因此，将总变异分解为三部分，即处理组间变异、区组间（配伍因素）变异和随机误差，即

$SS_{总}=SS_{处理}+SS_{区组}+SS_{误差}$，总自由度也分解为相应的三部分。可分别分析处理因素和区组因素(配伍因素)之间的差异，因此属于双因素方差分析(two-way ANOVA)，统计效率要高于完全随机设计。

二、随机区组设计资料的方差分析的分析思路

【例 9-3】　在药物敏感实验中比较 3 种弥散法(纸片法、挖洞法、钢圈法)的效果，各法均用 3 种药物，以包含金黄色葡萄球菌液的平板上的抑菌环直径为指标，数据如表 9-3 所示，试作方差分析。

表 9-3　3 种弥散法的药物敏感实验结果

药物	纸片法	挖洞法	钢圈法	$\sum x_j$	$\bar{x}_j$
黄芩	27.5	24.3	20.0	71.8	23.93
大黄	20.9	24.5	19.1	64.5	21.5
青霉素	27.4	22.0	29.6	70.9	26.33
$\sum x_i$	75.8	70.8	68.7	215.3	$(\sum x)$
$\sum x_i^2$	1943.82	1674.74	1640.97	5259.53	$(\sum x^2)$
$\bar{x}_i$	25.3	23.6	22.9	23.92	$(\bar{x})$
n_i	3	3	3	9	(N)
S_i	3.78	1.39	5.82	—	—

注：表中 i 表示方法组别，k 表示其组数，j 表示药物组别

本例目的是分析比较三种弥散法（纸片法、挖洞法和钢圈法）对金黄色葡萄球菌的抑菌效果有无统计学差别，实验采用了区组化随机设计，所得资料为计量资料，若各组样本数据符合正态分布且各自总体方差齐，则可应用区组随机设计资料的方差分析法，如不符合正态分布则需采用非参数检验。

三、随机区组设计资料的方差分析的分析步骤

1. 建立假设、确定检验水准

处理组间：H_0：3 种方法抑菌环直径的总体均数相等

　　　　　H_1：3 种方法抑菌环直径的总体均数不等或不全相等

　　　　　$\alpha=0.05$

区组组间：H_0：3 种药物抑菌环直径的总体均数相等

　　　　　H_1：3 种药物抑菌环直径的总体均数不等或不全相等

　　　　　$\alpha=0.05$

2. 选择检验方法、计算统计量

（1）**计算基础数据**：表 7-2 下半部分计算与表 7-1 相同，另还需求区组间的 $\sum x_j$ 和 $\bar{x}_j$。

（2）**计算 SS、v、MS 及 F 值**

$SS_{总}=\sum X^2-\left(\sum X\right)^2/N=5259.3-(215.3)^2/9=109.076$

$SS_{处理}=\sum\left(\sum X_i\right)^2/n_i-\left(\sum X\right)^2/N=(75.8^2+70.8^2+68.7^2)/3-(215.3)^2/9=8.869$

$SS_{区组}=\sum\left(\sum X_j\right)^2/n_j-\left(\sum X\right)^2/N=(71.8^2+64.5^2+79.0^2)/3-(215.3)^2/9=35.042$

$$SS_{误差}=SS_总-SS_{处理}-SS_{区组}=109.076-8.869-35.042=65.165$$

$$\nu_总=N-1=9-1=8,\ \nu_{处理}=k-1=3-1=2,\ \nu_{区组}=b-1=3-1=2,\ \nu_{误差}=\nu_总-\nu_{处理}-\nu_{区组}=8-2-2=4$$

$$MS_{处理}=SS_{处理}/\nu_{处理}=8.869/2=4.435,\ MS_{区组}=SS_{区组}/\nu_{区组}=35.042/2=17.521$$

$$MS_{误差}=SS_{误差}/\nu_{误差}=65.165/4=16.291$$

$$F_{处理}=MS_{处理}/MS_{误差}=4.435/16.291=0.27,\ F_{区组}=MS_{区组}/MS_{误差}=17.521/16.291=1.08$$

3. 确定 P 值、做出推论　　以组间自由度 2 和误差自由度 4 查 F 界值表，得

$$F_{0.05(2,4)}=6.94$$

由于处理组间 F 和区组间 F 值均小于 6.94，故 $P>0.05$，接受 H_0。提示 3 种处理因素组间和 3 种药物(区组)间抑菌环直径均数的差别无显著的统计学意义。

四、进行随机区组设计资料的方差分析时常见的问题

(1) 忽略了实验设计的方法，直接采用完全随机化设计资料的方差分析法进行分析。
(2) 不进行处理组间正态性检验和方差齐性检验，随意应用参数检验法进行统计分析。

第四节　多个样本均数的多重比较

由方差分析的基本思想可知，在进行多个样本均数差别比较的方差分析时，如果检验结果是拒绝 H_0，接受 H_1，只能得到多个总体均数不等或不全相等的结论。但究竟哪两组总体均数之间有差别，需要进一步对多个样本均数作两两比较，即多重比较(multiple comparisons)。多重比较方法有多种，此处仅介绍其中最常用的 3 种方法。

一、Student-Newman-Keuls q 检验(SNK-q 检验)

1. 检验统计量的计算公式　　本法的检验统计量为 q 值，其计算公式为

$$q=\frac{|\bar{x}_A-\bar{x}_B|}{s_{\bar{x}_A-\bar{x}_B}},\quad \nu=\nu_{误差} \tag{9-8}$$

$$s_{\bar{x}_A-\bar{x}_B}=\sqrt{\frac{MS_{误差}}{2}\left(\frac{1}{n_A}+\frac{1}{n_B}\right)} \tag{9-9}$$

2. 适用范围　　适用于多个样本均数间任意两组的比较，如对于 k 个样本均数，则需要进行 $C_k^2=\dfrac{k(k-1)}{2}$ 次比较。

3. 分析步骤

【例 9-4】　为研究不同植物单体的抑瘤效果，将 30 只同一批小白鼠致瘤后，按完全随机设计的方法随机分为 3 组，每组 10 只，分别注射一定剂量的姜黄素、白藜芦醇和苦参碱。经一定时间以后，测定 3 组小白鼠的肿瘤重量(g)，测量结果见表 9-4。问不同植物单体的抑瘤效果有无差别？

(1) **建立假设，确定检验水准**：用 A 与 B 表示任意两组，则

表 9-4　不同植物单体对小白鼠抑瘤作用的试验结果(肿瘤重量，g)

序号	姜黄组	白藜芦醇	苦参碱
1	5.68	3.21	3.35
2	4.52	3.36	2.16
3	4.68	2.46	1.31
4	4.46	2.65	2.12
5	4.69	4.12	2.36
6	5.61	3.74	2.25
7	6.23	2.84	1.06
8	4.16	2.98	1.41
9	5.32	3.65	1.32
10	4.56	3.26	2.13

H_0：$\mu_A = \mu_B$，A 与 B 两个比较组的总体均数相等

H_1：$\mu_A \neq \mu_B$，A 与 B 两个比较组的总体均数不相等

$\alpha = 0.05$

（2）计算检验统计量 q 值

1）将所有样本均数按从大到小或从小到大排序，并编上秩次，如表 9-5 所示。

表 9-5　各样本均数秩次表

组别	均数	秩次(R)
姜黄	4.991	1
白藜芦醇	3.227	2
苦参碱	1.947	3

2）分别计算 q 值：本例共 3 组，进行两两比较需比较 $3 \times (3-1)/2 = 3$ 次，计算 3 个 q 值。由前述方差分析可知，$MS_{误差} = MS_{组内} = 0.395$，$v = v_{误差} = 27$。

$$s_{\bar{x}_A - \bar{x}_B} = \sqrt{\frac{MS_{误差}}{2}\left(\frac{1}{n_A} + \frac{1}{n_B}\right)} = \sqrt{\frac{0.393}{2}\left(\frac{1}{10} + \frac{1}{10}\right)} = 0.1987$$

由于 3 组的样本例数相同，即 $n_1 = n_2 = n_3 = 10$，所以各两两比较差值的标准误均为 0.1987。

$$q_{12} = \frac{|\bar{x}_1 - \bar{x}_2|}{s_{\bar{x}_1 - \bar{x}_2}} = \frac{4.991 - 3.227}{0.1987} = 8.878$$

$$q_{13} = \frac{|\bar{x}_1 - \bar{x}_2|}{s_{\bar{x}_1 - \bar{x}_2}} = \frac{4.991 - 1.947}{0.1987} = 15.32$$

$$q_{23} = \frac{|\bar{x}_1 - \bar{x}_2|}{s_{\bar{x}_1 - \bar{x}_2}} = \frac{3.227 - 1.947}{0.1987} = 6.44$$

3）列出两两比较的 q 检验表，如表 9-6 所示。

表 9-6　3 个样本均数两两比较的 q 检验表

对比组 (A 与 B)	均数差值 ($\bar{x}_A - \bar{x}_B$)	组数 (a)	q 值	q 界值 $v=20$	P 值
1 与 2	1.76	2	8.88	2.95	<0.05
1 与 3	3.04	3	15.32	3.58	<0.05
2 与 3	1.28	2	6.44	2.95	<0.05

（3）确定 P 值，作出统计推断：计算出 q 检验统计量后，要与 q 界值比较，才能确定 P 值并作出统计推断。q 检验界值不但与自由度有关，还与比较组均数的秩次差别有关。均数秩次差用组数 a 表示，且 $a = |R_A - R_B| + 1$。本例自由度 $v = v_{误差} = 27$，由 q 界值表可查 $q_{0.05,(2,20)} = 2.95$，$q_{0.05,(3,20)} = 3.58$，又因为 $q_{0.05,(2,27)} < q_{0.05,(2,27)}$，$q_{0.05,(3,27)} < q_{0.05,(3,27)}$。由此可推断，3 组 $P < 0.05$，拒绝 H_0，接受 H_1，3 组之间的任意两组总体均数均有差别。

二、Dunnett-t 检验

1. 检验统计量的计算公式　本法的检验统计量为 t_D，计算公式为

$$t_D = \frac{|\bar{x}_T - \bar{x}_C|}{s_{\bar{x}_T - \bar{x}_C}} \qquad v = v_{误差} \tag{9-10}$$

$$s_{\bar{x}_T - \bar{x}_C} = \sqrt{MS_{误差}\left(\frac{1}{n_T} + \frac{1}{n_C}\right)} \tag{9-11}$$

式中 T 代表各处理组(实验组)，C 为对照组；分子为任意处理组与对照组样本均数之差；分母是两比较组样本均数差值的标准误；n_T 和 n_C 分别为处理组和对照组的例数，$MS_{误差}$ 意义同 SNK-q 检验。

2. 适用范围　　Dunnett-t 检验适用于多个实验组均数与一个对照组均数的两两比较。

3. 注意事项　　应用 Dunnett-t 检验进行推断时，应将计算所得的 t_D 值与 Dunnett-t 检验界值比较。而 Dunnett-t 界值与 t 检验的 t 界值不同，其值大小除与误差自由度($v_{误差}$)大小有关外，还与处理组的组数多少有关。两者不能误用。

三、LSD-t 检验

1. 检验统计量的计算公式　　LSD-t 检验又称最小显著差异(least significant different)t 检验，其检验统计量为 LSD-t 值，计算公式为

$$\text{LSD-}t = \frac{|\bar{x}_A - \bar{x}_B|}{s_{\bar{x}_A - \bar{x}_B}} \qquad v = v_{误差} \tag{9-12}$$

$$s_{\bar{x}_A - \bar{x}_B} = \sqrt{MS_{误差}\left(\frac{1}{n_A} + \frac{1}{n_B}\right)} \tag{9-13}$$

2. 适用范围　　适用于多组中某一对或几对在专业上有特殊意义的均数进行比较，一般在设计阶段就应确定哪些均数需要进行多重比较。

3. 注意事项　　LSD-t 检验在进行统计推断时，其依据的界值表与两样本均数比较的 t 检验界值表相同，而且 LSD-t 检验的检验统计量 LSD-t 值的计算公式也与 t 检验相同。但两者所依据的自由度不同，t 检验的自由度 $v = n_1 + n_2 - 2$，而 LSD-t 检验的自由度 $v = v_{误差}$；另外，两者均数差的标准误计算方法各异，t 检验是通过计算合并方差得均数差的标准误，而 LSD-t 检验则是通过方差分析所得的误差均方来估计均数差的标准误，在应用时要注意区别。

四、进行多个样本均数的多重比较时常见的问题

(1) 将多个两样本均数比较的 t 检验代替多个样本均数的多重比较，增大了犯第一类错误的概率。

(2) 在进行多个样本均数的多重比较时，滥用 LSD-t 检验。

第五节　重复测量资料的方差分析

一、重复测量资料的相关概念

1. 概念　　重复测量(repeated measurement)指对同一实验对象(如人、动物、标本)的某项观测指标在不同时点上进行多次测量与观察，所获得的数据称为重复测量资料(repeated measurement data)。即对受试对象在给予一种或多种处理后，在多个不同的时点上从同一个受试对象重复获得某相同指标的不同观测值，或从同一个体的不同部位(或组织)上重复获得的观测值。在医学实验中，重复测量包括三种情况：①在试验条件相同的情况下，对同一总体中抽取 N 个受试对象进行 R 次观测；②将一个受试对象分成 k 份，在试验条件相同的情况下，观察 k 次；③在部分试验条件变动时，从同一个受试对象身上重复测量 k 个数据。重复测量设计可对观察指标进行动态观察或监测，更加符合临床试验、药理学及毒理学的特点，故颇为常见。重复测量设计的方差分析是在研究中减少个体差异带来的误差的一种有效方法，而且由于对相同个体进行重复测量，在一定程度上降低了

人力、物力、财力的消耗。如果重复测量是在一段时间内或一个温度间隔内进行的，还可以研究因变量对时间、温度等自变量的变化趋势，这种重复测量研究称为趋势研究。

2. 重复测量资料的特征　　相比于其他类型的实验设计，重复测量设计的资料有如下特征：

（1）重复测量数据属于非独立数据范畴，数据不独立或不完全独立，即重复测量值在不同实验受试者间是独立的，但就同一受试者而言，不同时点的测量值之间可能不独立。

（2）重复测量数据的分析通常要考虑处理分组与重复测量的时间点两个因素。

（3）不同的观察单位按随机原则分配到各处理组，同一观察单位测量结果按时间顺序排列，不同于随机区组设计。

（4）观察值之间有随重复测量时间变化的趋势。

3. 重复测量资料方差分析的应用条件

（1）**各处理组满足正态性**：处理因素各水平的样本个体之间是相互独立的随机样本，且其总体服从正态分布。

（2）**各处理组总体方差相等**：相互比较的各处理水平的总体方差相等。

（3）**球对称性**：球对象性是指各时间点组成的协方差阵(covariance maxtrix)具有球形性(sphericity)特征，即所有两两时点变量间差值对应的方差相等。

二、重复测量资料方差分析的基本思想

重复测量资料一般需要考虑两个因素，一个因素是处理因素，另一个是时间因素。总变异也包括两部分，一部分是横向分组的受试对象间的变异，另一部分是纵向分组的受试对象内的变异。根据方差分析变异度分解的原则，受试对象间的变异可分解为处理因素和个体间误差两部分；受试对象内的变异可分解为时间因素、处理因素和时间交互作用以及个体内误差三部分。各种变异的关系为

$$SS_{总} = SS_{受试对象间} + SS_{受试对象内} \tag{9-14}$$

$$SS_{受试对象间} = SS_{处理} + SS_{个体间误差} \tag{9-15}$$

$$SS_{受试对象内} = SS_{时间} + SS_{处理×时间} + SS_{个体内误差} \tag{9-16}$$

$$\nu_{总} = \nu_{受试对象间} + \nu_{受试对象内} \tag{9-17}$$

$$\nu_{受试对象间} = \nu_{处理} + \nu_{个体间误差} \tag{9-18}$$

$$\nu_{受试对象内} = \nu_{时间} + \nu_{处理×时间} + \nu_{个体内误差} \tag{9-19}$$

重复测量资料方差分析的数据格式，如表9-7所示。

表9-7　重复测量资料数据格式

处理组(i)	观察对象(j)	重复测量时间(t)				观察对象小计 (B)	处理因素小计 (H)
		1	2	…	g		
处理组1	1	X_{111}	X_{112}		X_{11g}	B_{11}	
	2	X_{121}	X_{122}		X_{12g}	B_{12}	H_1
	…	…	…	…	…		
	n	X_{1n1}	X_{1n2}		X_{1ng}	B_{1n}	
	时间小计	T_{11}	T_{12}		T_{1g}		
…	…	…	…	…	…		
处量组k	1	X_{k11}	X_{k12}		X_{k1g}	B_{k1}	
	2	X_{k21}	X_{k22}		X_{k2g}	B_{k2}	H_k
	…	…	…		…		
	n	X_{kn1}	X_{kn2}		X_{kng}	B_{kn}	
	时间小计	T_{k1}	T_{k1}		T_{kg}		
时间点合计(M)		M_1	M_2		M_g		

其中，处理组 $i=1,2,...,k$；观察对象 $j=1，2，…，n$；重复测量时间 $t=1，2，…，g$；

时间点合计：

$$M_t = \sum_{i=1}^{k}\sum_{j=1}^{n} X_{ijt}$$
(9-20)

观察对象合计：

$$B_{ij} = \sum_{t=1}^{g} X_{ijt}$$
(9-21)

不同处理组时间点小计：

$$T_{it} = \sum_{j=1}^{n} X_{ijt}$$
(9-22)

处理因素合计：

$$H_i = \sum_{t=1}^{g}\sum_{j=1}^{n} X_{ijt}$$
(9-23)

$$\sum X = \sum_{t=1}^{g} M_t = \sum_{i=1}^{k}\sum_{j=1}^{n} B_{ij} = \sum_{i=1}^{k} H_i$$
(9-24)

$$SS_{总} = \sum_{i=1}^{k}\sum_{j=1}^{n}\sum_{t=1}^{g} X_{ijt}^2 - (\sum_{i=1}^{k}\sum_{j=1}^{n}\sum_{t=1}^{g} X_{ijt})^2 / N = \sum X^2 - (\sum X)^2 / N$$

$$\nu_{总} = N - 1 = kng - 1$$
(9-25)

其中　令 $C = (\sum_{i=1}^{k}\sum_{j=1}^{n}\sum_{t=1}^{g} X_{ijt}) / N = (\sum X)^2 / N$

(9-26)

$$SS_{受试对象间} = \sum_{i=1}^{k}\sum_{j=1}^{n} \frac{B_{ij}^2}{g} - C, \qquad \nu_{受试对象间} = kn - 1$$
(9-27)

$$SS_{处理} = \sum_{i=1}^{k} \frac{H_i^2}{ng} - C, \qquad \nu_{处理} = k - 1$$
(9-28)

$$SS_{个体间误差} = SS_{受试对象间} - SS_{处理}, \qquad \nu_{个体间误差} = kn - k$$
(9-29)

$$SS_{受试对象内} = SS_{总} - SS_{受试对象间}, \qquad \nu_{受试对象内} = kng - kn$$
(9-30)

$$SS_{时间} = \sum_{t=1}^{g} \frac{M_t^2}{kn} - C, \qquad \nu_{时间} = g - 1$$
(9-31)

$$SS_{处理\times时间} = \sum_{i=1}^{k}\sum_{t=1}^{g} \frac{T_{it}^2}{n} - C - SS_{处理} - SS_{时间}, \qquad \nu_{处理\times时间} = (k-1)(g-1)$$
(9-32)

$$SS_{个体内误差} = SS_{受试对象内} - SS_{时间} - SS_{处理\times时间}$$
(9-33)

$$\nu_{个体内误差} = \nu_{受试对象内} - \nu_{时间} - \nu_{处理\times时间}$$
(9-34)

三、重复测量资料方差分析的分析思路

【例9-5】　某研究者将20名患者随机分为两组，每组各10名，采用某中药治疗，一组服用胶囊、另一组服用片剂。分别于服药后1、2、3、4小时测定血药浓度，结果见表9-8。试比较两种剂型服用后血药浓度有无差别？

表9-8　同一种药物不同剂型在不同时间的血药浓度测定值(μmol/L)

分组	受试对象	测量时间(小时)			
		1	2	3	4
片剂组	1	22.5	26.2	23.9	24.5
	2	22.3	23.4	23.4	24.5
	3	21.6	24.1	22.4	23.8
	4	18.3	18.6	18.9	19.4
	5	19.2	20.8	21.5	22.3
	6	23.6	24.3	24.6	25.2
	7	17.6	19.2	18.1	18.5
	8	19.5	19.4	19.2	19.6
	9	16.4	18.5	18.7	19.5
	10	21.6	21.2	21.2	21.6
胶囊组	1	19.5	22.6	26.3	29.5
	2	23.8	27.6	32.5	36.8
	3	21.3	22.5	26.5	28.6
	4	18.5	19.4	23.4	25.6
	5	19.6	24.1	24.8	27
	6	22.5	25.1	27.1	35.9
	7	17.4	23.1	21.6	24.8
	8	19.6	23.3	24.6	26.8
	9	22.4	25.6	28.9	30.7
	10	15.3	16.8	19.4	24.6

　　本例目的是分析比较两种剂型服用后血药浓度有无差别，实验采用了完全随机化设计，重复测了4个不同时间点的血药浓度，资料为计量资料，若各组样本数据符合正态分布且各自总体方差齐，可应用重复测量资料的方差分析法，若资料还满足球对称性，则可选用单变量重复测量资料的方差分析法，若资料不满足球对称性，则需要选多变量重测量资料的方差分析法。

四、重复测量资料方差分析的基本步骤

1. 条件检验

（1）**正态性和方差齐性**：检验方法同前例，本例经正态性检验和方差齐性检验均满足方差分析的要求。

（2）**球对称性**：重复测量资料方差分析的"球对称"检验计算较为复杂，一般需要借助统计分析软件。本例经SPSS软件分析可得$\chi^2=8.102$，$P=0.151$，说明资料满足球对称性。

2. 方差分析

（1）**建立检验假设，确定检验水准**

处理因素：H_0：$\mu_1=\mu_2$ （两组患者血药浓度总体均数相等）

           H_1：$\mu_1\neq\mu_2$ （两组患者血药浓度总体均数不相等）

时间因素：H_0：$T_1=T_2=T_3=T_4$ （各时间点患者的血药浓度总体均数相等）

           H_1：各时间点患者的血药浓度总体均数不等或不全相等

交互作用：H_0：处理因素与时间因素间存在交互作用

           H_1：处理因素与时间因素间不存在交互作用

（2）计算检验统计量

1）计算基本数据：如表 9-9 所示。

表 9-9 同一种药物不同剂型在不同时间的血药浓度测定值（μmol/L）

分组 (i)	受试对象 (j)	测量时间（小时，t）				个体小计 (B)	处理小计 (H)
		1	2	3	4		
片剂组	1	22.5	26.2	23.9	24.5	97.1	
	2	22.3	23.4	23.4	24.5	93.6	
	3	21.6	24.1	22.4	23.8	91.9	
	4	18.3	18.6	18.9	19.4	75.2	
	5	19.2	20.8	21.5	22.3	83.8	
	6	23.6	24.3	24.6	25.2	97.7	
	7	17.6	19.2	18.1	18.5	73.4	
	8	19.5	19.4	19.2	19.6	77.7	
	9	16.4	18.5	18.7	19.5	73.1	
	10	21.6	21.2	21.2	21.6	85.6	
时间小计	T	202.6	215.7	211.9	218.9		849.1
胶囊组	1	19.5	22.6	26.3	29.5	97.9	
	2	23.8	27.6	32.5	36.8	120.7	
	3	21.3	22.5	26.5	28.6	98.9	
	4	18.5	19.4	23.4	25.6	86.9	
	5	19.6	24.1	24.8	27	95.5	
	6	22.5	25.1	27.1	35.9	110.6	
	7	17.4	23.1	21.6	24.8	86.9	
	8	19.6	23.3	24.6	26.8	94.3	
	9	22.4	25.6	28.9	30.7	107.6	
	10	15.3	16.8	19.4	24.6	76.1	
时间小计	T	199.9	230.1	255.1	290.3		975.4
时间合计	M	402.5	445.8	467	509.2	$\sum x$	1824.5
	x^2	8211.93	10100.64	11171.02	13445.4	$\sum x^2$	42928.99

2）计算各类变异度及自由度

$$SS_{总} = \sum X^2 - (\sum X)^2 / N = 42928.99 - (1824.5)^2 / 80 = 1318.987$$

$$v_{总} = N - 1 = kng - 1 = 80 - 1 = 79$$

其中

$$C = (\sum X)^2 / N = (1824.5)^2 / 80 = 41610.003$$

$$SS_{受试对象间} = \sum_{i=1}^{k} \sum_{j=1}^{n} \frac{B_{ij}^2}{g} - C = \frac{(97.1)^2 + (93.6)^2 + \cdots + (76.1)^2}{4} - 41610.003$$

$$= \frac{169604.97}{4} - 41610.003 = 791.24 \quad v_{受试对象间} = kn - 1 = 2 \times 10 - 1 = 19$$

$$SS_{处理} = \sum_{i=1}^{k} \frac{H_i^2}{ng} - C = \frac{(849.1)^2 + (975.4)^2}{10 \times 4} - 41610.003$$

$$= 199.396, \quad v_{处理} = k - 1 = 2 - 1 = 1$$

$$SS_{个体间误差} = SS_{受试对象间} - SS_{处理} = 791.24 - 199.396 = 591.844$$

$$v_{个体间误差} = kn - k = 18$$

$$SS_{受试对象内} = SS_{总} - SS_{受试对象间} = 1318.987 - 791.24 = 527.747$$

$$v_{受试对象内} = kng - kn = 80 - 20 = 60$$

$$SS_{时间} = \sum_{t=1}^{g} \frac{M_t^2}{kn} - C = \frac{(402.5)^2 + (445.8)^2 + (467)^2 + (509.2)^2}{2 \times 10} - 41610.003$$

$$= 295.873 \quad v_{时间} = g - 1 = 3$$

$$SS_{处理 \times 时间} = \sum_{i=1}^{k} \sum_{t=1}^{g} \frac{T_{it}^2}{n} - C - SS_{处理} - SS_{时间}$$

$$= \frac{(202.6)^2 + (215.7)^2 + \cdots + (290.3)^2}{10} - 41610.003 - 199.396 - 295.873$$

$$= 159.546 \quad v_{处理 \times 时间} = (k-1)(g-1) = 3$$

$$SS_{个体内误差} = SS_{受试对象内} - SS_{时间} - SS_{处理 \times 时间} = 527.747 - 295.873 - 159.546 = 72.328$$

$$v_{个体内误差} = v_{受试对象内} - v_{时间} - v_{处理 \times 时间} = 60 - 3 - 3 = 54$$

3）计算各类变异的均方

$$MS_{处理} = SS_{处理} / v_{处理} = 199.396 / 1 = 199.396$$

$$MS_{个体间误差} = SS_{个体间误差} / v_{个体间误差} = 591.843 / 18 = 32.88$$

$$MS_{时间} = SS_{时间} / v_{时间} = 295.873 / 3 = 98.624$$

$$MS_{处理 \times 时间} = SS_{处理 \times 时间} / v_{处理 \times 时间} = 159.546 / 3 = 53.182$$

$$MS_{个体内误差} = SS_{个体内误差} / v_{个体内误差} = 72.328 / 54 = 1.339$$

4）计算 F 值

$$F_{处理} = \frac{MS_{处理}}{MS_{个体间误差}} = 199.396 / 32.88 = 6.064$$

$$F_{时间} = \frac{MS_{时间}}{MS_{个体内误差}} = 98.624 / 1.339 = 73.633$$

$$F_{处理\times时间} = \frac{MS_{处理\times时间}}{MS_{个体间误差}} = 53.182 / 1.339 = 39.706$$

（3）确定 P 值，进行统计推断：由 F 界值表可查得：$F_{0.05,(1,18)} = 4.41$，$F_{0.01,(1,18)} = 8.29$，$F_{0.05,(3,50)} = 2.79$，$F_{0.01,(3,50)} = 4.20$。由此可知，$P_{处理} < 0.01$，$P_{时间} < 0.01$，$P_{处理\times时间} < 0.01$，均拒绝 H_0，接受 H_1，可认为两组患者血药浓度总体均数不相等，各组患者不同时间点血药浓度总体均数不等或不全相等，以及剂型与时间有交互作用。

五、重复测量资料方差分析的注意事项及常见的问题

1. 重复测量资料方差分析的注意事项

（1）各处理组例数不相等时，本节介绍的重复测量数据方差分析计算方法不适用，可直接采用 Hotelling T^2 检验。

（2）"球对称"性是重复测量数据方差分析的应用条件之一，当数据不满足"球对称"性时，可用"球对称"系数 ε 对 F 值的自由度进行精确校正。校正的方法常用的主要有三种：Greenhouse-Geisser 法、Huynh-Feldt 法和 Lower-bound 法。也可直接采用 Hotelling T^2 法进行假设检验。

（3）对于单组重复测量数据，只有当数据满足"球对称"时，其重复测量数据的方差分析与随机区组设计方差分析等价，应注意不可误用。

（4）对于重复测量的数据，如果采用 t 检验进行重复各时点组间比较，会增加犯第一类错误的概率。

2. 应用重复测量资料方差分析时常见的问题

（1）忽视了重复测量数据的特点，按不同时间分别应用完全随机设计资料的方差分析法。

（2）不进行球对称检验，直接应用单变量重复测数资料方差分析法。

（3）误将单组重复测量数据当作随机区组设计而直接应用随机区组设计资料的方差分析法。

【附】 例题和 SPSS 软件应用

一、SPSS 实现方差分析的过程

SPSS 主要通过 one-way ANOVA 过程和 General Linear Model 过程组过程来实现方差分析。它们的使用范围及检验的目的有所不同，在应用时应注意区别并结合分析目的、设计类型等条件进行选择。

1. One-Way ANOVA 过程 是最单因素简单方差分析过程，也称单因素分析法，只能分析一个因素对一个应变量的影响，其适用的设计类型是完全随机设计。One-Way 过程在 Analyze 菜单中的 Compare Means 过程组中。用 0ne-Way ANOVA 菜单项调用，可以进行单因素方差分析、均值多重比较和相对比较。

2. General Linear Model 过程组 在 SPSS 主菜单"Analyze"项调用。这些过程可以完成简单的多因素方差分析和协方差分析，不但可以分析各因素的主效应，还可以分析各因素间的交互效应。该过程允许指定最高阶次的交互效应，建立包括所有效应的模型。如果想建立包括某些特定的交互效应的模型也可以通过过程中的"Method"对话框中的选择项实现。在 General Linear Model 菜单项的下一级菜单中有四项过程，每个菜单项分别完成不同类型的方差分析任务。这些过程的主要功能分别是：

（1）Univariate 过程：完成一般的单因变量、多因素方差分析。可以指定协变量，即进行协方差分析。在指定模型方面有较大的灵活性并可以提供大量的统计输出。主要应用于一元多因素方差分析，即两个及两个因素对一个应变量的影响。

（2）Multivariate 过程：进行多因变量的多因素分析。当研究的问题具有两个或两个以上相关的因变量时，要研究一个或几个因素变量与因变量集之间的关系时，才可以选用 Multivariate 过程。例如，当你研究数学、物

理的考试成绩是否与教学方法、学生性别、以及方法与性别的交互作用有关时，使用此菜单项。如果只有几个不相关的因变量或只有一个因变量，应该使用 Univariate 过程。Multivariate 过程主要用于进行多元方差分析，即两个及两个以上应变量同时受自变量的影响

（3）Repeated Measure 过程：进行重复测量方差分析。当一个因变量在不只一种条件下进行测度，要检验有关因变量均值的假设应该使用该过程。repeated measure 过程则主要适用于重复测量的计量资料。

（4）Variance Component 过程：进行方差估计分析。通过计算方差估计值，可以帮助我们分析如何减小方差。

二、方差分析的 SPSS 操作步骤与分析结果

【实验 9-1】　对例 9-1 资料进行方差分析

1. 数据格式　如图 9-1 录入数据，以"weight"和"group"

（1＝姜黄组，2＝白藜芦醇组，3＝苦参碱组）为变量名，建立

30 行 2 列的数据集。

2. 操作步骤

（1）正态性检验：Analyze→Descriptive Statistics→Explore→在 Explore 视窗中，将变量"weight"→DependentList 框，"group"→Factor list 框，→Plot→Normality plots with tests→Continue→OK。

（2）方差分析：Analyze→Compare Means→One-Way ANOVA，在 One-Way ANOVA 的视窗中，将变量"weight"→Dependent List 框，"group"→Factor 框，→Option，选中 Descriptive、Homogeneity of variance，→Continue，回到 One-Way ANOVA 的视窗，→Post Hoc，选中 S-N-K→Continue→OK。

	group	weight
1	1.00	5.68
2	1.00	4.52
3	1.00	4.68
29	3.00	1.32
30	3.00	2.13

图9-1　例9-1数据集

3. 主要结果

（1）正态性检验：如图 9-2 所示，各组符合正态性

Tests of Normality

	group	Kolmogorov-Smirnov[a]			Shapiro-Wilk		
		Statistic	df	Sig.	Statistic	df	Sig.
weight	姜黄素	.273	10	.034	.903	10	.234
	白藜芦醇	.098	10	.200*	.983	10	.981
	苦参碱	.200	10	.200*	.903	10	.239

图9-2　各组正态性检验结果

（2）**基本描述统计**：如图 9-3 所示，得到各处理组的样本含量、均数、标准差、标准误、均数的 95%可信区间等基本统计量的描述。

Descriptives

weight

	N	Mean	Std. Deviation	Std. Error	95% Confidence Interval for Mean		Minimum	Maximum
					Lower Bound	Upper Bound		
姜黄素	10	4.9910	.67237	.21262	4.5100	5.4720	4.16	6.23
白藜芦醇	10	3.2270	.51539	.16298	2.8583	3.5957	2.46	4.12
苦参碱	10	1.9470	.68424	.21637	1.4575	2.4365	1.06	3.35
Total	30	3.3883	1.40679	.25684	2.8630	3.9136	1.06	6.23

图9-3　各处理组基本统计结果

（3）**方差齐性检验**：如图 9-4 所示，Levene 方差齐性检验 $P=0.457>0.1$，各组总体方差齐。

Test of Homogeneity of Variances

weight

Levene Statistic	df1	df2	Sig.
.807	2	27	0.457

图9-4　Levene方差齐性检验结果

（4）**方差分析**：如图 9-5 所示，$F=59.096$，$P<0.0001$，说明各组瘤重不相等或不全相等。

ANOVA

weight

	Sum of Squares	df	Mean Square	F	Sig.
Between Groups	46.720	2	23.360	59.096	.000
Within Groups	10.673	27	.395		
Total	57.393	29			

图9-5　单因素方差分析结果

（5）**均数的多重比较**：由 SNK 法检验可得，三组中任意两组的总体均数差别均有显著的统计学意义，结果见图 9-6。

weight

Student-Newman-Keuls[a]

group	N	Subset for alpha = 0.05		
		1	2	3
苦参碱	10	1.9470		
白藜芦醇	10		3.2270	
姜黄素	10			4.9910
Sig.		1.000	1.000	1.000

图9-6　均数多重比较的SNK结果

【**实验 9-2**】　对例 9-2 资料进行方差分析

1. 数据格式　　如图 9-7 录入数据，以"group"

	group	block	result
1	1.00	1.00	10.32
2	1.00	2.00	8.74
3	1.00	3.00	6.58
22	4.00	4.00	14.68
23	4.00	5.00	13.94
24	4.00	6.00	12.86

图9-7　例9-2数据集

Tests of Between-Subjects Effects

Dependent Variable:瘤重量

Source	Type III Sum of Squares	df	Mean Square	F	Sig.
Corrected Model	270.524[a]	8	33.816	27.877	.000
	1678.521	1	1678.521	1383.729	.000
block	1.886	5	.377	.311	.899
group	268.638	3	89.546	73.819	.000
Error	18.196	15	1.213		
Total	1967.241	24			
Corrected Total	288.720	23			

a. R Squared = .937 (Adjusted R Squared = .903)

图9-8　例9-2方差分析结果

（1=白藜芦醇低剂量组，2=白藜芦醇中剂量组，3=白藜芦醇高剂量组，4=模型组），"block"，"result"为变量名，建立 24 行 3 列的数据集。

2. 操作步骤

（1）正态性检验：操作步骤同上例，此处略。

(2)方差分析：Analyze→General Linear Model→Univariate→在 Univariate 视窗中，"result"→Dependent 框中，"group"、"block"→Fixed Factor(s)框，→Model，选中 Custom，将"group"、"block"→右 Model框，→Continue→Post Hoc，将 Factor(s)框内的"group"→Post Hoc Test for 框，→选中 Dunnett 法，在 Control Category 框下选中 Last，→Continue→Options，选中 Descriptive statistics，→Continue→OK。

3. 主要结果

(1) 正态性检验及统计描述结果：(略)。

(2) **方差分析：** 如图 9-8 所示，"group"(处理因素)$F=73.819$，$P<0.0001$，说明各处理组瘤重总体均数有显著的统计学差异，各组瘤重不等或不全相等；"block"(区组因素)$F=0.311$，$P=0.899$，说明各区组瘤重总体均数无显著性差异。

(3) **各处理组间的多重比较：** 本例可用白藜芦醇各用药组与模型组比较，由 Dunnett t 检验结果可得，白藜芦醇各用药组的瘤重与模型组比较差别有统计学意义，结果如图 9-9 所示。

Multiple Comparisons

瘤重量
Dunnett t (2-sided)[a]

(I) 处理组	(J) 处理组	Mean Difference (I-J)	Std. Error	Sig.	95% Confidence Interval	
					Lower Bound	Upper Bound
白藜芦醇低剂量组	模型组	−4.9083[*]	0.63588	0.000	−6.5680	−3.2486
白藜芦醇中剂量组	模型组	−7.0200[*]	0.63588	0.000	−8.6797	−5.3603
白藜芦醇高剂量组	模型组	−8.9867[*]	0.63588	0.000	−10.6464	−7.3270

图9-9　各处理组之间均数多重比较Dunnett t检验结果

【实验 9-3】　对例 8-3 资料进行方差分析

1. 数据格式　如图 9-10 录入数据，以"time1"，"time2"，"time3"，"time4"，"group"(1＝片剂组，2＝胶囊组)为变量名，建立 20 行 5 列的数据集。

2. 操作步骤　Analyze→General Linear Model
→Repeated Measures，在 Repeated Measures 视窗中的 Number of levels 框中输入"4"(即重复次数)，→Add→Define，"time1"，"time2"，"time3"，"time4"，→Within Subjects Varibales 框，"group"→Between Subjects Factor(s)框，→Model，选中 Custom，"factor1"→Within Subjects Model 框，"group"→Between Subjects Model 框，→Continue→OK。

3. 主要结果

(1) Mauchly 球性检验：如图 9-11 所示，球性检验 $P=0.151>0.05$，所以资料满足球对称性条件。

	group	time1	time2	time3	time4
1	1.00	22.50	26.20	23.90	24.50
2	1.00	22.30	23.40	23.40	24.50
3	1.00	21.60	24.10	22.40	23.80
18	2.00	19.60	23.30	24.60	26.80
19	2.00	22.40	25.60	28.90	30.70
20	2.00	15.30	16.80	19.40	24.60

图9-10　重复测量资料的数据格式

Mauchly's Test of Sphericity[b]

Measure:MEASURE_1

Within Subjects Effect	Mauchly's W	Approx. Chi-Square	df	Sig.	Epsilon[a]		
					Greenhouse-Geisser	Huynh-Feldt	Lower-bound
factor1	0.616	8.102	5	0.151	0.752	0.913	0.333

图9-11　Mauchly球性检验结果

（2）**方差分析结果**：如图 9-12 所示。factor1 即时间因素，$F=73.633$，$P<0.0001$，说明各时间点药物浓度不等或不全相等，即两种剂型的药物浓度均随时间变化而变化。时间与处理因素(group)的交互作用，$F=39.706$，$P<0.0001$，说明处理因素(不同剂型)与时间因素存在交互作用。如图 9-13，处理因素 $F=6.064$，$P=0.024$，说明不同剂型的药物浓度不相等。

Tests of Within-Subjects Effects

Measure:MEASURE_1

Source		Type III Sum of Squares	df	Mean Square	F	Sig.
factor1	Sphericity Assumed	295.873	3	98.624	73.633	0.000
	Greenhouse-Geisser	295.873	2.256	131.142	73.633	0.000
	Huynh-Feldt	295.873	2.739	108.022	73.633	0.000
	Lower-bound	295.873	1.000	295.873	73.633	0.000
factor1 * group	Sphericity Assumed	159.546	3	53.182	39.706	0.000
	Greenhouse-Geisser	159.546	2.256	70.717	39.706	0.000
	Huynh-Feldt	159.546	2.739	58.249	39.706	0.000
	Lower-bound	159.546	1.000	159.546	39.706	0.000
Error(factor1)	Sphericity Assumed	72.328	54	1.339		
	Greenhouse-Geisser	72.328	40.610	1.781		
	Huynh-Feldt	72.328	49.302	1.467		
	Lower-bound	72.328	18.000	4.018		

图9-12　受试对象内变异分解分析结果

Tests of Between-Subjects Effects

Measure:MEASURE_1　　　Transformed Variable:Average

Source	Type III Sum of Squares	df	Mean Square	F	Sig.
Intercept	41610.003	1	41610.003	1265.504	0.000
group	199.396	1	199.396	6.064	0.024
Error	591.843	18	32.880		

图9-13　受试对象间变异分解分析结果

| 第十章 | χ^2 检验 |

导 学

1. 掌握 χ^2 检验的基本思想及应用范围。

2. 熟悉 2×2 表资料、$R\times C$ 表资料的 χ^2 检验；多个样本率或构成比间的多重比较。

3. 了解多个样本率（构成比）两两比较的方法。

χ^2 检验（Chi-square test）是英国统计学家 Pearson 于 1900 年提出的一种应用范围很广的假设检验方法，可用于检验两个或多个率（或构成比）间的差异；判断两种属性或现象间是否存在关联性；了解实际分布与某种理论分布是否吻合；判断两个数列间是否存在差异等。

第一节　χ^2 检验概述

一、χ^2 分布及其特点

1. χ^2 分布　　是概率论与统计学中常用的一种概率分布。χ^2 分布由标准正态分布演变而来，k 个独立的标准正态分布变量的平方和服从自由度为 k 的卡方分布，即标准正态分布 u 值的平方为

$$u=\frac{X-\mu}{\sigma} \quad 则 \quad u^2=\frac{(X-\mu)^2}{\sigma^2} \tag{10-1}$$

假设从标准正态分布中取出 v 个随机变量以 x_i 表示，则 v 个标准化 u 值的平方的总和为

$$\sum_{i=1}^{v}u_i^2=\sum_{i=1}^{v}\frac{(X_i-\mu)^2}{\sigma^2}=x_{(v)}^2 \tag{10-2}$$

式（10-2）服从自由度为 v 的卡方分布。因此，χ^2 检验的 v 取决于自由取值的格子数目，而不是样本量 n。四格表资料只有两行两列，$v=1$，即在周边合计数固定的情况下，4 个基本数据当中只有一个可以自由取值。

2. χ^2 分布的特点

（1）χ^2 分布的形状依赖于 v 的大小：当 $v\leqslant2$ 时，曲线呈 L 形；随着 v 的增加，曲线逐渐趋于对称；当 $v\to\infty$ 时，χ^2 分布趋近于正态分布（图 10-1）。

（2）χ^2 分布具有可加性：如果两个独立的随机变量 X_1 和 X_2 分别服从 v_1 和 v_2 的 χ^2 分布，那么它们的和（X_1+X_2）也服从（v_1+v_2）的 χ^2 分布。

（3）χ^2 分布曲线下的面积：χ^2 分布的曲线在第一象限内，其形状与 v 的大小有关。当 v 确定后，如果 χ^2 分

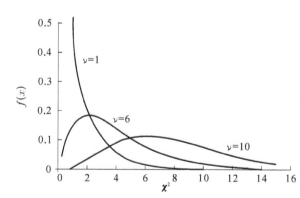

图10-1　不同自由度 χ^2 分布的概率密度曲线

布曲线下右侧尾部的面积为 α 时，则横轴上相应的 χ^2 值就记作 $\chi^2_{\alpha,v}$，即 χ^2 界值。其右侧部分的面积 α 表示 v 时，χ^2 值大于 $\chi^2_{\alpha,v}$ 界值的概率大小。χ^2 值与 P 值的对应关系见 χ^2 界值表(附表 6)，χ^2 值愈大，P 值愈小；反之，χ^2 值愈小，P 值愈大。χ^2 检验时，先计算检验统计量 χ^2 值，然后按 v 查 χ^2 界值表(附表 6)，确定 P 值。

二、χ^2 检验的基本公式

$$\chi^2 = \sum \frac{(A-T)^2}{T}, \quad v = (R-1)(C-1) \tag{10-3}$$

式中，A 为实际频数；T 为理论频数。在检验假设 H_0 成立时

$$T_{RC} = \left(n_R n_C / n\right) \tag{10-4}$$

式中，T_{RC} 为第 R 行、C 列格子的理论数；n_R 为第 R 行的合计数；n_C 为第 C 列的合计数；n 为总例数。R 为行数；C 为列数。

三、χ^2 检验的基本思想

现以例 10-1 两样本率比较的 χ^2 检验为例，介绍 χ^2 检验的基本思想。

【例 10-1】　为比较某中药与某西药治疗流感的效果，将 400 名流感患者随机分为两组，分别服药 5 天，观测两组流感治愈情况，结果见表 10-1，问两组流感的治愈率是否有差别？

表 10-1　两组流感患者治愈率的比较

组别	治愈人数	未治愈人数	合计	治愈率(%)
中药	144(122.4)	36(57.6)	180	80.0
西药	128(149.6)	92(70.4)	220	58.2
合计	272	128	400	68.0

先假设两种药治疗流感的总体治愈率无差别，两组治愈率的差别是由随机抽样所引起的。如果不考虑抽样误差的影响，理论上两样本的治愈率均应为 68%，由此根据式(10-4)计算两组治愈人数和未治愈人数的 T(见表中括号内的数值)。如果两组总体治愈率无差别，则各组治愈人数、未治愈人数的 A 与 T 相差不大，χ^2 检验统计量 χ^2 值也应该不大，如果 $\chi^2 < \chi^2_{\alpha,v}$，则 $P > \alpha$，提示先前的假设成立，现有样本中所出现的差别是由抽样误差引起的，两总体治愈率无差别。由此可知，χ^2 检验实质上是检验 A 的分布与 T 的分布是否吻合及吻合的程度，χ^2 越小，表明实际观测次数与理论次数越接近；$\chi^2 = 0$，表示两者完全吻合；χ^2 越大，表示两者相差越大。若检验假设成立，则 A 与 T 之差不会很大，出现大的 χ^2 值的概率 P 是很小的，若 $P \leq \alpha$(检验水准)，就怀疑假设成立，因而拒绝它；若 $P > \alpha$，则没有理由拒绝它。

四、χ^2 检验的用途及应用条件

1. χ^2 检验的用途
(1) 推断两个或多个总体率之间有无差别。
(2) 推断几组总体构成比之间有无差别。
(3) 两个变量之间有无关联性。
(4) 频数分布的拟合优度检验。

2. χ^2 检验的基本应用条件　需要随机样本数据，理论频数不能太小。

3. 两个独立样本比较时 χ^2 检验的应用条件　可以分以下 3 种情况：

（1）所有的理论数 $T \geq 5$ 并且总样本量 $n \geq 40$，用 Pearson 卡方进行检验。

（2）如果理论数 $T < 5$ 但 $T \geq 1$，并且 $n \geq 40$，用连续性校正的卡方进行检验。

（3）如果有理论数 $T < 1$ 或 $n < 40$，则用 Fisher's 检验。

4. R×C 表资料 χ^2 检验的应用条件

（1）R×C 表中理论数小于 5 的格子不能超过 1/5。

（2）不能有小于 1 的理论数。

若不符合 R×C 表资料 χ^2 检验的应用条件，可以通过增加样本数、合并列来实现。

第二节　2×2 表资料 χ^2 检验

一、成组设计 2×2 表资料 χ^2 检验

如果将表 10-1 的原始资料用符号表示，则可以整理成表 10-2 的形式，即 2×2 表资料。

表 10-2　两独立样本资料的 2×2 表

组别	有效	无效	合计
对照	$a(T_{11})$	$b(T_{12})$	$a+b$
观察	$c(T_{21})$	$d(T_{22})$	$c+d$
合计	$a+c$	$b+d$	$a+b+c+d$

在表 10-1 内，144.36.128.92 四个数据是整个表的基本数据(2 行、2 列)，其余数据是从这四个基本数据推算出来的，故称为四格表(fourfold table)资料或 2×2 表资料。

现以例 10-1 资料说明成组设计 2×2 表资料的 χ^2 检验过程。

1. 分析思路　本例目的是判断两组流感的治愈率是否有差别。相当于问：这两个样本分布的总体分布是否相等？或者是：这两样本是否来自同一个总体？每个对象治疗的结果为"无效"和"有效"，可见资料的类型为无序二分类资料。对于该类资料的指标两样本率的比较通常采用 χ^2 检验，以此来推断两样本所来自的两总体率是否有差别。

2. 分析步骤

（1）**建立假设、确定检验水准**

H_0：两种药物治愈率相同，即 $\pi_1 = \pi_2$

H_1：两种药物治愈率不同，即 $\pi_1 \neq \pi_2$

$\alpha = 0.05$

（2）**选择检验方法、计算统计量**：由已知得：$A_{11} = 144$，$A_{12} = 36$，$A_{21} = 128$，$A_{22} = 92$。根据式(10-4)可分别算得各格子的理论频数如下。

$T_{11} = 272 \times 180/400 = 122.4$，$T_{12} = 128 \times 180/400 = 57.6$

$T_{21} = 272 \times 220/400 = 149.6$，$T_{22} = 128 \times 220/400 = 70.4$

将 A 与 T 的值代入基本计算式(8-1)，得

$$\chi^2 = \sum \frac{(A-T)^2}{T} = \frac{(144-122.4)^2}{122.4} + \frac{(36-57.6)^2}{57.6} + \frac{(128-149.6)^2}{149.6} + \frac{(92-70.4)^2}{70.4}$$

$$= 21.6^2 \left(\frac{1}{122.4} + \frac{1}{57.6} + \frac{1}{149.6} + \frac{1}{70.4} \right) = 466.56 \times 0.0464 = 21.65$$

$$\nu = (2-1)(2-1) = 1$$

(3) 确定 P 值、做出推论：由 χ^2 界值表(附表 6)得 $\chi^2_{0.05,1} = 3.84$。

本例：$\chi^2 = 21.65 > 3.84$，　$P < 0.05$，按 $\alpha = 0.05$ 的水准拒绝 H_0，接受 H_1，提示两种药物治愈率有差别。

3. 2×2 表资料 χ^2 检验的专用公式　　参见式(10-5)。特点是省去了计算理论频数的过程，简化了计算。式(10-3)与式(10-5)的计算结果完全相同。

$$\chi^2 = \frac{(ad-bc)^2 n}{(a+b)(c+d)(a+c)(b+d)} \tag{10-5}$$

式中，a, b, c, d 为 2×2 表的实际频数；$(a+b)$，$(c+d)$，$(a+c)$，$(b+d)$ 是周边合计数；n 为总例数，$n = a + b + c + d$。

χ^2 检验用于两样本率的比较。当总例数 $n \geq 40$ 且所有格子 $T \geq 5$ 时，可用 χ^2 检验的基本公式式(10-3)或者 2×2 表资料 χ^2 检验的专用式(10-5)。

4. 2×2 表资料 χ^2 检验的连续性校正公式

在分析 2×2 表资料时，需要根据具体情况作不同处理。

(1) 当 $n \geq 40$，所有 $T \geq 5$ 时，可用前述计算公式计算 χ^2 值，不需要进行校正。

(2) 当 $n \geq 40$，且有 $1 \leq T < 5$ 时，用连续性校正公式计算 χ^2 值，见式(10-6)和式(10-7)。

$$\chi^2 = \sum \frac{(|A-T|-0.5)^2}{T} \tag{10-6}$$

$$\chi^2 = \frac{(|ad-bc|-n/2)^2 n}{(a+b)(c+d)(a+c)(b+d)} \tag{10-7}$$

计数资料中的实际频数 A 是分类资料，是不连续的，而由式(10-3)计算的 χ^2 值是离散分布。统计量 χ^2 值的计算公式是基于 χ^2 分布的理论推导的，χ^2 分布是一种连续性的分布，而分析的资料为计数资料，是不连续的。用式(10-3)计算所得的值只能近似于 χ^2 分布，在 ν 大于 1，T 均大于 5 时这种近似性较好；当 ν 为 1，尤其当有 T 小于 5 时，这种近似性就差一些，所得的概率偏小，这时应对 χ^2 值进行连续性校正。

(3) 当 $n < 40$，或有 $T < 1$ 时，应当用 Fisher 确切概率法直接计算 P 值。另外，当用前几种方法计算出的 χ^2 值的概率 $P \approx \alpha$ 时，也需要应用 Fisher 确切概率法进行精确计算。

注意：就应用而言，无论是否经过连续性校正，若两种检验的结果基本一致，无须在此问题上纠缠。但是，当两种检验结果相互矛盾时，需要谨慎解释结果。为客观起见，建议将两种结论同时报告出来，以便他人判断。若两种结论一致，只需报道非连续性检验的结果。

二、配对设计 2×2 表资料 χ^2 检验

2×2 配对设计的原理与数值变量资料配对设计原理相同，只是结果数据为二分类的类型，配对分类数据的结果仅有 4 种结果，如表 10-3 所示。表 10-3 为配对设计的 2×2 表，其形式上与成组设计的 2×2 相同，但内容及检验方法各异。必须注意：该法适用于样本量不是很大的资料。因为本法仅考虑了两种处理结果不一致的情况(b, c)，而未考虑样本量 n 和两种处理结果一致的情况(a, d)。所以，当 n 很大且 a 和 d 的数值也很大(即两种处理方法的一致率较高)，b 和 c 的数值相对较小时，即使是检验结果有统计学意义，其实际意义往往也不大。

【例 10-2】 某医院用新法和旧法两种血清学方法检测 300 份血清标本中的癌胚抗原，得到结果如表 10-4，问两种检验方法的检验结果有无差别？

表 10-3 配对分类资料 2×2 表形式

甲法	乙法		合计
	+	−	
+	a	b	$a+b$
−	c	d	$c+d$
合计	$a+c$	$b+d$	n

表 10-4 两种血清学检验方法的检验结果情况

新法	旧法		合计
	+	−	
+	45 (a)	60 (b)	105
−	15 (c)	180 (d)	195
合计	60	240	300

1. 分析思路 本例的目的是比较两种方法的结果有无差别。把每份标本一分为二，分别用两种检验方法作检验，两份样本不是互相独立的一份样品，属于配对设计的计数资料，因此不能用 2×2 表资料的 χ^2 检验。从配对结果来看，则共有四种情形：①新法阳性、旧法阳性(a)；②新法阴性、旧法阴性(d)；③新法阳性、旧法阴性(b)；④新法阴性、旧法阳性(c)。在比较两种检测方法有无差别时，因 a、d 两格子实际频数与理论频数相同，对 χ^2 值影响较小，因此可通过比较 b、c 对子数之间有无差别来进行统计推断。可用以下公式(McNemar)计算检验统计量 χ^2 值。

当 $b+c \geq 40$ 时，用式(10-8)计算 χ^2 值。

$$\chi^2 = (b-c)^2 / (b+c) , \quad v=(R-1)(C-1) \tag{10-8}$$

当 $b+c < 40$ 时，需作连续性校正，见式(10-9)。

$$\chi^2 = \frac{(|b-c|-1)^2}{(b+c)} , \quad v=(R-1)(C-1) \tag{10-9}$$

2. 分析步骤

(1) **建立检验假设、确定检验水准**

H_0：两种检测方法总体检出的阳性率相同，即 $B=C$

H_1：两种检测方法总体检出的阳性率不同，即 $B \neq C$

$\alpha=0.05$

(2) **选择检验方法、计算统计量**：本例 $b+c=75>40$，不需要校正，可用式(10-8)计算 χ^2 值，将表中数据代入式(10-8)，得

$$\chi^2 = \frac{(b-c)^2}{(b+c)} = \frac{(60-15)^2}{(60+15)} = 27 , \quad v=(2-1)(2-1)=1$$

(3) **确定 P 值、做出推论**：由 χ^2 界值表(附表 6)得 $\chi^2_{0.05,1}=3.84$。本例 $\chi^2=27>3.84$，所以 $P<0.05$，按 $\alpha=0.05$ 的水准，拒绝 H_0，接受 H_1，提示两种检测方法阳性率的差异有统计学意义。

三、进行 2×2 表资料 χ^2 检验时常见的错误或问题

(1) 在实际应用中，对于 2×2 表资料，当资料符合需要校正的条件需要用校正的公式时，有人往往用非校正公式来计算 χ^2 值。

(2) 校正公式仅用于 $v=1$ 的 2×2 表资料，对 $v \geq 2$ 时的多组样本分布，一般不作校正。

第三节 $R \times C$ 表资料 χ^2 检验

一、$R \times C$ 表基本类型

$R \times C$ 表形式表达：①两个样本的多个构成比的比较，有 2 行 C 列，称为 $2 \times C$ 表；②多个样本率比较时，有 R 行 2 列，称为 $R \times 2$ 表；③多个样本的构成比比较，以及双向无序分类资料关联性检验时，有 R 行 C 列，称为 $R \times C$ 表。其检验方法仍可用 χ^2 检验基本公式计算检验统计量 χ^2 值。但因该公式需先计算各格子的理论频数 T_{RC}，手工计算时较为繁琐，一般用其专用公式(式(9-7))进行计算。该式也适用于 2×2 表资料，且与基本公式等价，但计算更为简便。

$$\chi^2 = n\left\{\Sigma\left(A^2/n_R n_C\right) - 1\right\}, \quad v = (R-1)(C-1) \tag{10-10}$$

式中，A 为各格子的实际频数，n_R、n_C 分别为 A 相对应的行合计数和列合计数。

二、多个样本率比较的 $R \times 2$ 表 χ^2 检验

【例10-3】 某医师研究西药疗法、针灸疗法和中药疗法治疗周围性面神经炎的疗效，资料见表10-5。问3种疗法的有效率有无差别？

表 10-5 三种疗法治疗周围性面神经炎的疗效

组别	有效	无效	合计	有效率(%)
西药	63	16	79	79.8
针灸	47	7	54	87.0
中药	65	3	68	95.6
合计	175	26	201	87.1

(一) 分析思路

本例目的是判断 3 种疗法有效率有无差异，资料采用完全随机设计，且为二分类变量，为 3 个样本率比较的 3×2 表资料，样本含量 $n \geqslant 40$，各格子理论频数 $T \geqslant 5$，故采用 3 个样本率比较的 $R \times 2$ 表 χ^2 检验。

(二) 分析步骤

1. 建立检验假设、确定检验水准

H_0：3 种疗法有效率相等

H_1：3 种疗法有效率不相等或不全相等

$\alpha = 0.05$

2. 选择检验方法、计算统计量 按式(9-7)计算 χ^2 值

$$\chi^2 = n\left(\sum \frac{A^2}{n_R n_C} - 1\right) = 201 \times \left(\frac{63^2}{175 \times 79} + \frac{16^2}{26 \times 79} + \cdots + \frac{3^2}{26 \times 68} - 1\right) = 8.143$$

$$v = (R-1)(C-1) = (3-1) \times (2-1) = 2$$

3. 确定 P 值、做出推论 查附表 6 χ^2 界值表，得 $P<0.05$。按 $\alpha=0.05$ 水准，拒绝 H_0，接受 H_1，差异有统计学意义，提示 3 种疗法治疗周围性面神经炎的有效率不同或不全相同。

三、2 个或多个构成比比较的 $R\times C$ 表 χ^2 检验

【例 10-4】 某研究者调查了甲、乙两地居民的 MN 血型分布，所得资料如表 10-6。问两地居民 MN 血型的构成比有无差别？

表 10-6 甲、乙两地居民血型样本的频数分布

组别	M	N	MN	合计
甲地	30(21.7)	36(26.1)	72(52.2)	138
乙地	48(43.3)	42(37.8)	21(18.9)	111
合计	78(31.3)	78(31.3)	93(37.4)	249

（一）分析思路

本例目的是判断两地居民血型构成比有无差异，资料采用完全随机设计，且为三分类无序变量，为 2 个样本构成比比较的 2×3 表资料，样本含量 $n\geq40$，各格子理论频数 $T\geq5$，故采用 2 个样本构成比比较的 2×C 表 χ^2 检验。

（二）分析步骤

1. 建立检验假设、确定检验水准
H_0：两地居民 MN 血型的总体构成比相同；
H_1：两地居民 MN 血型的总体构成比不相同；
$\alpha=0.05$

2. 选择检验方法、计算统计量 按式(10-10)计算 χ^2 值

$$\chi^2=n\left(\sum\frac{A^2}{n_R n_C}-1\right)=249\times\left(\frac{30^2}{78\times138}+\frac{36^2}{78\times138}+\cdots+\frac{21^2}{93\times111}-1\right)=30.01$$

$$v=(R-1)(C-1)=(2-1)\times(3-1)=2$$

3. 确定 P 值、做出推论 查 χ^2 界值表(附表 6)得 $P<0.05$。按 $\alpha=0.05$ 水准拒绝 H_0，接受 H_1，差异有统计学意义，提示两地居民 MN 血型的总体构成比不同。

四、双向无序 $R\times C$ 表资料 χ^2 检验

两个分类变量均为无序分类变量的行×列表资料称为双向无序 $R\times C$ 表资料，χ^2 检验可用于分析这类资料的相互关联关系。

【例 10-5】 某研究者测得某地 1987 人的 ABO 血型和 MN 血型分布，结果见表 10-7，问两种血型系统之间是否有关联？

表 10-7　某地 1987 人的不同血型分布

ABO 血型	MN 血型			合计
	M	N	MN	
A	112	200	362	674
B	150	112	219	481
O	205	135	310	650
AB	40	73	69	182
合计	507	520	960	1 987

（一）分析思路

本例目的是判断两种血型系统之间是否存在关联,资料为一份随机样本同时按两种属性分类的二维频数表,两个变量均为多分类无序变量,且样本含量 $n \geq 40$,各格子理论频数 $T \geq 5$,故采用双向无序分类资料关联性的 $R \times C$ 表 χ^2 检验。

（二）分析步骤

1. 建立检验假设、确定检验水准
H_0：两种血型系统间无关联；H_1：两种血型系统间有关联；$\alpha = 0.05$
2. 选择检验方法、计算统计量　　按式(10-10)计算 χ^2 值。

$$\chi^2 = n\left(\sum \frac{A^2}{n_R n_C} - 1\right) = 1987 \times \left(\frac{112^2}{507 \times 674} + \frac{200^2}{520 \times 674} + \cdots + \frac{69^2}{960 \times 182} - 1\right) = 71.52$$

$$v = (R-1)(C-1) = (4-1) \times (3-1) = 6$$

3. 确定 P 值、做出推论　　查附表 6 χ^2 界值表,得 $P < 0.05$。按 $\alpha = 0.05$ 水准,拒绝 H_0,接受 H_1,差异有统计学意义,提示两种血型系统间有关联。

（三）统计分析时常见的问题

1. 分析目的判别不清　　该题的目的是判断 2 种血型系统之间是否存在关联,而例 10-3 则是比较 3 种疗法效果的优劣。
2. 资料类型判别不清　　该资料是一份随机样本同时按两种属性分类的二维频数表,与例 10-3 中三个频率比较的数据不同,那里是三个独立样本,每份样本各有一个频数分布。

五、$R \times C$ 表 χ^2 检验的注意事项

（1）χ^2 检验要求理论数不宜太小：一般认为,$R \times C$ 表资料中各格的理论频数(T)不应小于 1,并且 $1 \leq T < 5$ 的格子数不宜超过格子数总数的 1/5。若出现上述情况,可通过以下方法解决：①增大样本量,以达到增大理论频数的目的；②根据专业知识,考虑删去理论频数太小的行或列,或者与邻近的行或列合并,但这样会损失信息,损害样本的随机性；③改用双向无序 $R \times C$ 表资料的 Fisher 确切概率法。

（2）多个样本率（构成比）比较：若所得的结论为拒绝检验假设,只能认为各总体率（或构成比）之间总的来说有差别（即不等或不全相等）,但不能说明它们彼此之间都有差别,或某两者之间有差别。要进一步推断哪些总体率（构成比）之间有差别,需进一步做多个样本率（构成比）的多重比较（参见第四节）。

（3）不管资料中的两个分类变量是有序还是无序,均用 χ^2 检验是不妥的：对于有序的 $R \times C$ 表资料不宜用 χ^2

检验，因为 $R\times C$ 表资料的 χ^2 检验与分类变量的顺序无关，当有序变量的 $R\times C$ 表资料中的分类顺序固定不变时，无论将任何两行(或两列)频数互换，所得 χ^2 值皆不变，其结论相同，这显然不妥。

(4) 对于单向有序 $R\times C$ 表资料的统计分析：当效应按强弱(或优劣)分为若干等级，如分为一、±、＋、＋＋、＋＋＋或治愈、显效、有效、无效、恶化、死亡几个等级时，因为效应等级是按照顺序排列的，属于单向有序行×列表。若比较各处理组的效应有无差异，宜选用秩和检验。

(5) 对于双向有序且属性不同的 $R\times C$ 表资料的统计分析：由于两个变量均有序，但属性不同，分析时可用等级相关分析或线性趋势性检验。而对于"疗程与疗效"的问题，两变量均有序。若想知道不同疗程患者疗效之间的差别是否有显著性时，可按单向有序 $R\times C$ 表资料处理。类似的情况还有年龄与疗效、病程与疗效等。

(6) 对于双向有序且属性相同的 $R\times C$ 表资料的统计分析：如用两种方法检测同一批糖尿病患者的尿糖，结果均用一、±、＋、＋＋、＋＋＋表示。要了解两种方法的检测结果是否一致，由于两种方法的检验结果均有序，且属性相同，分析时要用 Kappa 检验。

六、进行 $R\times C$ 表资料的 χ^2 检验时常见的错误或问题

(1) $R\times C$ 表资料的 χ^2 检验按研究目的通常分为两种类型，一是判断两个或多个样本率或构成比之间差异有无统计学意义，二是判断两个变量之间是否存在关联。研究目的不同，则资料组织和检验假设及结论都不相同，要注意加以区分。

(2) $R\times C$ 表资料的 χ^2 检验应进行适用条件的判定，通常情况下要求 $n\geqslant 40$，各格子理论频数 T 不应小于 1，且 $1\leqslant T<5$ 的格子数不宜超过格子数总数的 1/5。除此之外，若研究目的为判断两个或多个样本率或构成比之间差异有无统计学意义，则要求检验变量为二分类或无序变量；若研究目的为判断判断两个变量之间是否存在关联，则要求二者均为二分类或无序变量。

第四节　多个样本率或构成比多重比较

对 $R\times C$ 表资料的 χ^2 检验，若得出 $P<\alpha$，多个率(或构成比)之间存在差异，要进一步推断任两总体率(构成比)之间是否有差别，如果直接用 2×2 表资料的 χ^2 检验进行多重比较，将会增大犯 I 型错误的概率。要进一步解决此问题，需作多个率(或构成比)的多重比较。本章介绍 χ^2 分割法及基于 χ^2 分割原理的多重比较。

一、χ^2 分割法

χ^2 分割法是利用 χ^2 值的可加性原理，把原行×列表分为若干个分割表，这些分割表的 ν 之和等于原行×列表的 ν；其 χ^2 值之和十分接近原行×列表的 χ^2 值。分割的方法是将率(或构成比)最接近的两组数据分割出来，计算其 χ^2 值。若得 $P<0.05$，认为多个率(或构成比)不相等；若得 $P>0.05$ 则将其两组数据合并成一个样本，再把它与另一个较接近的样本比较，如此进行下去直至结束。

【例 10-6】　对例 10-3 中表 10-5 的资料进行两两比较，以推断是否任意两种疗法治疗面神经炎的有效率均有差别？

由前 $R\times C$ 表 χ^2 检验计算得到 $\chi^2=8.143$，$\nu=2$，结果为拒绝 H_0，接受 H_1，差异有统计学意义，提示 3 种疗法的有效率总的来说有差别。现在推断是否任意两种疗法的有效率均有差别？

(一) 分析思路

1. 分析的目的　比较 3 种疗法中任意 2 种疗法的效果是否存在差异。

2. 资料类型　三组二分类资料，即 3 个样本率比较的 $R\times 2$ 表资料。

(二) 分析步骤

1. 建立检验假设、确定检验水准

H_0: 任意两种疗法的总体有效率相同，即 $\pi_A = \pi_B$

H_1: 任意两种疗法的总体有效率不同，即 $\pi_A \neq \pi_2$

2. 选择检验方法、计算统计量   由表 10-5 中可知，西药组和针灸组有效率相差最小，可以先将它们从原表中分割出来，形成新的 2×2 表，见表 10-8。将数据代入基本计算式(9-1)，得 $\chi_1^2 = 1.192$，$v_1 = 1$。

表 10-8 三种疗法治疗周围性面神经炎疗效的两两比较

对比组	有效	无效	合计	有效率(%)	χ^2	P
西药	63	16	79	79.8		
针灸	47	7	54	87.0	1.192	0.275
合计	110	23	133	82.7		
西药+针灸	110	23	133	82.7		
中药	65	3	68	95.6	6.629	0.010
合计	175	26	201	87.1		

3. 确定 P 值、做出推论   查 χ^2 界值表(附表 6)得 $P > 0.05$。按 $\alpha = 0.05$ 水准，不拒绝 H_0，不能认为两种疗法有效率存在差别。可将这两组的人数合并为一个样本，再与中药组进行比较。

$$\chi_2^2 = \frac{(ad - bc)^2 n}{(a+b)(c+d)(a+c)(b+d)} = \frac{(110 \times 3 - 23 \times 65)^2 \times 201}{133 \times 68 \times 175 \times 26} = 6.629$$

$$v_2 = 1$$

查 χ^2 界值表(附表 6) $P < 0.05$。按 $\alpha = 0.05$ 水准，拒绝 H_0，接受 H_1，差异有统计学意义，提示中药组疗效比西药、针灸组的疗效高。

本例原总表 $\chi^2 = 8.143$，$v = 2$；经分割后合计的 $\chi^2 = 1.192 + 6.629 = 7.821$，与原总表 χ^2 值比较接近，误差是由于计算时的四舍五入造成的。总自由度也等于分割后两自由度之和，说明结果是可信的。如果前后结果相差很大，提示分割方法可能有误。

二、基于 χ^2 分割原理的多重比较

当多个样本率(构成比)比较的检验结果为拒绝检验假设时，若不经任何处理，而直接用分割法把原表分成多个独立的 2×2 表进行两两比较，会增加犯 I 型错误的概率。为了保证检验假设中 I 型错误 α 的概率不变，必须重新规定检验水准。因分析的目的不同，需要进行两两比较的次数也不同，重新规定检验水准的方法也有差别。通常有下述两种情况。

(一) 多个处理组间两两比较

分析的目的为 k 个处理组间，任意两组间有无差别时，根据排列组合的规律，须进行 C_k^2 次独立的 2×2 表 χ^2 检验。如果需要在整个检验过程中保证犯 I 型错误 α 的概率不变，则在每次假设检验时需参照新的检验水准 α'，两者的关系为

$$\alpha' = \frac{\alpha}{C_k^2} = \frac{\alpha}{\dfrac{k!}{2!(k-2)!}} = \frac{2\alpha}{k(k-1)} \tag{10-11}$$

式中，k 为处理组的个数。

【例 10-7】 对例 10-3 中表 10-5 的资料进行两两比较，以推断是否任意两种疗法治疗面神经炎的有效率均有差别？

1. 分析思路

(1) **分析目的**：比较 3 种疗法中任意 2 种疗法的效果是否存在差异。

(2) **资料类型**：三组二分类资料，即 3 个样本率比较的 $R \times 2$ 表资料。

2. 分析步骤

(1) **建立检验假设、确定检验水准**

H_0：任意两种疗法的总体有效率相同，即 $\pi_A = \pi_B$

H_1：任意两种疗法的总体有效率不同，即 $\pi_A \neq \pi_2$

$\alpha = 0.05$

本例为 3 个处理组间的任意两组进行比较，应参照的检验水准 α' 用式(10-11)估计，得

$$\alpha' = \frac{\alpha}{C_k^2} = \frac{\alpha}{\dfrac{k!}{2!(k-2)!}} = \frac{2\alpha}{k(k-1)} = \frac{2 \times 0.05}{3(3-1)} = 0.0167$$

(2) **选择检验方法、计算统计量**：根据 χ^2 分割法可将原表分割为 3 个独立 2×2 表，分别用 χ^2 检验基本公式计算 χ^2 值，结果如表 10-9 所示。

表 10-9　三种疗法有效率的两两比较

对比组	有效	无效	合计	χ^2	p
西药	63	16	79		
针灸	47	7	54	1.192	0.275
合计	110	23	133		
西药	63	16	79		
中药	65	3	68	8.148	0.004
合计	128	19	147		
针灸	47	7	54		
中药	65	3	68	2.925	0.087
合计	112	10	122		

(3) **确定 P 值、做出推论**：按 $\alpha' = 0.0167$ 检验水准，西药治疗与中药治疗组拒绝 H_0，接受 H_1，差异有统计学意义，提示两种治疗方法的有效率有差别；而西药组与针灸组、针灸组与中药组比较均不拒绝 H_0，差异无统计学意义，尚不能认为它们的有效率有差别。

(二) 各处理组与同一个对照组的比较

分析的目的是各试验组与同一个对照组进行比较，而各试验间不进行两两比较，检验的总次数相比于前者有所减少。其检验水准 α' 为

$$\alpha' = \frac{\alpha}{k} \tag{10-12}$$

式中，k 为试验组的个数。

【例10-8】 仍以例 10-3 中表 10-5 的资料为例，如果以西药治疗组为对照组，针灸治疗法和中药治疗法为试验组，试分析两试验组与对照组相比有效率是否有差别？

1. 分析思路

（1）分析的目的：以西药组为对照组，针灸和中药组为试验组，比较两试验组的疗效与对照组是否存在差异。

（2）资料类型：三组二分类资料，即 3 个样本率比较的 R×2 表资料。

2. 分析步骤

（1）建立检验假设、确定检验水准

H_0：各试验组与对照组的总体有效率相同，即 $\pi_T = \pi_C$

H_1：各试验组与对照组的有效率不同，即 $\pi_T \neq \pi_C$

$\alpha = 0.05$

本例为各试验组与同一对照组相比，其检验水准 α' 的大小可用式(10-12)估计。

$$\alpha' = 0.05/2 = 0.025$$

（2）选择检验方法、计算统计量：根据题意可将表 10-5 分割为两个 2×2 表，分别用 χ^2 检验基本公式计量统计量 χ^2 值，结果见表 10-10。

（3）确定 P 值、做出推论：按 $\alpha' = 0.025$ 检验水准，拒绝 H_0，接受 H_1，差异有统计学意义，提示中药治疗与西药两种治疗方法的有效率有差别；而针灸治疗与西药治疗有效率比较均不拒绝 H_0，差异无统计学意义，提示尚不能认为它们的有效率的差别有意义。

表 10-10 针灸疗法、中药疗法分别与西药疗法有效率的比较

对比组	有效	无效	合计	χ^2	P
西药	63	16	79		
针灸	47	7	54	1.192	0.275
合计	110	23	133		
西药	63	16	79		
中药	65	3	68	8.148	0.004
合计	128	19	147		

三、进行多个样本率或构成比多重比较时常见的错误或问题

（1）多个样本率或构成比间多重比较的适用条件：是在多个样本率(构成比)比较的检验结果为拒绝检验假设的情况下使用，若多个样本率(构成比)比较的检验结果为不拒绝检验假设，则无需进行多重比较。

（2）个样本率或构成比间多重比较按分析目的分为两种类型，分别为多个处理组间两两比较和各处理组与同一个对照组的比较。分析目的不同，则比较的次数也不相同，重新规定检验水准的方法也有差别，应注意区分。

【附】 例题和 SPSS 软件应用

一、SPSS 实现 χ^2 检验的过程

1. Analyze→Descriptive statistics→Crosstabs 过程 用于二分类或无序分类变量，检验两个或多个样本率或构成比之间的差异是否有统计学意义。

2. Analyze→Nonparametric Tests→Chi-Square 过程 用于数值变量或分类变量，检验实际频数与理论频数是否一致。

	组别	结果	例数
1	1.00	1.00	144.00
2	1.00	2.00	36.00
3	2.00	1.00	128.00
4	2.00	2.00	92.00

图10-2　2×2表资料的数据据格式

二、χ^2检验的 SPSS 操作步骤与分析结果

【实验10-1】 对例10-1资料进行 χ^2 检验。

1. 数据文件 3个列变量分别为 2×2 表中的行变量、列变量和频数变量。行变量名为"组别"，1＝"中药组"；2＝"西药组"。列变量名为"结果"，1＝"治愈人数"；2＝"未治愈人数"。频数变量名为"例数"，将 2×2 表中各格子内的频数输入此列。数据录入参见图10-2。

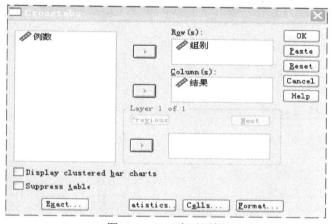

图10-3　2×2表对话框

2. 操作步骤

（1）加权频数：Data→Weight cases→Weight cases by（将频数变量选入框中返回）

（2）χ^2 检验：Analyze→Descriptive statistics→Crosstabs→"组别→Row"以及"结果→Column"对话框（如图10-3）→Statistics→Chi- square→ OK

3. 分析结果 $\chi^2=21.658$，$v=1$，$P=0.000$，差异有统计学意义。如表 10-13 所示。

表 10-13 例 10-1 的 χ^2 检验结果

	Value	df	Asymp. Sig. (2-sided)	Exact Sig. (2-sided)	Exact Sig. (1-sided)
Pearson Chi-Square	21.658[b]	1	.000		
Continuity Correction[a]	20.667	1	.000		
Likelihood Ratio	22.283	1	.000		
Fisher's Exact Test				.000	.000
Linear-by-Linear Association	21.604	1	.000		
N of Valid Cases	400				

a.Computed only for a 2×2 table,

b.0 cells (.0%) have expected count less than 5. The minimum expected count is 57.60.

注意：若有理论频数 T 在 1 至 5 之间或小于 1 时，需要进行连续性校正或用 Fisher 确切概率法直接计算 P 值。其 SPSS 检验的操作程序和例 10-1 一样，只是判断检验结果时应读取 SPSS 分析结果中的第 2 行（continuity correction）或第 4 行（Fisher's Exact Test）数据。

	新法	旧法	例数
1	1.00	1.00	45.00
2	1.00	2.00	60.00
3	2.00	1.00	15.00
4	2.00	2.00	180.00

图10-4　配对2×2表资料的数据格式

【实验10-2】 对例10-2资料进行 χ^2 检验。

1. 数据文件 3个列变量分别为 2×2 表中的行变量、列变量和频数变量。

行变量名为"新法"，1＝"＋"；2＝"－"；列变量名为"旧法"，1＝"＋"；2＝"－"；频数变量名为"例数"，将 2×2 表中各格子内的频数输入此列。数据录入如图8-4所示。

2. 操作步骤

（1）频数加权：Data→Weight cases→Weight cases by（将频数变量选入框中返回）。

（2）χ^2 检验：Analyze→Descriptive statistics→Crosstabs→"新法→Row"以及"旧法→Column"→Statistics→McNemar（图 10-5）→OK

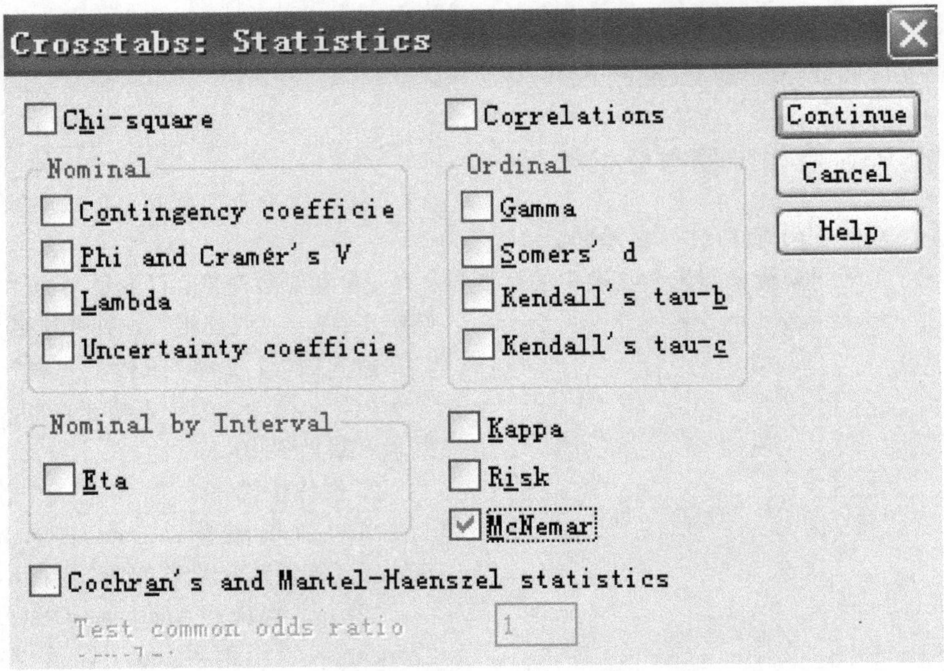

图10-5　配对2×2表检验对话框

3. 分析结果　　如表 10-14 所示。

表 10-14　例 **8-2** 的 χ^2 检验结果

	Value	Exact Sig. (2-sided)
McNemar Test		0.000[a]
N of Valid Cases	300	

a.Binomial distribution used.

结果提示：$P=0.000$（双侧），差异有统计学意义。

注意：配对 2×2 表资料的 χ^2 检验（McNemar 法）不给出 χ^2 值，只有 P 值。

【实验 10-3】　　对例 10-3 资料进行分析。

1. 数据文件　　3 个列变量分别为 2×2 表中的行变量、列变量和频数变量。行变量名为"组别"，1＝"西药组"；2＝"针灸组"；3＝"中药组"。列变量名为"结果"，1＝"有效人数"；2＝"无效人数"。频数变量名为"例数"，将 2×2 表中各格子内的频数输入此列。数据录入如图10-6 所示。

2. 操作步骤

（1）**频数加权**：Data→Weight cases→Weight cases by（将频数变量选入框中返回）

	组别	结果	例数
1	1.00	1.00	63.00
2	1.00	2.00	16.00
3	2.00	1.00	47.00
4	2.00	2.00	7.00
5	3.00	1.00	65.00
6	3.00	2.00	3.00

图10-6　$R \times C$ 表资料的数据格式

（2）χ^2 **检验**：Analyze→Descriptive statistics→Crosstabs→"组别→Row"以及"结果→Column"对话框→Statistics→Chi-square→OK

3. 分析结果　　如表 10-15 所示。

表 10-15　例 9-3 的 χ^2 检验结果

Chi-Square Tests

	Value	df	Asymp. Sig. (2-sided)
Pearson Chi-Square	8.143[a]	2	.017
Likelihood Ratio	8.973	2	.011
Linear-by-Linear Association	8.089	1	.004
N of Valid Cases	201		

a. 0 cells(.0%) have expected count less than

　5 The minimum expected count is 6.99.

结果：$\chi^2=8.143$，$v=2$，$P=0.017$（双侧），差异有显著的统计学意义。

例 10-4 和例 10-5 的 SPSS 分析过程与例 10-3 相同。

导 学

1. 掌握秩和检验的概念及应用范围。
2. 熟悉秩和检验的类型、用途和检验方法。
3. 了解秩和检验的基本思想和检验步骤。

　　t 检验、u 检验和方差分析都是在总体满足一定的分布的前提下对参数进行假设检验的方法，统称为参数检验(parametric test)。但是，在实践中，常常会遇到一些资料的总体分布类型未知，或资料分布类型已知，但不符合正态分布，或某些变量可能无法精确测量的资料，如患者和正常人的血铁蛋白、不同药物的溶解时间、实验鼠发癌后的生存日数、证型评分等。对于此类资料的统计分析，除了进行变量变换或 t' 检验外，可采用不依赖于总体分布类型、不对总体参数进行统计推断，而是对总体的分布形状或分布位置进行假设检验的非参数检验(nonparametric test)，亦称任意分布检验(distribution-free test)。非参数检验的方法有很多，如卡方检验、游程检验、符号检验、秩和检验等等，本章主要介绍秩和检验的方法。

第一节　秩和检验概述

一、秩和检验的概念与基本思想

　　秩和检验是 Wilconxon 在 1945 年首先提出了比较两个总体分布函数的秩和检验法。秩和检验以及其他的秩检验法，都是建立在秩及秩统计量基础上的非参数方法。

　　1. 概念　　秩即秩次(rank)，指全部观测值按某种顺序排列的次序。秩和(rank sum)是指同组秩次之和。秩和检验(rank sum test)将资料数据从小到大依次排队并统一编秩，分组求出秩和，然后用秩和作为统计量进行假设检验的方法。

　　2. 基本思想　　先将原始资料在不分组别的情况下从小到大编秩，然后分组将秩次相加。若相比较组之间的秩和接近，则认为各组间没有差别；如果相比较组之间的秩和相差悬殊，则认为各组间存在差别。

二、秩和检验的应用范围及优缺点

　　1. 应用范围　　秩和检验的应用范围非常广，尤其适用于以下几种情况：

（1）总体分布类型未知，或资料分布类型已知，但不符合正态分布的资料。

（2）某些可能无法精确测量，只能以严重程度、优劣等级、次序先后等表示的等级资料。

（3）个别数据偏大或数据的某一端或两端为不确定值的资料，例如"＞50"或"＜0.1"等。

（4）各总体方差不齐的资料。

　　2. 秩和检验的优点

（1）不受总体分布限制，适用面广。

(2) 适用于等级资料及两端无缺定值的资料。

(3) 易于理解，易于计算。

3. 秩和检验的缺点　秩和检验没有充分利用资料提供的信息，如果是满足参数检验条件的变量，并且已知服从或者经变量转换后服从某个特定分布(如正态分布)，这时人为地将精确测量值变成顺序的秩，将丢失部分信息，造成检验效能$(1-\beta)$下降，以至于组间有差异时不能检出。

4. 应用中的注意事项　①注意应用条件；②编秩时相同值要取平均秩次；③相同秩次较多时，统计量要校正。

三、秩和检验方法的选择及检验效能

1. 秩和检验方法的选择要求

(1) **单样本资料**：来自正态总体时用单样本t检验；若来自非正态总体或总体分布无法确定，可采用Wilcoxon符号秩和检验方法。

(2) **配对设计资料**：二分类变量，可用 McNemar 检验；有序多分类变量，可用 Wilcoxon 符号秩和检验；连续型变量，若来自正态总体，可用配对 t 检验，否则，用 Wilcoxon 符号秩和检验。

(3) **两组独立样本**：二分类变量，可用 2×2 表 χ^2 检验；无序多分类变量，可用 $R\times C$ 表 χ^2 检验；有序多分类变量，宜用 Wilcoxon 秩和检验；连续型变量，若来自正态总体，可用独立样本 t 检验，否则，用 Wilcoxon 秩和检验。

(4) **多组独立样本**：二分类变量或无序多分类变量，可用 $R\times C$ 表 χ^2 检验。有序多分类变量宜用 Kruskal-Wallis 秩和检验。连续型变量值，来自正态总体且方差相等，可用单因素方差分析，否则，进行数据变换使其满足正态性或方差齐的要求后，采用单因素方差分析；数据变换仍不能满足条件时，可用 Kruskal-Wallis 秩和检验。

(5) **随机区组设计**：来自正态总体且方差相等，可用随机区组设计方差分析；否则，进行数据变换使其满足正态性或方差齐的要求后，用方差分析进行分析；数据变换仍不能满足条件时，可用 Friedman 秩和检验。

2. 秩和检验的检验效能　当数据资料满足参数检验方法时，用非参数检验方法会增加犯Ⅱ类错误的概率β，即检验效能降低，有差异而不能检出；当数据资料不满足参数检验方法时，用非参数检验方法，其检验效能会高于参数检验方法。例如，若满足 t 检验的前提条件，在样本含量较小时(如 $n=10$)，t 检验、秩和检验的效能均很低，但 t 检验的效能略高一些；而当样本含量增加时，两种检验的功效随之增加，且差别不大。若样本来自非正态分布，在样本含量小时，t 检验的效能很低，Wilcoxon 秩和检验的效能较高；随着样本含量的增大，Wilcoxon 秩和检验的效能高于 t 检验，有时甚至高出很多。如果不清楚资料是否符合参数检验的检验条件，不要贸然应用参数检验方法。

第二节　配对设计资料的符号秩和检验

一、基本思想

配对设计资料的符号秩和检验是在20世纪40年代由美国化学家 Frank Wilcoxon 首次提出，故又称 Wilcoxon 符号秩和检验(Wilcoxon signed-rank test)，主要用于不满足参数检验条件的配对设计资料。其基本思想是：若检验假设成立，则差值的总体分布应是对称的，故正负秩和相差不应悬殊。例如，按例 11-1 的方法步骤建立假设并求出 T_+、T_-。重复所有可能组合的样本，得秩和 T_+(或 T_-)的分布。随着 n 增大，T 的分布逐渐逼近均数为 $n(n+1)/4$、方差为 $n(n+1)(2n+1)/24$ 的正态分布，当 $n>25$ 时，T 的分布近似正态分布。如果 H_0 成立，即差值总体中位数为 0，则理论上样本的正负秩和应相等，即 T 应为总秩和的一半，即 $T=n(n+1)/4$。由于存在抽样误差，T 应接近 $n(n+1)/4$，即超出按 α 水准所列界值范围的可能性不会很大。T 愈小，与 $n(n+1)/4$ 的差距越大，则相应的 P 值就越小。当 $P \leqslant \alpha$ 时，则拒绝 H_0，接受 H_1。

二、检验步骤

【例 11-1】 某医院用中药结肠透析疗法治疗慢性重型肝炎，治疗前后测量血清中谷丙转氨酶的含量，结果如表 11-1 所示。问治疗前后血清中谷丙转氨酶有无差别？

表 11-1 中药结肠透析疗法治疗慢性重型肝炎患者治疗前后血清中的谷丙转氨酶(nmol/s)

样本号 (1)	治疗前 (2)	治疗后 (3)	差值 (4)＝(2)-(3)	正差值秩次 (5)	负差值秩次 (6)
1	60	70	−10		6
2	142	128	14	10	
3	212	220	−8		3
4	76	82	−6		2
5	38	47	−9		4
6	212	221	−9		5
7	215	227	−12		8
8	98	110	−12		8
9	202	190	12	8	
10	38	40	−2		1
				$T_+=18$	$T_-=37$

(一) 分析思路

本研究欲比较治疗前后血清中谷丙转氨酶有无差别，研究指标为谷丙转氨酶，属于配对设计的数值变量资料，一个处理因素；且 $n=10$，为小样本，对其配对差值作正态性检验得 $W=0.760$，$P=0.005<0.05$，即差值不满足正态分布，故不宜选用配对 t 检验。现用 Wilcoxon 符号秩和检验对其进行检验。

(二) 分析步骤

1. 建立假设、确定检验水准

H_0：治疗前后结果相同，即差值总体中位数等于零

H_1：治疗前后结果不同，即差值总体中位数不等于零

$\alpha=0.05$

2. 选择检验方法、计算统计量

(1) **编秩**：求各对数据差值，如表 11-1 中的第(4)列；按差值的绝对值大小编秩，如第(5)和(6)列。编秩时需注意：①遇到差值=0 的对子，舍去不计，即总对子数相应减少；②差值的绝对值相等时，若符号相同，按顺序编秩；若符号不同，取其平均秩次。

例如：如表 11-1 第(4)列中的"−12、−12、12"其位次是 7、8、9，平均秩次＝(7+9)/2＝8。

(2) **求秩和**：分别求正负秩和 T_+ 和 T_-，若为双侧检验，以二者绝对值较小者为检验统计量 T 值；若为单侧检验，任取 T_+(或 T_-)作为检验统计量 T。本例正秩和 $T_+=18$，负秩和 $T_-=37$。取双侧检验，故 $T=T_+=18$。

由于 $T_+ + T_- = n(n+1)/2$(n 为差值不等于 0 的对子数)，故可通过对此式的计算来检验 T_+ 和 T_- 的计算是否有误。

3. 确定 P 值、做出推论

当 $n \leqslant 50$ 时，可查"附表7　T 界值表(配对比较的符号秩和检验用)"。若检验统计量 T 值在所查 T_α 界值范围内，其 $P > \alpha$；若 T 值在 T_α 界值范围外(包含界点)，则 $P \leqslant \alpha$。

本例 $n = 10$，$T = 18.5$，查"附表7　T 界值表(配对比较的符号秩和检验用)"，得 $T_{0.05/2,10}$ 界值范围为 $8\sim47$，T 落在此界值范围内，故 $P > 0.05$，按 $\alpha = 0.05$ 的水准，不拒绝 H_0，差异无显著的统计学意义，尚不能认为治疗前后血清中谷丙转氨酶含量有差别。

若 $n > 50$ 时，无法查附表7，可用正态近似法计算 u 值进行 u 检验，其公式为

$$u = \frac{|T - n(n+1)/4| - 0.5}{\sqrt{n(n+1)(2n+1)/24}} \tag{11-1}$$

若相同秩次较多时，u 值需进行校正。

$$u_c = \frac{|T - n(n+1)/4| - 0.5}{\sqrt{\dfrac{n(n+1)(2n+1)}{24} - \dfrac{\sum(t_j^3 - t_j)}{48}}} \tag{11-2}$$

三、进行配对设计资料的符号秩和检验时常见的错误或问题

(1) 样本量较小时，不论配对差值是否满足正态分布而直接用配对设计的 t 检验。

(2) 进行配对设计资料的符号秩和检验采用了与配对设计的 t 检验相同的无效假设和备择假设。

(3) "当样本量较大时，可用正态近似法对秩和进行 u 检验"，往往错误地认为此时的检验方法为参数检验方法。

第三节　完全随机设计两样本比较的秩和检验

完全随机设计两样本比较时可采用 Wilcoxon Mann-Whitney test 方法，此方法主要用于不满足正态分布和方差齐性要求的数值变量资料及有序分类变量资料的两样本的比较。其目的是比较两样本分别代表的总体分布是否相同。

一、基本思想

如果 H_0 成立，则两样本来自分布相同的总体，理论上两样本的平均秩次应相等，且都等于总体的平均秩次，即 $T_1/n_1 = T_2/n_2 = (N+1)/2$。由于抽样误差的存在，含量为 n_1 样本的秩和 T_1 应在其平均秩和 $n_1(N+1)/2$ 左右变化，即不会相差太大；如相差悬殊，超出所列界值范围，就拒绝 H_0，接受 H_1。提示两总体分布位置不同。

二、检验步骤

(一) 两组数值变量资料的秩和检验

【例 11-2】　某医师用中药和西药治疗更年期综合证属阴虚火旺型患者，治疗后患者促卵泡(follicle-stimulating hormone，FSH)水平如表 11-2 所示，问两组患者 FSH 水平有无差别？

表 11-2 中药和西药治疗更年期综合证属阴虚火旺型患者的 FSH（IU/L）

中药组	秩次	西药组	秩次
38.39	1	86.24	18.5
82.16	16	79.24	15
78.19	14	89.34	21
72.34	8	74.56	9
89.06	20	44.15	5
41.08	2	49.63	7
76.32	10	44.15	6
86.24	18.5	77.09	11
42.62	4	42.38	3
77.25	12	84.39	17
		78.03	13
$n_1=10$	$T_1=105.5$	$n_1=11$	$T_1=125.5$

1. 分析思路

本研究欲比较更年期综合证属阴虚火旺型患者治疗后血清内分泌激素 FSH 水平有无差别，研究指标为 FSH 水平，属于完全随机设计的数值变量资料，一个处理因素；且 $n_1=10$，$n_2=11$，为小样本，对两组数据分别作正态性检验，得 $W_1=0.808$，$P=0.018<0.05$，$W_2=0.818$，$P=0.016<0.05$，两组数据均不服从正态分布，故不宜用两独立样本比较的 t 检验，宜采用 Wilcoxon Mann-Whitney test 方法。

2. 分析步骤

（1）建立假设、确定检验水准

H_0：两组患者 FSH 水平的总体分布相同

H_1：两组患者 FSH 水平的总体分布不同

$\alpha=0.05$

（2）选择检验方法、计算统计量

1）编秩：将两组数据由小到大统一编秩。编秩时如遇有相同数据时，可分两种情况处理：①相同数据在同一组，如西药组有两个数据都是 44.15，其秩次按位置顺序记为 5、6。②相同数据不在同一组，如两组各有一个 86.25，秩次应为 18.5，应取其平均秩次（18+19）/2=18.5。

2）求秩和：分别求两组秩和 T_1 和 T_2。当 $n_1\neq n_2$ 时，以样本量较小者为 n_1，其秩和为统计量 T 值。当 $n_1=n_2$ 时，可取任一组的秩和为 T 值。

本例：$n_1=10$，$n_2=11$，$T=T_1=105.5$

由于 $N=n_1+n_2$，则 $T_1+T_2=N(N+1)/2$。可通过对此式的计算来检验秩和的计算是否有误。

（3）确定 P 值、做出推论

1）查表法：当 $n_1\leqslant15$、$n_2-n_1\leqslant10$ 时，查"附表 8 T 界值表（两样本比较的秩和检验用"，若 T 值在 T_α 界值范围内，则 $P>\alpha$；若 T 值在 T_α 界值范围外或等于界值，则 $P\leqslant\alpha$。

2）本例 $n_1=10$，$n_2-n_1=1$，$T=105.5$，查 T 界值表（附表 8），得 $T_{0.05/2}$ 界值范围为 81～139，T 在此范围，故 $P>0.05$，不拒绝 H_0，差异无统计学意义，尚不能认为两组患者 FSH 水平有差别。

3）正态近似法：如果 n_1 或 n_2-n_1 超出附表 6 的范围，可用正态近似法，即 u 检验，按下式计算 u 值。

$$u=\frac{|T-n_1(N+1)/2|-0.5}{\sqrt{n_1 n_2(N+1)/12}} \tag{11-3}$$

式中，$N = n_1 + n_2$，0.5 为连续性校正数。若相同秩次较多时(超过 25%)，尤其是在有序分类变量资料分析中，采用公式 10-1 计算的 u 值偏小，须按式(11-4)校正。

$$u_c = u \big/ \sqrt{c}, \quad c = 1 - \frac{\sum (t_j^3 - t_j)}{n^3 - n}, \quad t_j \text{ 为第 } j \text{ 个相同秩次的个数} \tag{11-4}$$

(二) 两组单向有序分类变量资料的秩和检验

【例 11-3】　某医院用复方石苇冲剂治疗老年慢性支气管炎患者 216 例，疗效见表 11-3，问该药对两型支气管炎治疗效果是否相同？

表 11-3　复方石苇冲剂对单纯型和喘息型老年慢性支气管炎患者的疗效

疗效	人数					秩和	
	单纯型	喘息型	合计	秩次范围	平均秩次	单纯型	喘息型
(1)	(2)	(3)	(4)	(5)	(6)	(7) = (2)(6)	(8) = (3)(6)
控制	62	20	82	1～82	41.5	2 573.0	830.0
显效	41	37	78	83～160	121.5	4 981.5	4 495.5
好转	14	16	30	161～190	175.5	2 457.0	2 808.0
无效	11	15	26	191～216	203.5	2 238.5	3 052.5
合计	128	88	216	—	—	12 250.0	11 186.0

1. 分析思路

本研究欲比较复方石苇冲剂治疗两型支气管炎的效果有无差别，研究指标为疗效，属于完全随机设计的有序分类资料，故不宜用 χ^2 检验，宜用 Wilcoxon Mann-Whitney test 方法。

2. 分析步骤

(1) 建立假设，确定检验水准

H_0：两型支气管炎疗效分布相同；

H_1：两型支气管炎疗效分布不同；

$\alpha = 0.05$

(2) 选择检验方法，计算统计量

1) 编秩：将两组数据按照等级顺序由小到大统一编秩。

计算各等级的合计人数，见表 11-3 第(4)列；确定各等级的秩次范围，见表 11-3 第(5)列；求出各等级的平均秩次，见表 11-3 中第(6)列，如控制人数共 82 人，秩次范围 1～82，平均秩次为 (1+82)/2=41.5，余类推。

2) 求各组秩和：见表 11-3 中第(7)(8)列。

$n_1 = 88$，$n_2 = 128$，$N = n_1 + n_2 = 216$。

$T_1 = 41.5 \times 62 + 121.5 \times 41 + 175.5 \times 14 + 203.5 \times 11 = 12250$

$T_2 = 41.5 \times 20 + 121.5 \times 37 + 175.5 \times 16 + 203.5 \times 15 = 11186.0$

由于 $n_1 = 88$，超出 T 界值表(附表 8)范围，代入式(11-3)求 u 值，因资料中相同秩次较多，按式(11-4)校正。

$$u = \frac{\left| 11186 - 88 \times (216+1)/2 \right| - 0.5}{\sqrt{88 \times 128 \times (216+1)/12}} = 3.628$$

$$c = 1 - \frac{(82^3 - 82) + (78^3 - 78) + (30^3 - 30) + (26^3 - 26)}{216^3 - 216} = 0.8938$$

$$u_c = 3.628 \big/ \sqrt{0.8938} = 3.837$$

(3) 确定 P 值，做出推论：例，$u_c = 3.837 > 2.58$，故 $P < 0.01$，按 $\alpha = 0.05$ 水准拒绝 H_0，接受 H_1，差异有显

著的统计学意义，可认为复方石苇冲剂治疗两型支气管炎的疗效不同，对单纯型疗效较好(疗效由好到差排序，其平均秩和较小)。

注意: 诸如本例资料，若用 $R \times C$ 表 χ^2 检验，由于 χ^2 检验没有考虑等级顺序所提供的信息，所得结果为疗效相同。而秩和检验考虑了等级顺序，更适合于单向有序资料的比较。

三、进行完全随机设计两样本秩和检验时应注意的问题

(1) 完全随机设计两样本比较的秩和检验主要适用于数值变量资料或有序分类变量资料的比较，此时比较的是总体分布而非参数，故与完全随机设计 t 检验的无效假设和备择假设是不同的。

(2) 完全随机设计两样本比较的秩和检验对资料的独立性有要求，对资料的正态性和方差齐性没有要求，故满足独立性而没有满足正态性或方差齐性的两组资料的比较可用完全随机设计两样本秩和检验。

(3) 两组单向有序分类变量资料平均效应的比较不能用 χ^2 检验，而必须用秩和检验。因为 χ^2 检验只能回答组间的疗效构成有无差别，不能说明平均效应有无差别。

第四节　完全随机设计多个样本比较的秩和检验

进行完全随机设计的多个数值变量资料的检验时，若它们的总体不能满足正态性和方差齐性的要求，可采用 Kruskal-Wallis 秩和检验，也称 K-W 检验或 H 检验。此法还可用于多组有序分类变量资料的比较。其目的是比较多个样本分别代表的总体分布位置是否相同。此时卡方检验只能检验出各组间内部的构成比不同，而不能比较各组间的优劣关系。

一、多组数值变量资料的秩和检验

【例 11-4】　研究不同证型反复呼吸道感染患儿外周血 CD_8^+ 细胞的表达，测定三组儿童外周血 CD_8^+ 细胞百分率(T 细胞中 CD_8^+ 细胞的百分率)数据如表 11-4 中(1)、(3)、(5)列，试比较三组儿童外周血 CD_8^+ 细胞百分率有无差别？

表 11-4　三种不同证型反复呼吸道感染患儿外周血 CD_8^+ 细胞百分率(%)

正常组 (1)	秩次 (2)	肺脾气虚组 (3)	秩次 (4)	肺脾气阴两虚组 (5)	秩次 (6)
24.20	21	13.26	3	20.46	15
66.32	30	18.59	10	22.14	18
18.52	9	20.14	13	29.38	23
19.61	11	20.36	14	16.19	6
50.43	28	20.76	16	14.06	5
28.41	22	18.37	8	11.37	1
30.16	24	30.25	25	17.56	7
23.34	19	31.63	26	12.48	2
21.06	17	23.47	20	13.61	4
19.26	12	52.18	29	42.53	27
R_i	193		164		108
n_i	10		10		10
$\bar{R}_i$	19.3		16.4		10.8

(一) 分析思路

本研究欲比较三组儿童外周血 CD_8^+ 细胞百分率有无差别，研究指标为 CD_8^+ 细胞百分率，属于完全随机设计的数值变量资料，一个处理因素；且 $n_1 = 10$，$n_2 = 10$，$n_3 = 10$，为小样本，对三组数据分别作正态性检验，

得 $W_1=0.743$，$P=0.003<0.05$，$W_2=0.798$，$P=0.014<0.05$，$W_3=0.798$，$P=0.028<0.05$，三组数据均不服从正态分布，故不宜用完全随机设计资料多组比较的方差分析，宜用 Kruskal-Wallis 秩和检验。

（二）分析步骤

1. 建立假设、确定检验水准

H_0：3 组儿童 CD_8^+ 细胞百分率总体分布位置相同

H_1：3 组儿童 CD_8^+ 细胞百分率总体分布位置不同或不全相同

$\alpha=0.05$

2. 选择检验方法、计算统计量

(1) 编秩：将 3 组检测值分别由小到大排序，统一编秩，方法同例 11-2。

(2) 求秩和：各组秩和用 R_i 表示，n_i 为各组样本数，各组平均秩和 $\bar{R}_i=R_i/n_i$，n 为总例数，代入式(11-5)计算 H 值。

$$H=\frac{12}{n(n+1)}\sum\frac{R_i^2}{n_i}-3(n+1) \tag{11-5}$$

$$H=\frac{12}{30(30+1)}\times\frac{193^2+164^2+108^2}{10}-3(30+1)=4.818$$

3. 确定 P 值、做出推论

(1) 当组数 $k=3$，$n_i\leqslant5$，可查"附表 9　H 界值表(三样本比较的秩和检验用)"得 P 值。

(2) 当不满足条件(1) 时，H 近似地服从 $v=k-1$ 的 χ^2 分布，查 χ^2 界值表(附表 6)得 P 值。

本例 $k=3$，最小样本例数 >5，$v=k-1=3-1=2$，查 χ^2 界值表(附表 6)得 $\chi^2_{0.05,2}=5.99$，$P>0.05$，不拒绝 H_0，差异无统计学意义，故尚不能认为三组儿童外周血 CD_8^+ 细胞百分率不同。

二、多组单向有序分类变量资料的秩和检验

这类资料的特点是无原始值，只知其所在组段，故应用该组段秩次的平均值作为其秩次，在此基础上计算秩和并进行假设检验，其步骤与两组或多组比较秩和检验相同。需注意的是由于样本含量较多，相同秩次也较多，应用校正后的 u 值和 H 值。

【例 11-5】　某医院用 3 种复方制剂治疗慢性胃炎，数据见表 11-5，试比较其疗效。

表 11-5　3 种复方制剂治疗慢性胃炎患者疗效比较

疗效	例数				秩次范围	平均秩次	秩和(R_i)		
	复方 I (1)	复方 II (2)	复方 III (3)	合计 (4)	(5)	(6)	复方 I (7)=(1)(6)	复方 II (8)=(2)(6)	复方 III (9)=(3)(6)
痊愈	42	5	6	53	1～53	27	1 134	135	162
显效	186	17	20	223	54～276	165	30 690	2 805	3 300
好转	75	36	26	137	277～413	345	25 875	12 420	8 970
无效	50	42	31	123	414～536	475	23 750	19 950	14 725
合计	353	100	83	536	—	—	81 449	35 310	27 157

(一) 分析思路

本研究欲比较 3 种复方制剂治疗慢性胃炎的效果有无差别，研究指标为疗效，属于完全随机设计的有序分类资料，故不宜用 χ^2 检验，宜用 Kruskal-Wallis 秩和检验。

(二) 分析步骤

1. 建立假设、确定检验水准

H_0：三种复方制剂疗效的总体分布位置相同

H_1：三种复方制剂疗效的总体分布位置不同或不全相同

$\alpha = 0.05$

2. 选择检验方法、计算统计量

(1) 编秩：同例 11-3。

(2) 求秩和 (R_i)：如表 11-5 中第 (7) ～ (9) 列。

(3) 计算统计量 H 值：代入式 (11-5) 求 H 值。

$$H = \frac{12}{536(536+1)} \left(\frac{81449^2}{353} + \frac{35310^2}{100} + \frac{27157^2}{83} \right) - 3(536+1) = 62.750$$

当各样本相同秩次较多时，式 (11-3) 计算所得的 H 值偏小，应按式 (11-6) 作校正。

$$H_c = H/c , \qquad 式中, \quad c = 1 - \frac{\sum(t_j^3 - t_j)}{n^3 - n} \tag{11-6}$$

由于此资料的各样本相同秩次较多，代入式 (11-4) 校正。

$$c = 1 - \frac{(53^3 - 53) + (223^3 - 223) + (137^3 - 137) + (123^3 - 123)}{536^3 - 536} = 0.8982$$

$$H_c = \frac{H}{c} = \frac{62.750}{0.8982} = 69.862$$

3. 确定 P 值、做出推论　　本例需查 χ^2 界值表 (附表 6) 得 $\chi^2_{0.05,2} = 5.99$，$P < 0.05$，按 $\alpha = 0.05$ 水准，拒绝 H_0，接受 H_1，差异有显著的统计学意义，提示 3 种复方制剂治疗慢性胃炎疗效不同或不全相同。

三、进行完全随机设计多个样本的秩和检验时常见错误或问题

(1) 完全随机设计多样本比较的秩和检验主要适用于数值变量资料或有序分类变量资料的比较，此时比较的是总体分布而非参数，故与完全随机设计方差分析的无效假设和备择假设是不同的。

(2) 完全随机设计多样本比较的秩和检验对资料的独立性有要求，对资料的正态性和方差齐性没有要求，故满足独立性而没有满足正态性或方差齐性的多组资料的比较可用完全随机设计多样本秩和检验。

(3) 多组单向有序分类变量资料平均效应的比较不能用 χ^2 检验，而必须用秩和检验。因为 χ^2 检验只能回答组间的疗效构成有无差别，不能说明平均效应有无差别。

第五节 随机区组设计资料的秩和检验

一、基本思想

随机区组设计资料的秩和检验是 M. Friedman 在符号检验的基础上提出来的，又称 Friedman M 检验 (Friedman M test)，用于推断随机区组设计的多个相关样本所来自的多个总体分布是否有差别。其基本思想是：各区组内的观测值按从小到大的顺序进行编秩，如果各处理的效应相同，各区组内秩次 1，2，$\cdots$，k 应以相等的概率出现在各处理(列)中，各处理组的秩和应该大致相等，不太可能出现较大差别。如果按上述方法所得各处理样本秩和 R_1，R_2，$\cdots$，R_k 相差很大，就有理由怀疑各处理组的总体分布是否相同。

二、检验步骤

以例 11-6 说明其检验步骤。

【例 11-6】 为观察麝香对小鼠急性脑缺血缺氧的影响，进行小鼠常压耐缺氧实验，24 只小鼠按不同窝别分为 8 个区组，再把每个区组中的小鼠随机(随机数字表法)分配到 3 个不同的处理组，结果如表 11-6 所示，问不同处理组的小鼠存活时间是否有差别？

(一) 分析思路

(1) **分析的目的**：推断各处理组样本分别代表的总体分布是否相同。
(2) **资料类型**：随机区组设计的计量资料。
(3) **实验设计类型**：RCT。
(4) **研究因素与水平数**：一个处理因素，有 3 个水平；一个区组因素，有 8 个水平。
(5) **数据分布特征**：时间资料不服从正态分布。
(6) **样本量大小**：24 例。

表 11-6 不同处理组常压耐缺氧小鼠存活时间(min)

区组	处理组(秩次)		
	正常组 (1)	西药组(2)	麝香组(3)
1	31.49	39.43	40.32
2	34.26	45.59	48.13
3	27.31	37.45	35.34
4	29.45	43.11	39.37
5	30.16	40.13	41.55
6	27.47	32.34	45.03
7	23.46	44.53	38.10
8	28.56	38.45	39.41
R_i	8	19	21

(二) 分析步骤

1. 建立假设、确定检验水准

H_0：3 个不同处理组的小鼠存活时间总体分布相同

H_1：3 个不同处理组的小鼠存活时间总体分布不同或不全相同

$\alpha = 0.05$

2. 选择检验方法、计算统计量 将各区组内数据由小到大编秩，见括号内数字，遇相同数值取平均秩次，

再求各处理组秩和 R_i。

$$M = \frac{12}{bk(k+1)} \sum R_i^2 - 3b(k+1) \tag{11-7}$$

式中，b 为区组数；k 为处理组数。

本例：$b=8$，$k=3$，$R_1=8$，$R_2=19$，$R_3=21$，代入式(11-7)，得

$$M = \frac{12}{8 \times 3(3+1)}(8^2 + 19^2 + 21^2) - 3 \times 8(3+1) = 12.25$$

3. 确定 P 值、做出推论 本例：$b=8$，$k=3$，查"附表 10 M 界值表(随机区组比较的秩和检验用)"，得 $M_{0.05}=6.25$，$P<0.05$，按 $\alpha=0.05$ 水准，拒绝 H_0，接受 H_1，差异有统计学意义，可认为 3 个不同处理组的小鼠存活时间不同或不全相同。

三、进行随机区组设计资料的秩和检验时应注意的问题

(1) 对于随机区组设计的资料，应进行正态性检验，根据判定的结果选择合适的统计分析。若资料服从正态分布，选用随机区组设计资料随机区组设计的资料；若资料不服从正态分布，宜用 Friedman M 秩和检验。

(2) 编秩时遇相同数值不懂得取其平均秩次。

(3) 有统计学意义时没有继续进行各处理组间的多重比较。

第六节 多个样本两两比较的秩和检验

一、完全随机设计多个样本两两比较

在使用 Kruskal-Wallis H 检验推断多个总体是否不等时，若推断结论为拒绝 H_0，接受 H_1，仅是从整体而言认为差别有显著性意义，只能得出各总体分布不全相同的结论，但不能说明任两个总体分布不同。若要进一步推断是哪两个总体分布不同，各组相互之间差别有无显著性，需要对各组秩和进行两两比较，可用 Nemenyi 法检验(Nemenyi test)。以例 11-7 说明其检验步骤。

【例 11-7】 对例 11-4 资料作 3 组间的两两比较。

1. 建立假设、确定检验水准

H_0：任两种复方疗效的总体分布相同

H_1：任两种复方疗效的总体分布不同

$\alpha=0.05$

2. 选择检验方法、计算统计量

$$u = \frac{|\overline{R}_A - \overline{R}_B|}{\sqrt{\frac{N(N+1)}{12}(\frac{1}{n_A} + \frac{1}{n_B})}} \tag{11-8}$$

式中，$\overline{R}_A$ 与 $\overline{R}_B$ 为相应的平均秩和，$\overline{R}_A = R_A/n_A$，$\overline{R}_B = R_B/n_B$，N 为所有处理组的病例数之和。表 11-8 中，R_A 与 R_B 分别为任何两个对比组 A 与 B 的秩和，n_A 与 n_B 为相应的样本量，本例处理组数 $k=3$，按表 11-4 求得 $\overline{R}_1 = 81449/353 = 230.73$，$\overline{R}_2 = 35310/100 = 353.1$，$\overline{R}_3 = 27157/83 = 327.19$，代入式(11-6)中，得 u 值(表 11-8)。

表 11-8　三个样本间两两比较的秩和检验

| 对比组
A 与 B
(1) | 样本量 n | | 平均秩次之差 | u | P |
	n_A (2)	n_B (3)	$\|R_A-R_B\|$ (4)	(5)	(6)
I 与 II	353	100	122.37	6.98	<0.0125
I 与 III	353	83	96.46	5.11	<0.0125
II 与 III	100	83	25.91	1.13	>0.0125

3. 确定 P 值、做出推论　对 α 按本书第十章第四节的式(10-11)和式(10-12)作调整。本例 $k=3$，代入式 (10-11)，得 $\alpha=0.0125$。查"附表 1 u 界值表"，$u_{0.0125/2}=2.57$，结果见表 10-8。按 $\alpha=0.05$ 水准，除 II 与 III 组间比较不拒绝 H_0 外，其余均拒绝 H_0，接受 H_1，差异有统计学意义，可认为复方 I 的疗效分布不同于复方 II 与 III 组，提示复方 I 的疗效较好。

二、随机区组设计资料的两两比较

当经过多个相关样本比较的 Friedman M 检验拒绝 H_0，接受 H_1 时，认为多个总体分布不全相同，若要进一步推断是哪两两总体分布不同，可用 q 检验。以例 11-8 说明其检验步骤。

【例 11-8】　对例 11-6 资料作两两比较。

分析步骤如下：

1. 建立检验假设、确定检验水准

H_0：任两个处理组的小鼠存活时间的总体分布相同

H_1：任两个处理组的小鼠存活时间的总体分布不同

$\alpha=0.05$

2. 选择检验方法、计算统计量　将各组的秩和由小到大排位次，标明组别及秩和，如表 11-9 所示。确定两对比组范围内包含的组数 a，同时求出各对比组秩和之差 R_A-R_B，如表 11-10 所示。

$$q = \frac{R_A - R_B}{\sqrt{bk(k+1)/12}} \tag{11-9}$$

式中，b 为配伍组数，k 为处理组数，本例 $b=8$，$k=3$，代入式(11-9)，得 q 值(表 11-10)。

表 11-9　各组的位次、组别及秩和

次号	1	2	3
组别	正常组	西药组	麝香组
秩和	8	19	21

表 11-10　例 10-6 资料的两两比较

对比组 A 与 B	组数 a	两秩和之差 R_A-R_B	q	$P_{0.05}$	P
1 与 2	2	11	3.88	2.77	<0.05
1 与 3	3	13	4.60	3.31	<0.05
2 与 3	2	3	1.06	2.77	>0.05

3. 确定 P 值、做出推论　以组数 k 和 $\nu=\infty$ 查"附表 11 q 界值表"，得 P 值见表 11-10。按 $\alpha=0.05$ 水准，提示正常组与西药组、正常组与麝香组的小鼠存活时间不同，而不能认为西药组与麝香组间有差别。

三、进行多个样本两两比较的秩和检验时应注意的或问题

在进行多个样本的秩和检验分析得到有差别的结论后，有可能误用完全随机设计两样本比较的 Wilcoxon Mann-Whitney test 方法对每两个对比组作比较，这样会增大犯 I 型错误的概率，即有可能把原来无差别的两个

总体判为有差别。

【附】　例题和 SPSS 软件应用

一、SPSS 实现秩和检验的过程

SPSS 中用 Nonparametric Tests 模块实现秩和检验方法，分别是"Nonparametric Tests"下的"2 Related samples…、2 Independent-Samples…、K Independent Samples…、K Related Samples Test…，"分别对应配对设计数值变量秩和检验、完全随机设计两独立样本秩和检验、完全随机设计多样本秩和检验及随机区组设计多样本秩和检验。

二、秩和检验的 SPSS 操作步骤与分析结果

【实验 11-1】　对例 11-1 资料做配对设计资料的 Wilcoxon 符号秩和检验。

1. 数据文件　如图 11-1 录入数据，以"治疗前"和"治疗后"为变量名，建立 10 行 2 列的数据文件。

2. 操作步骤　Analyze→Nonparametric Tests→2 Related Samples…→在 Two-Related -Samples Tests 的视窗中，同时选中"治疗前"、"治疗后"，点击 ▶，将其从左边源变量框中移到"Test Variable"框中，在"Test Type"选项下选中"Wilcoxon"（系统亦默认此法）→OK。如图 11-2 所示。

	治疗前	治疗后
1	60	70
2	142	128
3	212	220
4	76	82
5	38	47
6	212	221
7	215	227
8	98	110
9	202	190
10	38	40

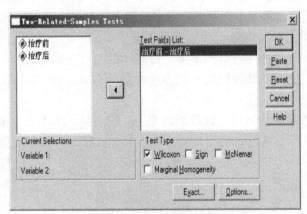

图11-1　实验11-1数据文件格式　　　　图11-2　Two-Related -Samples Tests对话框

3. 分析结果　如图 11-3，$T_+ = 18$，$T_- = 37$，参加编秩的对子数 $n = 10$，$Z = -0.971$，$P = 0.331$。

结论：按照 $\alpha = 0.05$ 水准，治疗前后谷丙转氨酶的差异无统计学意义，故尚不能认为治疗前后谷丙转氨酶不同。

【实验 11-2】　对例 11-2 资料进行 Wilcoxon 秩和检验(Wilcoxon 两样本比较法)。

1. 数据文件　建立"组别"和"FSH"两个变量，其中"组别"变量下，"1"代表"中药组"，"2"代表"西药组"。数据录入如图 11-3 所示。

2. 操作步骤　Analyze→Nonparametric Tests→2-Independent Samples→在 Two -Independent-Samples Tests 的视窗中，将"FSH"变量从左边源变量框中移置到"Test Variable"框中，将"组别"变量移到"Grouping Variable"框中，同时激活"Define Groups"按钮，点击此按钮，在出现的视窗中，编辑"组别"变量的范围，如"Group 1"为"1"，"Group 2"为"2"，Continue。回到原来视窗，在"Test Type"选项下选择"Mann-Whitney U"，系统亦默认此法→OK。如图 11-4 所示。

	组别	FSH
1	1	38.39
2	1	82.16
3	1	78.19
4	1	72.34
5	1	89.06
6	1	41.08
7	1	76.32
8	1	86.24
9	1	42.62
10	1	77.25
11	2	86.24
12	2	79.24
13	2	89.34
14	2	74.56
15	2	44.15
16	2	49.63
17	2	44.15
18	2	77.09
19	2	42.38
20	2	84.39
21	2	78.03

图11-3 实验11-2数据文件式

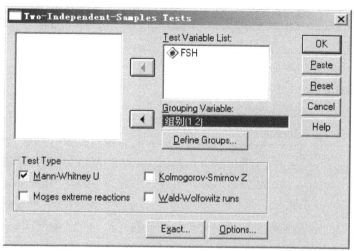

图11-4 Two-Independent-Samples Tests对话框

3. 分析结果 如图 11-5，$n_1 = 10$，$n_2 = 11$，$T_1 = 105.5$，$T_2 = 125.5$；$W = 105.5$，$Z = -0.317$，$P = 0.751$。

结论：两组 FSH 水平比较，按 $\alpha = 0.05$ 水准，差异无统计学意义，故尚不能认为两组 FSH 水平不同。

【**实验 11-3**】 对例 11-3 资料进行两组单向有序分类资料比较的 Wilcoxon 秩和检验。

1. 数据文件 建立"组别"、"疗效"和"频数"三个变量，其中"组别"变量的"1"代表"单纯型"，"2"代表"喘息型"，"疗效"变量的"1"代表"控制"，"2"代表"显效型"，"3"代表"好转"，"4"代表"无效"。数据录入如图11-6 所示。

Mann-Whitney
检验秩

组别		N	秩均值	秩和
FSH	1	10	10.55	105.50
	2	11	11.41	125.50
	总数	21		

检验统计量[b]

	FSH
Mann-Whitney U	50.500
Wilcoxon W	105.500
Z	−0.317
渐近显著性(双侧)	0.751
精确显著性[2*(单侧显著性)]	0.756[a]

图11-5 中药和西药对属阴虚火旺型更年期综合征患者血清内分泌激素FSH水平的影响

	组别	疗效	频数
1	1	1	62
2	1	2	41
3	1	3	14
4	1	4	11
5	2	1	20
6	2	2	37
7	2	3	16
8	2	4	15

图11-6 实验11-3数据文件式

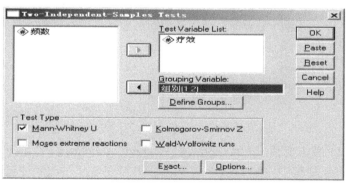

图11-7 Two-Independent-Samples Tests对话框

Test Statistics[a]

	疗效
Mann-Whitney U	3994.000
Wilcoxon W	12250.000
Z	−3.839
Asymp. Sig. (2-tailed)	0.000

a. Grouping Variable. 组别

图11-8 复方石苇冲剂治疗两型支气管炎的
疗效的比较

2. 操作步骤

（1）**频数加权**：**Data→Weight cases→Weight cases by**（将频数变量选入框中返回）

（2）**秩和检验**：**Analyze→Nonparametric Tests→2 Independent Samples…**，在 **Two -Independent-Samples Tests** 的视窗中，将"疗效"变量从左边源变量框中移置到"Test Variable"框中，将"组别"变量移到"Grouping Variable"框中，同时激活"Define Groups"按钮，点击此按钮，在出现的视窗中，编辑"组别"变量的范围，如"Group 1"为"1"，"Group 2"为"2"，Continue。回到原来视窗，在"Test Type"选项下选择"Mann-Whitney U"，系统亦默认此法→OK。如图 11-7。

3. 分析结果 $n_1 = 128$，$n_2 = 88$，$T_1 = 12250$，$T_2 = 11186$； $Z = -3.839$，$P = 0.000$（图 11-8）。

结论：两组疗效比较，按 $\alpha = 0.05$ 水准，差异有统计学意义，故可以认为复方石苇冲剂对两型支气管炎治疗效果不同。

【实验 11-4】   对例 11-4 资料进行完全随机设计多个样本比较的 Kruskal-Wallis 秩和检验。

1. 数据文件   建立"组别"和"CD8 细胞百分率"2 个变量，"组别"变量的"1"代表"正常组"，"2"代表"肺脾气虚组"，"3"代表"肺脾气阴两虚组"，数据录入参见图 11-9。

	组别	CD8细胞百分率
1	1	24.20
2	1	66.32
3	1	18.52
4	1	19.16
5	1	50.43
6	1	28.41
7	1	30.16
8	1	23.34
9	1	21.06
10	1	19.26
11	2	13.26
12	2	18.59
13	2	20.14
14	2	20.36
15	2	20.76
16	2	18.37
17	2	30.25
18	2	31.63
19	2	23.47
20	2	52.18
21	3	20.46
22	3	22.14
23	3	29.38
24	3	16.19
25	3	14.06
26	3	11.37
27	3	17.56
28	3	12.48
29	3	13.61
30	3	42.53

图11-9 实验10-2数据文件式

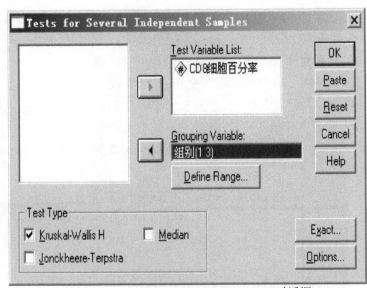

图11-10 Two-Independent-Samples Tests对话框

2. 操作步骤   Analyze→Nonparametric Tests→K Independent Samples…，在 Tests for Several Independent Samples 视窗中，将"CD8 细胞百分率"变量从左边源变量框中移到"Test Variable"框，将"组别"变量移到"Grouping Variable"框，激活"Define Groups"按钮，在出现的视窗中，编辑"组别"变量的范围，如"Minimum"为"1"，"Maximum"为"3"，Continue。回到原来视窗。在"Test Type"选项下选择"Kruskal-Wallis H"，系统默认此法→OK。参见图 11-10。

3. 分析结果 如图 11-11 显示，$\chi^2 = 4.818$，$\nu = 2$，$P = 0.09 >$ 0.05，差异无统计学意义，故尚不能认为三组儿童外周血 CD_8^+ 细胞百分率不同。

【实验 11-5】 对例 11-5 资料进行多组单向有序分类资料比较的 Kruskal-Wallis 秩和检验。

1. 数据文件 建立"组别"、"疗效"和"频数"三个变量，其中"组别"变量的"1"代表"复方Ⅰ"，"2"代表"复方Ⅱ"，"3"代表"复方Ⅲ"，"疗效"变量的"1"代表"痊愈"，"2"代表"显效"，"3"代表"好转"，"4"代表"无效"。数据录入如图 11-12 所示。

Test Statistics[a,b]

	CD8
Chi-Squar	4.818
df	2
Asymp. Sig.	0.90

a. Kruskal Wallis Test
b. Grouping Variable 组别

图11-11 三组儿童外周血CD_8^+细胞百分率比较的Kruskal-Wallis H检验结果

	组别	疗效	频数
1	1	1	42
2	1	2	186
3	1	3	75
4	1	4	50
5	2	1	5
6	2	2	17
7	2	3	36
8	2	4	42
9	3	1	6
10	3	2	20
11	3	3	26
12	3	4	31

图11-12 实验11-5数据文件式

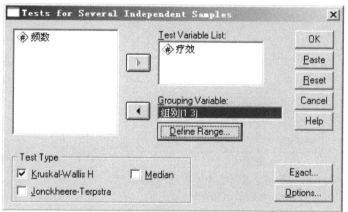

图11-13 Two-Independent-Samples Tests对话框

2. 操作步骤 Analyze→Nonparametric Tests→K Independent Samples…，在 Tests for Several Independent Samples 视窗中，将"疗效"变量从左边源变量框中移到"Test Variable"框，将"组别"变量移到"Grouping Variable"框，同时激活"Define Groups"按钮，点击此按钮，在出现的视窗中，编辑"组别"变量的范围，如"Minimum"为"1"，"Maximum"为"3"，Continue。回到原来视窗。在"Test Type"选项下选择"Kruskal-Wallis H"，系统默认此法→OK。如图 11-13 所示。

Test Statistics[a,b]

	CD8
Chi-Squar	69.859
df	2
Asymp. Sig.	0.000

a. Kruskal Wallis Test
b. Grouping Variable 组别

图11-14 复方石苇冲剂治疗两型支气管炎的疗效的比较

3. 分析结果 如图 11-14 显示，$\chi^2 = 69.859$，$P = 0.0001 < 0.05$，差异有统计学意义，可以认为 3 种复方制剂治疗慢性胃炎疗效不同。

【实验11-6】 对例11-6进行随机区组设计资料的Friedman M检验。

1. 数据文件 建立"区组"、"正常组"、"西药组"和"麝香组"四个变量，数据录入如图 11-8 所示。

2. 操作步骤 Analyze→Nonparametric Test→K Related Samples Test→在 Tests for Several Related Samples 的视窗中，将"正常组"、"西药组"和"麝香组"三个变量同时选中，从左边源变量框中移到右框中，在"Test Type"选项下选择"Friedman"→OK。如图 11-9 所示。

区组	正常组	西药组	麝香组
1	31.49	39.43	40.32
2	34.26	45.59	48.13
3	27.31	37.45	35.34
4	29.45	43.11	39.37
5	30.16	40.13	41.55
6	27.47	32.34	45.03
7	23.46	44.53	38.10
8	28.56	38.45	39.41

图11-15　实验11-4数据文件式

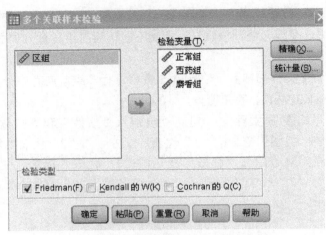

图11-16　多个关联样本检验对话框

3. 分析结果　　如图11-17显示，$\chi^2 = 12.250$，$v = 2$，$P = 0.002 < 0.05$，差异有统计学意义，可认为不同处理组的小鼠存活时间不同。

检验统计量 a

N	8
卡方	12.250
df	2
渐近显著性	.002

a. Friedman 检验

图11-17　不同处理组的小鼠存活时间比较的　　　　　　Friedman检验的SPSS分析结果

导　学

1. 掌握直线回归方程的求法、回归系数的假设检验、相关系数的计算及假设检验。

2. 熟悉直线回归方程的图示、直线回归的区间估计、直线回归方程的应用、相关系数的意义；直线回归与相关的区别和联系；秩相关分析适用的条件；Spearman 等级相关系数的意义及其注意事项。

3. 了解直线回归、直线相关的概念；总体相关系数的区间估计；Spearman 等级相关系数的计算及假设检验。

在医学研究中，常要多个变量之间的关系或关联程度，如身高与体重、年龄与血压、糖尿病患者的血糖与胰岛素水平、药物剂量与疗效等。相关与回归(correlation and regression)即研究变量间关系的统计方法。本章仅介绍相关与回归分析中最简单、最基本的两个变量间呈直线关系的分析方法。

<h1 style="text-align:center">第一节　直　线　相　关</h1>

直线相关(linear correlation)又称简单相关(simple correlation)，适用于双变量正态分布资料。相关关系可分为正相关、负相关和零相关等关系。

一、相关的概念与意义

1. 相关系数的概念　　当所研究的两个事物或现象之间，既存在着密切的数量关系，又不像函数关系那样能以一个变量的数值精确地求出另一个变量的数值，称这类变量之间的关系为相关关系，简称相关(correlation)，即一个变量增大，另一个变量也随之增大/减少的共变现象。直线相关(linear correlation)又称简单相关(simple correlation)，是用于判断两个变量之间有无直线相关关系，并回答相关的方向和相关程度如何的统计分析方法。在进行相关分析之前需要了解变量间的关系。为了直观地判断两个变量之间的关系，可以将直角坐标系中把每对 (x_i, y_i) 值所代表的点绘出散点图(scatter diagram)直观地说明直线相关的性质和相关之间的密切程度（图12-1）。

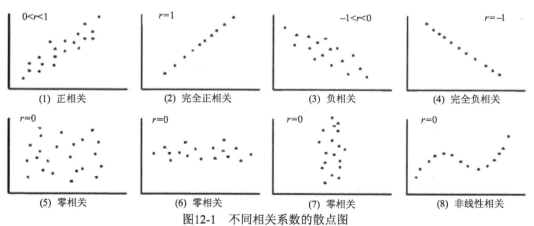

图12-1　不同相关系数的散点图

在图 12-1 中, 图(1)散点呈椭圆形分布, 宏观而言, x、y 两变量的变化趋势是同向, x 增大或减少, y 亦增大或减少, 称为正相关; 图 12-1 中图(2)各点分布在一条直线上, 则称为完全正相关。图(3)中的 x、y 间呈反向变化, y 随 x 的增加而减少, 称为负相关; 图(4)中的 x、y 呈反向变化, 且各点分布在一条直线上, 称为完全负相关。图 12-1 中的图(5)、图(6)、图(7)无论 x 增加还是减少, y 均不受其影响; 反之, x 也不受 y 的影响, 两变量间毫无联系, 称为零相关。图 12-1 中图(8)中各点分布可能表示 x 与 y 间存在某种曲线相关, 但与直线相关已完全不同, 称为非线性相关。相关分析的任务就是对相关关系给以定量的描述。

2. 相关系数的意义 散点图仅能粗略地描述变量间的关系, 若要精确地描述两变量间的直线关系, 应进行直线相关分析, 即用相关系数(correlation coefficint)描述两变量间的直线关系。相关系数又称积差相关系数(coefficient of product-moment correlation), 以符号 r 表示。它是说明具有直线关系的两个变量间相关关系的密切程度与相关方向的指标, 计算公式见式(12-1)。相关系数 r 没有测量单位, 其数值为 $-1 \leqslant r \leqslant 1$。$r$ 值为正, 表示正相关; r 值为负, 表示负相关; r 值为 0, 则称零相关(图 12-1)。生物界影响因素众多, r 值为 1 的机会极少, 因而很少有完全相关, 经常见到的是 r 值, 即不完全相关。但需要注意的是, $r = 0$ 只表示两变量之间不存在线性相关关系, 并不说明变量之间没有任何关系, 比如它们之间可能存在非线性相关关系。因此, 不能轻易判定两个变量之间不存在相关关系, 应结合散点图做出合理的解释。

3. 相关系数的注意事项

(1) 线性相关表示两个变量之间的关系是双向的, 当散点图出现直线趋势时再作分析。

(2) 相关系数的计算只适用于两个变量都服从正态分布的资料。

(3) 样本相关系数 r 是总体相关系数 ρ 的一个估计值, r 与 ρ 之间存在着抽样误差, 必须作假设检验。

(4) 相关分析是用相关系数来描述两个变量间相互关系的密切程度和方向, 相关关系不一定是因果关系, 也可能仅是伴随关系。如同一父母生的兄弟, 往往兄高, 弟也高, 这主要与遗传因素及生活条件有关, 而不能说兄高是弟高的原因。如果事物之间存在因果关系, 则两者必然是相关的。

4. 相关程度的分类 由于 r 值的取值范围在 $-1 < r < 1$ 之间, 结合经验可将相关程度分为以下几种类型:

(1) 高度相关: $|r| \geqslant 0.8$。

(2) 中度相关: $0.5 \leqslant |r| < 0.8$。

(3) 低度相关: $0.3 \leqslant |r| < 0.5$。

(4) 微弱相关: $|r| < 0.3$, 可视为不存在线性相关。

二、相关系数的计算

直线相关系数(linear correlation coefficient)又称皮尔森(Pearson)相关系数, 是说明具有直线关系的两个变量间相关关系的密切程度和相关方向的统计指标, 计算公式见式(12-1)。

$$r = r_{xy} = \frac{\sum(x-\bar{x})(y-\bar{y})}{\sqrt{\sum(x_i-\bar{x})^2 \sum(y_i-\bar{y})^2}} = \frac{l_{xy}}{\sqrt{l_{xx}l_{yy}}} \tag{12-1}$$

式中, l_{xy} 表示 x 与 y 的离均差积和; l_{xx} 表示 x 的离均差平方和, l_{yy} 表示 y 的离均差平方和。其计算公式为:

$$l_{xx} = \sum(x-\bar{x})^2 = \sum x^2 - \sum x^2 / n \tag{12-2}$$

$$l_{yy} = \sum(y-\bar{y})^2 = \sum y^2 - \sum y^2 / n \tag{12-3}$$

$$l_{xy} = \sum(x-\bar{x})(y-\bar{y}) = \sum xy - \left(\sum x\right)\left(\sum y\right) / n \tag{12-4}$$

【例 12-1】 某研究者测定了 15 名 2 型糖尿病气阴两虚型患者的血糖值(mmol/L)和胰岛素值(mU/L)数据(表 12-1), 试计算血糖值 y 对胰岛素值 x 的相关系数。

（一）分析思路

本例研究目的是计算 2 型糖尿病气阴两虚型患者的血糖值 Y 对胰岛素值 X 的相关系数，判定 2 型糖尿病气阴两虚型患者的血糖值和胰岛素值间是否存在直线相关关系。2 型糖尿病气阴两虚型患者的血糖值和胰岛素值都属于定量资料，都近似服从正态分布。从专业角度来看，2 型糖尿病气阴两虚型患者的血糖值和胰岛素值有一定的关联性。作散点图后，显示 2 型糖尿病气阴两虚型患者的血糖值和胰岛素值有线性趋势。本例样本含量为 15 例，属于小样本资料，可采用 t 检验法进行相关系数的假设检验。

表 12-1　15 名 2 型糖尿病气阴两虚型患者的血糖值和胰岛素值

编号 (1)	X 胰岛素值(mU/L) (2)	Y 血糖值(mmol/L) (3)	X^2 (4)	Y^2 (5)	XY (6)
1	16.5	14.3	272.3	204.5	236.0
2	11.7	12.6	136.9	158.8	147.4
3	20.1	6.6	404.0	43.6	132.7
4	17.2	11.8	295.8	139.2	203.0
5	10.1	17.3	102.0	299.3	174.7
6	20.6	10.0	424.4	100.0	206.0
7	22.3	7.3	497.3	53.3	162.8
8	16.4	10.8	269.0	116.6	177.1
9	15.3	14.9	234.1	222.0	228.0
10	15.5	11.4	240.3	130.0	176.7
11	13.4	15.2	179.6	231.0	203.7
12	19.1	8.9	364.8	79.2	170.0
13	12.1	15.0	146.4	225.0	181.5
14	16.9	12.6	285.6	158.8	212.9
15	15.0	13.2	225.0	174.2	198.0
合计	242.2	181.9	4077.5	2335.5	2810.5

（二）分析步骤

1. 制作散点图　　绘制的散点图如图 12-2。坐标绘制时注意：①原点不一定从 0 开始，可以小于 X 和 Y 的整齐数为起点。②将 X 与 Y 实测范围作为坐标长度。散点图显示 2 型糖尿病气阴两虚型患者的血糖值和胰岛素值呈线性趋势，且为负相关，可作相关分析。

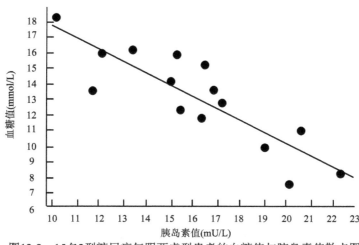

图12-2　15名2型糖尿病气阴两虚型患者的血糖值与胰岛素值散点图

2. 选择检验方法、计算统计量 r

将表 12-1 中相应合计数据代入式(12-2)～式(12-4)，求出 l_{xy}、l_{xx}、l_{yy}，再由式(10-1)即可求得相关系数 r。

$$l_{xx}=\sum(x-\bar{x})^2=\sum x^2-\sum x^2 \Big/ n=4077.5-\frac{242.2^2}{15}=166.78$$

$$l_{yy}=\sum(y-\bar{y})^2=\sum y^2-\sum y^2 \Big/ n=2335.5-\frac{181.9^2}{15}=129.66$$

$$l_{xy}=\sum(x-\bar{x})(y-\bar{y})=\sum xy-\left(\sum x\right)\left(\sum y\right)\Big/ n=2810.5-\frac{242.2\times181.9}{15}=-126.58$$

代入式(12-1)，得出样本相关系数

$$r=r_{xy}=\frac{\sum(x-\bar{x})(y-\bar{y})}{\sqrt{\sum(x_i-\bar{x})^2\sum(y_i-\bar{y})^2}}=\frac{l_{xy}}{\sqrt{l_{xx}\cdot l_{yy}}}=\frac{-126.58}{\sqrt{166.78}\sqrt{129.66}}=-0.86$$

本例 $r=-0.86$，按自由度 $\nu=n-2=15-2=13$，直接查 r 界值表(附表 12)得 $r_{0.05,13}=0.514$，因 $r>r_{0.05(13)}$，故 $P<0.05$，按 $\alpha=0.05$ 水准拒绝 H_0，接受 H_1，提示 2 型糖尿病气阴两虚型患者的血糖值和胰岛素值呈现负相关关系。

3. 相关系数的假设检验 　　r 为样本相关系数，仅仅是总体相关系数 ρ 的估计值。若要要判断 x、y 间是否有相关关系，必须检验 r 是否来自总体相关系数 ρ 为零的总体。常用 t 检验和 r 界值表法。t 检验法的步骤如下。

(1) 建立假设，确定检验水准

$H_0:\rho=0$（2 型糖尿病气阴两虚型患者的血糖值和胰岛素值间无直线相关关系）

$H_1:\rho\neq0$（2 型糖尿病气阴两虚型患者的血糖值和胰岛素值间有直线相关关系）

$\alpha=0.05$

(2) 计算检验统计量 t_r

【例 12-2】　中 2 型糖尿病气阴两虚型患者的血糖值和胰岛素值均服从正态分布，且散点图呈线性关系，故可进行直线相关分析。常用的方法有两种：

(1) 用 t 检验法式(12-5)计算统计量 t_r。

$$t_r=|r-0|\Big/\sqrt{1-r^2/n-2}\quad,\quad \nu=n-2 \tag{12-5}$$

本例，$n=15$，$r=-0.86$，代入式(12-2)得

$$t_r=\frac{-0.86}{\sqrt{\dfrac{1-(-0.86)^2}{15-2}}}=-6.12,\quad \nu=15-2=13$$

(2) 按自由度 $\nu=n-2$ 直接查"附表 12：r 界值表"，得到 P 值。

(3) 确定 P 值，作出推断结论：查附表 2，t 界值表，$|t_r|=6.12>2.228$，$P<0.05$，按 $\alpha=0.05$ 检验水准，拒绝 H_0，接受 H_1，有理由认为 2 型糖尿病气阴两虚型患者的血糖值和胰岛素值间呈负相关的直线关系。

r 界值表法是按 $\nu=n-2$，直接查 r 界值表得出 P 值、作出推断结论的简便方法。其推断标准为

$$r<r_{0.05(\nu)},P>0.05\,;\ \ r\geqslant r_{0.05(\nu)},P\leqslant0.05\,;\ \ r\geqslant r_{0.01(\nu)},P\leqslant0.01\,。$$

本例，$n=15$，$\nu=15-2=13$，直接查 r 界值表，$r_{0.05(13)}=0.514$。

今 $|r|=0.86>0.514$，所以 $P<0.05$，按 $\alpha=0.05$ 检验水准，拒绝 H_0，接受 H_1，提示 2 型糖尿病气阴两虚型患

者的血糖值和胰岛素值间呈负相关的直线关系。

三、进行相关系数的假设检验时常见的错误或问题

（1）散点图呈明显曲线趋势，却进行直线相关分析。应通过适当变换，使之直线化再进行相关分析。

（2）把毫无关联的两种现象作相关分析。要结合专业理论知识，分析两种现象是否存在有实际意义，充分考虑认识变量间的专业关联性。

（3）两个变量 x、y 中可能其中一个变量不是随机变量，并且 x、y 两个变量中可能其中一个变量不服从正态分布。应通过适当变换，使其服从正态分布，再进行相关分析。

（4）两变量间的相关关系不一定是因果关系，也可能是伴随关系，即两个变量的变化可能受另一因素的影响。当两变量相关关系存在时，不一定都表明两变量间确有内在的联系，应结合专业知识进行具体分析，再做出正确结论。

第二节　直　线　回　归

直线回归(linear regression)是用直线回归方程或数学模型描述两个变量间线性依存关系的一种统计分析方法。直线回归建立一个描述应变量依自变量变化而变化的直线方程，并要求各点与该直线纵向距离的平方和为最小。由于直线回归是回归分析中最基本、最简单的一种，故又称简单回归(simple regression)。

一、直线回归分析的概念与意义

1. 直线回归分析的概念　　直线相关仅仅分析两个正态变量 x 与 y 之间的伴随关系，分不清 x 与 y 何为自变量，何为应变量。在 x、y 两个变量中，当一个变量 x 改变时，另一个变量 y 也相应地改变，故称 x 为自变量(independent variable)或协变量、解释变量，称 y 为应变量(dependent variable)或结果变量、反应变量、因变量、响应变量。当 x 和 y 之间存在直线关系时，不仅可以用相关系数 r 表示变量 y 与 x 线性关系的密切程度，也可以用一个直线方程 $y = a + bX$ 来表示 y 与 x 的线性关系。医学和生物学现象中，许多变量间存在近似 y 与 x 的线性关系，但是，这种关系与一般数学意义上的函数关系有所不同，它有某种不确定性。例如，正常人的血压随年龄而增高，通常是年龄越大，血压越高，但很难说 40 岁的人血压一定是多少。因为同龄人的血压有高有低，很不一致。针对这种情况，只能根据大量实测数据，寻找出其规律性，以一个直线方程来描述两个变量间依存变化的近似的线性数量关系——直线回归关系，由此得出的直线方程叫做直线回归方程(linear regression equation)。再如，图 12-2 显示，2 型糖尿病气阴两虚型患者的血糖值和胰岛素值在坐标中的点虽不在同一条直线上，但具有线性趋势，根据专业理论，2 型糖尿病气阴两虚型患者的血糖值和胰岛素值之间有定量依存关系，我们称 2 型糖尿病气阴两虚型患者的血糖值和胰岛素值之间具有直线回归关系。一般地说，如果变量 y 随变量 x 的变化呈直线的增加或减少的趋势，且具有专业上的依存关系，则称变量 y 与变量 y 之间有直线回归关系。

2. 线性回归方程的主要用途

（1）确定两个变量之间是否存在依存关系。如果存在依存关系，则可以利用回归方程描述 x 和 y 之间的数量关系。

（2）利用回归方程对应变量 y 进行估计，即将自变量 x 代入回归方程对应变量 y 进行估计。一般常用区间估计求当 x 取某定值时 y 值的波动范围。

（3）利用回归方程进行统计控制，实际就是利用回归方程进行逆运算，通过控制自变量 x 取值来限定应变量 y 在一定范围内波动。

3. 应用直线回归时应注意的问题

（1）作回归分析要有实际意义，不能把毫无关联的两种现象作回归分析，必须对两种现象间的内在联系有

所认识。

（2）在进行直线回归分析之前，应绘制散点图，当观测点的分布有直线趋势时，才适宜作直线回归分析，如散点图明显呈曲线趋势，使之直线化再行分析。

（3）直线回归方程的适用范围一般以自变量的取值范围为限，在此范围内求出的估计值，一般称为内插。超过自变量取值范围所计算的值称为外延。若无充分理由证明超过自变量取值范围之外还是直线，应该避免外延。

二、直线回归分析的步骤

直线回归方程的形式为

$$\hat{y} = a + bX \tag{12-6}$$

式中，$\hat{y}$ 是给定 x 时 y 的估计值；a 为回归直线的截距（intercept）；b 为直线的斜率（slope）。

$$b = \frac{\sum(x-\bar{x})(y-\bar{y})}{\sum(x-\bar{x})^2} = \frac{l_{xy}}{l_{xx}} \tag{12-7}$$

$$a = \bar{y} - b\bar{x} \tag{12-8}$$

截距 a 和斜率 b 是方程中两个待定的参数，计算这两个数的数学原理是最小二乘法（method of least square）原理，该方法的原则是保证各实测点到回归直线的纵向距离的平方和最小，并使计算出的回归直线最能代表实测数据所反映出的直线趋势。

【例 12-2】 仍以例 12-1 的资料为例，试建立直线回归方程，并且对直线回归方程进行假设检验。

（一）建立直线回归方程

1. 分析思路   本次研究目的是求解直线回归方程。2 型糖尿病气阴两虚型患者的血糖值和胰岛素值都属于定量资料，都近似服从正态分布。从专业角度来看，2 型糖尿病气阴两虚型患者的胰岛素值属于原因变量，其血糖值属于结果变量。作散点图后，可知 2 型糖尿病气阴两虚型患者的血糖值和胰岛素值有线性趋势。由例 12-2 可知，2 型糖尿病气阴两虚型患者的血糖值和胰岛素值间存在直线相关关系。根据数理统计学中最小二乘法原理，利用式（12-6）和式（12-7）建立直线回归方程。

2. 分析步骤

（1）**绘制散点图**：如图 12-2。散点图显示本例资料呈线性趋势，故可作直线回归分析。

（2）**建立直线回归方程**：根据式（12-7）和式（12-8）计算回归系数 b 和常数项 a

$$b = \frac{\sum(x-\bar{x})(y-\bar{y})}{\sum(x-\bar{x})^2} = \frac{l_{xy}}{l_{xx}} = \frac{-126.58}{166.78} = -0.76$$

$$a = \bar{y} - b\bar{x} = 12.13 - (-0.76) \times 16.15 = 24.40$$

将 $b = 0.76$，$a = 24.40$，代入式（12-6），得所求直线回归方程为：$\hat{y} = 24.40 + (-0.76)X$

（3）**绘制回归直线**：按求得的回归方程，在 x 实测值的范围内（本例为 11.7～22.3）任取两个相距较远的点 $A(x_1, \hat{y}_1)$、$B(x_2, \hat{y}_2)$，连接 A、B 两点即得到回归直线。

本例可取 $x_1 = 12$，$x_2 = 22$，代入得所求直线回归方程得

$$\hat{y}_1 = 24.40 + (-0.76) \times 12 = 15.58$$

$$\hat{y}_2 = 24.40 + (-0.76) \times 22 = 7.68$$

将(11，32.76)和(22，41.12)两点连线即为所求的回归直线(regression line)，参见图12-2。

（二）对直线回归方程进行假设检验

建立的回归方程只是完成了两变量关系的统计描述，两变量间是否存在确切的直线回归关系，还需对总体回归方程$\hat{y} = \alpha + \beta x$作假设检验。注意，总体回归系数$\beta$是总体回归方程有无意义的关键，如果$\beta = 0$，那么，$\hat{y} = \alpha$是个常数，无论$x$如何变化，不会影响$\hat{y}$，回归方程也就无意义。由样本资料计算的回归系数$b$和其他统计量一样，与总体回归系数间也存在抽样误差，即，如果总体回归系数为0，由样本资料计算的b也可能不为0。所以对线性回归方程进行假设检验，就是要检验b是否为$\beta = 0$的总体中的一个随机样本。该假设检验通常用方差分析或者t检验，两者的检验效果等价。

1. 适用条件
（1）变量x与y间存在线性关系。
（2）应变量y服从正态分布的随机变量。
（3）给定x后，应变量y的方差相等。

2. 检验方法
方差分析

$$\sum(y_i - \overline{y})^2 = \sum(\hat{y}_i - \overline{y})^2 + \sum(y_i - \hat{y}_i)^2 \tag{12-9}$$

式中，$\sum(y_i - \overline{y})^2$为$y$的离均差平方和，又称总平方和，表示应变量$y$总的变异，可用$SS_{总}$表示；$\sum(\hat{y}_i - \overline{y})^2$称回归平方和，表示在$y$总的变异中，$x$与$y$的线性关系引起$y$变异的部分，可用$SS_{回归}$表示；$\sum(y_i - \hat{y}_i)^2$称剩余平方和或残差平方和，说明除$x$对$y$的线性影响之外的一切其他随机因素对$y$的影响，可用$SS_{剩余}$表示。计算公式为

$$SS_{总} = \sum y^2 - \frac{\sum y^2}{n}, \qquad \nu_{总} = n-1 \tag{12-10}$$

$$SS_{回归} = l_{xy}^2 / l_{xx}, \qquad \nu_{回归} = 1 \tag{12-11}$$

$$SS_{剩余} = SS_{总} - SS_{回归}, \qquad \nu_{剩余} = n-2 \tag{12-12}$$

其回归均方$MS_{回归}$与剩余均方$MS_{剩余}$的计算公式为：

$$MS_{回归} = SS_{回归} / \nu_{回归} \tag{12-13}$$

$$MS_{剩余} = SS_{剩余} / \nu_{剩余} \tag{12-14}$$

3. 回归系数检验的基本思想
如果x与y之间无线性回归关系，则$SS_{回归}$与$SS_{剩余}$都是其他随机因素对y的影响，由此描写变异的$MS_{回归}$与$MS_{剩余}$应近似相等，总体回归系数$\beta = 0$，反之，$\beta \neq 0$。于是，可用F检验对x与y之间有无回归关系进行检验。

$$F = MS_{回归} / MS_{剩余}, \qquad \nu_1 = \nu_{回归}, \quad \nu_2 = \nu_{剩余} \tag{12-15}$$

4. 对例12-2所建立直线回归方程进行方差分析
（1）**分析思路**：本次研究目的是检验该直线回归方程是否成立。2型糖尿病气阴两虚型患者的血糖值和胰岛素值都属于定量资料，都近似服从正态分布。从专业角度来看，2型糖尿病气阴两虚型患者的胰岛素值属于原因变量，其血糖值属于结果变量。任意两个2型糖尿病气阴两虚型患者的血糖值相互独立。通过绘制散点图，可知2型糖尿病气阴两虚型患者的血糖值和胰岛素值有线性趋势。可判断2型糖尿病气阴两虚型患者的血糖值

方差相等。满足方差分析的应用条件，可利用方差分析方法检验该直线回归方程。

（2）分析步骤

1）建立假设，确定检验水准。

$H_0: \beta = 0$，2 型糖尿病气阴两虚型患者的血糖值和胰岛素值间无直线回归关系。

$H_1: \beta \neq 0$，2 型糖尿病气阴两虚型患者的血糖值和胰岛素值间有直线回归关系。

$\alpha = 0.05$

2）计算检验统计量 F。

$$SS_{总} = \sum\left(Y - \bar{Y}\right)^2 = \sum Y^2 - \frac{\left(\sum Y\right)^2}{n} = 2335.5 - \frac{181.9^2}{15} = 129.66$$

$$SS_{回} = \frac{\left[\sum XY - \dfrac{\left(\sum X\right)\left(\sum Y\right)}{n}\right]^2}{\sum X^2 - \dfrac{\left(\sum X\right)^2}{n}} = \frac{(-126.58)^2}{166.78} = 96.07$$

$$SS_{误} = SS_{总} - SS_{回} = 129.66 - 96.07 = 33.59$$

$$\nu_{总} = n - 1 = 15 - 1 = 14，\quad \nu_{回} = 1，\quad \nu_{误} = n - 2 = 15 - 2 = 13$$

$$F = \frac{SS_{回}/1}{SS_{误}/(n-2)} = \frac{96.07/1}{33.59/13} = 37.18$$

3）确定 P 值，作出推断结论。根据检验水准 $\alpha = 0.05$、分子自由度 $\nu_1 = 1$ 和分母自由度 $\nu_2 = 13$，查 F 界值表，$F = 37.18 > 4.67$，$p < 0.05$，拒绝 H_0，接受 H_1，认为 2 型糖尿病气阴两虚型患者的血糖值和胰岛素值间有直线回归关系。

5. 对例 12-2 所建立直线回归方程进行 *t* 检验　回归系数 t 检验的基本思想与样本均数与总体均数比较的 t 检验类似。t 值可按下式计算。

$$t_b = \left|b - 0\right|/s_b，\qquad \nu = n - 2 \tag{12-16}$$

$$s_b = s_{yx}/\sqrt{l_{xy}} \tag{12-17}$$

$$s_{yx} = \sqrt{SS_{剩余}/\nu_{剩余}} = \sqrt{MS_{剩余}} \tag{12-18}$$

式中，s_b 为样本回归系数的标准误，反映样本回归系数与总体回归系数之间的抽样误差。s_{yx} 为剩余标准差，表示应变量 y 值对于回归直线的离散程度。

对所求得的直线回归方程进行假设检验的步骤如下。

（1）建立假设、确定检验水准：H_0：$\beta = 0$；H_1：$\beta \neq 0$；$\alpha = 0.05$。

（2）选择检验方法、计算统计量：方差分析或 t 检验。

（3）确定 P 值、做出推论：参见电脑实验"分析结果"和"结论"。

三、直线相关与回归的区别与联系

1. 直线相关与回归的区别

（1）相关分析反映应变量 y 与自变量 x 间的互依关系，任何一个的变化都会引起另一个的变化，是一种双向变化的关系；回归分析体现应变量 y 随自变量 x 变化而变化的依存关系，一个变量的改变会引起另一个变量的变化，是一种单向的关系。

（2）相关是对两个变量之间的关系进行描述，看两个变量是否有关，关系是否密切，关系的性质是什么，是正相关还是负相关。回归是对两个变量做定量描述，研究两个变量的数量关系，已知一个变量值可以预测出另一个变量值，可以得到定量结果。

（3）直线相关分析只适用于 x、y 服从双变量正态分布资料。直线回归即适用于 y 服从正态分布，x 是可以精确测量和严格控制的变量（Ⅰ型回归模型）；也适用于 x、y 服从双变量正态分布资料，可以计算两个回归方程（Ⅱ型回归模型）。

（4）r 与 b 的绝对值没有直线联系，b 有单位，而 r 无单位。r 的绝对值越大，散点图中的点越趋向于一条直线，表明两变量的关系越密切，相关程度越高。b 的绝对值越大，回归直线越陡，说明当 x 变化一个单位时，y 的平均变化就越大。反之也是一样。

（5）两事物或现象间存在相关关系，不一定是因果关系，可能只是伴随关系，而一旦两事物或现象间存在因果关系，则必然相关。

2. 直线相关与回归的联系

（1）对一组数据若同时计算 r 与 b，它们的正负号是一致的。r 为正号说明两变量间的相互关系是同向变化的。b 为正，说明 x 增（减）一个单位，y 平均增（或减）b 个单位。

（2）r 和 b 的假设检验是等价的，即对同一样本，二者的 t 值相等。可以简单的 r 的假设检验代替对 b 的假设检验。

（3）相关回归可以互相解释。r 的平方称为确定系数（coefficient determination）。

$$r^2 = l_{xy}^2/l_{xx}l_{yy} = \left(l_{xy}^2/l_{xx}\right)/l_{yy} = SS_{回归}/SS_{总}$$

r^2 反映回归效果。当 $SS_总$ 不变时，回归平方和越大，r^2 越接近 1，回归效果越好。此外，确定系数也可从回归的角度了解相关程度。例如，$r = 0.6$，$r^2 = 0.36$，说明一个变量的变异仅有 36% 由另一变量所引起，两个变量间的相关程度并非相关系数表示的那样密切。

四、进行直线回归分析时常见的错误或问题

（1）把毫无关联的两种现象进行回归分析。应充分结合专业理论知识，认识变量间的内在专业关联性。

（2）直线回归分析中，因变量 y 不服从正态分布，应通过适当变换，使其服从正态分布，再进行回归分析。

（3）在进行回归分析之前，未绘制散点图，直接进行回归分析，容易得出错误结论。应先绘制散点图，观察点的分布有直线趋势时，再进行回归分析。如果散点图呈明显曲线趋势，应使之直线化再进行回归分析。散点图还能提示资料有无可疑异常点。如果发现可疑异常点，及时查明原因，予以修改或删除，以免由于异常点的存在对直线回归方程的建立产生较大影响。

（4）超过自变量取值范围，仍对自变量 x 和因变量 y 进行直线回归关系，导致结论错误。一般以自变量的取值范围为限。超出自变量的取值范围，两变量直线回归关系不成立。

（5）两变量间只存在伴随关系时，进行直线回归分析。两变量因果关系不成立。

第三节 秩 相 关

秩相关（rank correlation）又称等级相关，是一种非参数统计方法，适用于下列资料：①不服从双变量正态分布而不宜作积差相关分析；②总体分布型未知；③用等级表示的原始数据。等级相关分析的方法有多种，在此仅介绍用等级相关系数 rs 来说明两个变量间相关关系的密切程度与相关方向的 Spearman 等级相关。

一、Spearman 等级相关

等级相关的基本原理是将 n 对观测值 x_i，y_i（$i=1,2,\cdots,n$）分别由小到大编秩，用 m_i 表示 x_i 的秩次，用 n_i 表示 y_i 的秩次。共有 n 对数据，m_i 和 n_i 的取值为从 1 到 n。对于同一对数据的秩次可能相等，也可能不相等。每对数据 x、y 的秩次之差 $d_i = m_i - n_i$。由于 d_i 可能取正值、0、负值，$\sum d_i$ 的值不能真实反映 m_i 和 n_i 的差值的大小，需要用 $\sum d_i^2$ 来反映 m_i 和 n_i 的差值的大小的总体情况。在 n 一定时，$\sum d_i^2$ 为最大值，表示 x、y 的秩次顺序完全相反，即完全负相关；$\sum d_i^2$ 为 0，表示 x、y 的秩次顺序完全一致，即完全正相关。常用 r_s 表示样本等级相关系数，常用 ρ_s 表示总体等级相关系数，r_s 是描述样本数据两变量间相关关系的大小和方向的指标。计算公式为

$$r_s = 1 - \frac{6\sum d_i^2}{n(n^2-1)} \tag{12-19}$$

式中，d_i^2 表示每对观测值 x_i，y_i 对应的秩次 m_i 和 n_i 的差值，n 为对子数。r_s 的取值范围为 $-1 \leqslant r_s \leqslant 1$，$r_s$ 为正，表示两变量呈等级正相关，r_s 为负，表示两变量呈等级正相关，r_s 为 0，表示两变量不相关。

等级相关分析的具体步骤如下：

1. 建立假设，确定检验水准

H_0：$\rho_s = 0$，变量 X 与变量 Y 间不存在等级相关关系

H_1：$\rho_s \neq 0$，变量 X 与变量 Y 间存在等级相关关系

$\alpha = 0.05$

2. 计算检验统计量

$$r_s = 1 - \frac{6\sum d_i^2}{n(n^2-1)}$$

3. 确定 P 值，作出推断结论　根据检验水准 α 和例数 n，利用 r_s 界值表，查出 r_s 的临界值。如果 $|r_s| > r_{s,\alpha/2,n}$，$p < \alpha$，拒绝 H_0，接受 H_1，认为变量 X 与变量 Y 间存在等级相关关系；如果 $|r_s| < r_{s,\alpha/2,n}$，$p > \alpha$，不拒绝 H_0，尚不能认为变量 X 与变量 Y 间存在等级相关关系。

二、相同秩次较多时 r_s 的校正

当变量 X 与变量 Y 中出现相同秩次较多时，需要用式（12-4）计算校正 r_s'，即

$$r_s' = \frac{\left[(n^3-n)/6\right] - (T_x + T_y) - \sum d^2}{\sqrt{\left[(n^3-n)/6 - 2T_x\right]}\sqrt{(n^3-n)/6 - 2T_y}} \tag{12-20}$$

式中，T_x（或 T_y）$= \sum(t^3-t)/12$，t 表示 x（或 y）中相同秩次的个数。

【例 12-3】　某医生运用放射免疫分析技术对 12 例不同心功能级别的冠心病心气虚证患者的甲状腺激素 T_4 进行了检测，见表 12-2 中的第（2）、（4）栏，试对冠心病心气虚证患者心功能级别与其甲状腺激素 T_4 作等级相关分析。

表 12-2　冠心病心气虚证患者的心功能级别与其甲状腺激素 T_4 的等级相关分析

编号	心功能级别		甲状腺激素 T_4(ng/ml)		d	d^2
	x	m	y	n	(6)=(3)-(5)	(7)=(6)^2
(1)	(2)	(3)	(4)	(5)		
1	3	9	83.372	5	4	16
2	2	5	94.561	8	−3	9
3	1	2	105.374	11	−9	81
4	3	9	74.683	2	7	49
5	1	2	110.262	12	−10	100
6	3	9	79.585	4	5	25
7	4	12	72.168	1	11	121
8	2	5	90.357	7	−2	4
9	3	9	75.649	3	6	36
10	3	9	85.391	6	3	9
11	2	5	97.313	9	-4	16
12	1	2	103.485	10	-8	64
合计	—	—	—	—	—	530

1．分析思路　　本次研究目的是冠心病心气虚证患者心功能级别与其甲状腺激素 T_4 之间是否存在相关关系。冠心病心气虚证患者心功能级别属于等级资料，其甲状腺激素 T_4 属于定量资料，不服从正态分布，不满足直线相关的应用条件，而满足 Spearman 等级相关的应用条件。

2．分析步骤

（1）**建立假设，确定检验水准**

H_0：$\rho_s = 0$，冠心病心气虚证患者心功能级别与其甲状腺激素 T_4 之间不存在相关关系

H_0：$\rho_s \neq 0$，冠心病心气虚证患者心功能级别与其甲状腺激素 T_4 之间存在相关关系

$\alpha = 0.05$

（2）**代入式（12-3），计算检验统计量**

$$r_s = 1 - \frac{6\sum d_i^2}{n(n^2-1)} = 1 - \frac{6\times 530}{12(12^2-1)} = -0.853$$

（3）**确定 P 值，作出推断结论**：根据检验水准 $\alpha = 0.05$ 和例数 $n=12$，利用 r_s 界值表，查出 r_s 的临界值 0.587。$|-0.853| > 0.587$，$P < 0.05$，拒绝 H_0，接受 H_1，有理由认为冠心病心气虚证患者的心功能级别与其甲状腺激素 T_4 之间存在等级相关关系。本例中冠心病心气虚证患者心功能级别 X 存在相同秩次，经校正 $r_s' = -0.950$。

三、进行等级相关分析时常见的错误或问题

（1）把毫无关联的两种现象作等级相关分析，导致产生错误结论。应充分考虑专业理论知识，认识变量间的专业关联性。

（2）当变量 x 与变量 y 中出现相同秩次较多时，没有对 r_s 进行校正，容易产生错误结论。必要时，及时进行校正。

【附】　例题和 SPSS 软件应用

一、SPSS 实现直线相关分析的过程

SPSS 的相关分析可以用三个不同的过程来实现，它们分别是 Bivariate 过程、Partial 过程和 Distances 过程。它们在功能范围和具体的操作方法上存在一定的差别，下面了解一下它们的异同点。

1. 相同点　　在进行相关分析时，必须先绘制散点图，判断变量间是否存在直线趋势，以及是否存在异常点。他们均可计算出相关系数、P 值、遗漏数据和有效数据个数等，均可应用 by 语句将样本分割为若干个更小的样本，以便分别进行分析。

2. 不同点

（1）Bivariate 过程：用于进行两个/多个变量间的参数或非参数相关分析。如果是多个变量，则给出两两相关的分析结果。结果中可以给出 Pearson 相关系数、Kendall 等级相关系数和 Spearman 等级相关系数。Pearson 相关系数适用于连续型变量的参数相关分析；Kendall 等级相关系数适用于有序变量或不满足正态分布的等间隔数据；Spearman 等级相关系数适用于有序变量或不满足正态分布的等间隔数据，常用于非参数相关分析。

（2）Partial 过程：适用于偏相关分析。如果两个变量都受到其他变量的影响，可以利用偏相关分析对其他变量进行控制，计算出控制其他变量影响后的相关系数。

（3）Distances 过程：适用于分析同一变量内部各观察单位的数值间或各个不同变量间的相似性或不相似性。

以上是它们的主要异同点，其他更为具体的异同点需要在实际应用中去体会。掌握了各种过程的异同点，就可以根据具体需要选择最佳的过程进行分析。

二、SPSS 实现回归分析的过程

SPSS 的 Regression 菜单中包括的回归分析过程比较多，主要包括线性回归、非线性回归、因变量为分类资料的回归分析和不满足线性回归分析假设的回归分析四个部分。它们在功能范围和具体的操作方法上存在一定的差别，下面了解一下它们的异同点。

1. 共同点　　在回归分析前，首先，从专业角度分析，要确定自变量和因变量间关系是否有实际意义；其次，明确因变量的资料类型；最后，如果进行线性回归分析，先绘制散点图，判断是否存在线性趋势。

2. 不同点

（1）线性回归分析包括简单线性回归和多元线性回归，可以用 Linear 过程来实现。在分析过程中需要确定自变量的筛选方法，如 Enter 选项、Stepwise 选项、Remove 选项、Backward 选项、Forward 选项。

（2）非线性回归分析是线性回归分析的延伸，包括 Curve Estimation 过程和 Nonlinear Regression 过程。Curve Estimation 过程可用于拟合两个变量间存在的简单常用的某种曲线关系。Nonlinear Regression 过程是专用的非线性回归拟合过程，采用迭代方法对用户设置的各种复杂曲线模型进行拟合，功能强大。

（3）因变量为分类资料的回归分析包括二分类 Logistic 过程、无序多分类 Logistic 过程、有序多分类 Logistic 过程、Multinomial Logistic 过程、Ordinal 过程和 Probit 过程。二分类 Logistic 过程适合应用于自变量是二分类资料；无序多分类 Logistic 过程适合应用于自变量是无序多分类资料；有序多分类 Logistic 过程适合应用于自变量是有序多分类资料；Multinomial Logistic 过程适合应用于因变量是无序多分类资料；Ordinal 过程适合应用于因变量是有序多分类资料；Probit 过程可用来分析剂量反应关系。

（4）不满足线性回归分析假设的回归分析过程包括 Weight estimation 过程、Two-stage Least-Squares 过程和 Optimal Scaling 过程。Weight estimation 过程适合用于加权最小二乘法分析因变量和自变量的关系；Two-stage Least-Squares 过程适合用于两阶段最小二乘法分析因变量和自变量出现双向作用的关系问题；Optimal Scaling

过程用于最优尺度回归分析。

以上是它们的主要异同点，其他更为具体的异同点需要在实际应用中去体会。掌握了各种过程的异同点，就可以根据具体需要选择最佳的过程进行分析。

三、直线相关分析的 SPSS 操作步骤与分析结果

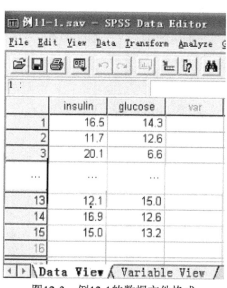

图12-3　例12-1的数据文件格式

以例 12-1 为例，对 15 名 2 型糖尿病气阴两虚型患者的血糖值和胰岛素值进行相关分析，观察 2 型糖尿病气阴两虚型患者的血糖值和胰岛素值是否存在相关关系。

(一) 具体步骤

1. 建立数据文件

首先将数据输入到数据编辑器中，建立"Insulin"、"glucose"两个变量名，变量属性调整为"scale"，将"Insulin"标签添加为"胰岛素值"，"Insulin"表示胰岛素值；"glucose"标签添加为"血糖值"，"glucose"表示血糖值。建立数据文件，取名为"例 12-1.sav"，如图 12-3 所示。

2. 统计分析

(1) **正态性检验**：先依次单击 Analyze → Nonparametric Tests→ one sample Kolmogorov-Smirnor Test，用"one sample Kolmogorov-Smirnor Test"方法，分别对"胰岛素值"、"血糖值"作正态性检验，如图 12-4 正态性检验对话框，将"胰岛素值[Insulin]"、"血糖值[glucose]"调入"Variables"下的矩形框，在"Test Distribution"下的矩形框中选择 Normal，然后点击"OK"。

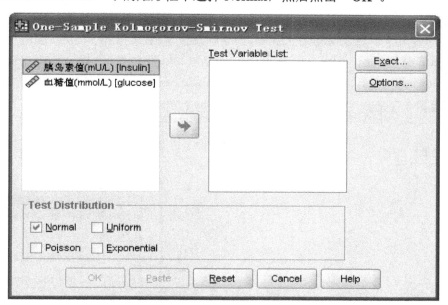

图12-4　正态性检验对话框

(2) **做散点图**：选择"Graph"菜单上的"scatter"，在"scatter"上选择"simple"命令，点击"Difine"按钮，就会出现如图所示的"simple scatter plot"对话框，如图 12-5 所示。

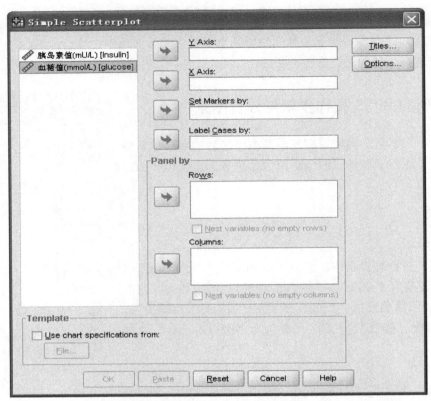

图12-5 simple scatter plot对话框

(3) **计算Pearson相关系数**：单击SPSS for Windows 主画面中Analyze→Correlate→Bivariate Correlations，打开Bivariate Correlations 对话框，如图12-6。在左边的源变量对话框中选择变量"胰岛素值[Insulin]"、"血糖值[glucose]"进入variables框中。在correlations coefficients栏中选择Pearson选项来计算pearson相关系数。

(4) **相关系数的假设检验**：相关系数在test of significance 栏中选择two-tailed 选项→选择flag significant correlation 复选项→单击options 按钮，打开options对话框，如图12-7，选择mean and standard deviations 复选项、cross-pruduct deviations and covariances 复选项和exclude cases pairwise 选项→单击"OK"按钮。

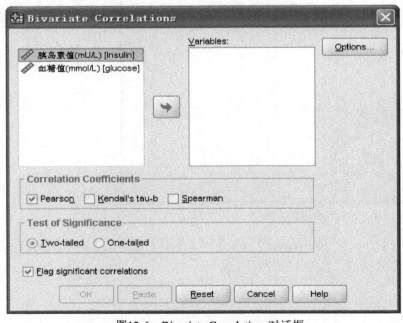

图12-6 Bivariate Correlations对话框

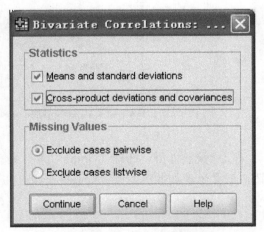

图12-7 options对话框

（二）结果分析

1. 正态性检验结果表 如表 12-3 所示。

表 12-3　One-Sample Kolmogorov-Smirnov Test

		胰岛素值(mU/L)	血糖值(mmol/L)
Normal Parameters[a, b]	N	15	15
	Mean	16.147	12.127
	Std. Deviation	3.4498	3.0431
Most Extreme Differences	Absolute	.113	.096
	Positive	.113	.090
	Negative	−.103	−.096
	Kolmogorov-Smirnov Z	.439	.371
	Asymp. Sig. (2-tailed)	.990	.999

a. Test distribution is Normal.

b. Calculated from data.

表 12-3 中，"胰岛素值"对应的 P 值为 0.990，"血糖值"对应的 P 值为 0.999，都近似服从正态分布。

2. 描述性统计量表 如表 12-4 所示。

表 12-4　Descriptive Statistics

	Mean	Std. Deviation	N
胰岛素值	16.147	3.4498	15
血糖值	12.127	3.0431	15

表 12-5　Correlations

		胰岛素值	血糖值
胰岛素值	Pearson Correlation	1	−.862[**]
	Sig. (2-tailed)		.000
	Sum of Squares and Cross-products	166.617	−126.669
	Covariance	11.901	−9.048
	N	15	15
血糖值	Pearson Correlation	−.862[**]	1
	Sig. (2-tailed)	.000	
	Sum of Squares and Cross-products	−126.669	129.649
	Covariance	−9.048	9.261
	N	15	15

**. Correlation is significant at the 0.01 level (2-tailed)

从表 12-4 中显示，变量"胰岛素值"的均值为 16.147，标准差为 3.4498，例数为 15；变量"血糖值"的均值为 12.127，标准差为 3.0431，例数为 15。

Pearson 相关系数距阵，如表 12-5 所示。

表 12-5 显示，Pearson 相关系数为−0.862，即 2 型糖尿病气阴两虚型患者的血糖值和胰岛素值的相关系数为−0.862，这两个变量相关系数对应的 P 值 0.001，说明两个变量之间存在直线相关关系。2 型糖尿病气阴两虚型患者的胰岛素值的方差为 11.901，2 型糖尿病气阴两虚型患者的血糖值的方差为 9.261，2 型糖尿病气阴两虚型患者的血糖值和胰岛素值的协方差为−9.048。

统计结果显示，2 型糖尿病气阴两虚型患者的血糖值和胰岛素值之间存在负相关关系，当 2 型糖尿病气阴两虚型患者的胰岛素值越高，则该患者的血糖值越低。

四、秩相关分析的 SPSS 操作步骤与分析结果

以例 12-3 为例，某医生运用放射免疫分析技术对 12 例不同心功能级别的冠心病心气虚证患者的甲状腺激素 T_4 进行了检测，试问冠心病心气虚证患者心功能级别与其甲状腺激素 T_4 是否存在相关关系？

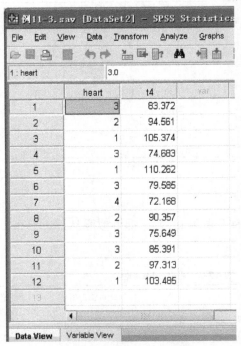

图12-8　例12-3的数据文件

7) 单击 "OK" 按钮，开始进行统计分析。

（一）具体步骤

1. 建立数据文件

首先将数据输入数据编辑器中，建立 "heart"、"t4" 两个变量名，变量属性调整为 "ordinal"，"heart" 表示心功能级别，"t4" 表示甲状腺激素值，建立数据文件，取名为 "例 12-3.sav"，如图 12-9 所示。

2. 统计分析

（1）单击 SPSS for Windows 主画面中 Analyze→Correlate→Bivariate Correlations，打开 Bivariate Correlations 对话框，如图 12-10 所示。

（2）在左边的源变量对话框中选择变量 "heart"、" t4" 进入 variables 框中。

（3）在 correlations coefficients 栏中选择 spearman 选项来计算 spearman 秩相关系数。

（4）在 test of significance 栏中选择 two-tailed 选项。

（5）选择 flag significant correlation 复选项。

（6）单击 options 按钮，打开 options 对话框，如图 12-10，选择 exclude cases pairise 选项。

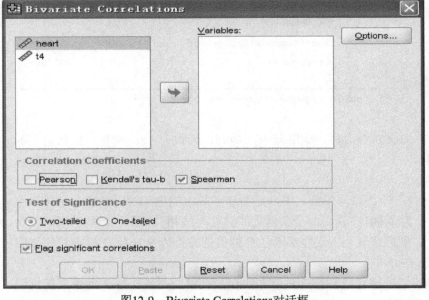

图12-9　Bivariate Correlations对话框

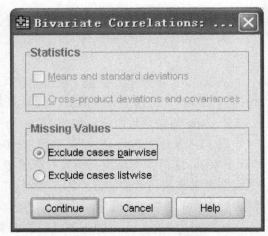

图12-10　options对话框

（二）结果分析

Spearman 秩相关系数表，如表 12-6 所示。

表 12-6　**Correlations**

			heart	t4
Spearman's rho	heart	Correlation Coefficient	1.000	−.950**
		Sig. (2-tailed)	.	.000
		N	12	12
	t4	Correlation Coefficient	−.950**	1.000
		Sig. (2-tailed)	.000	.
		N	12	12

** Correlation is significant at the 0.01 level (2-tailed).

表 12-6 统计结果显示，冠心病心气虚证患者心功能级别与其甲状腺激素 T_4 的相关系数为−0.950，二者相关系数对应的 P 值为 0.001，冠心病心气虚证患者心功能级别与其甲状腺激素 T_4 存在负相关关系，这表明冠心病心气虚证患者心功能级别越高，其甲状腺激素 T_4 越低。

五、直线回归分析的 SPSS 操作步骤与分析结果

以例 12-4 为例，对 2 型糖尿病气阴两虚型患者的血糖值和胰岛素值进行直线回归分析，观察 2 型糖尿病气阴两虚型患者的血糖值和胰岛素值是否存在直线回归关系。

（一）具体步骤

1. 建立数据文件

首先将数据输入到数据编辑器中，建立"Insulin"、"glucose"两个变量名，变量属性调整为"scale"，将"Insulin"标签添加为"胰岛素值"，"Insulin"表示胰岛素值；"glucose"标签添加为"血糖值"，"glucose"表示血糖值。建立数据文件，取名为"例 12-1.sav"，如图 12-4 所示。

2. 统计分析

（1）做散点图，观察 2 型糖尿病气阴两虚型患者的血糖值和胰岛素值之间是否存在线性关系。选择"Graph"菜单上的"scatter"，在"scatter"上选择"simple"命令，点击"Difine"按钮，就会出现如图所示的"simple scatter plot"对话框，如图 12-6。

（2）将变量"血糖值(mmol/L)"进入"Y Axis"框中，将变量"胰岛素值(mU/L)"进入"X Axis"框中，然后单击"OK"按钮。

（3）选择"Analyze"上的"regression"，然后选择"regression"上的"linear"命令，就会打开"linear regression"对话框，如图 12-11。

（4）在左边的源变量表中，将"血糖值(mmol/L)"选入"dependent"框中，将"胰岛素值(mU/L)"选入"independents"框中。

（5）在"method"对话框，选择"enter"法进行分析。在"plots"对话框，如图 12-13 中选择 ZPRED 和 ZRESID 来做散点图，以判断模型是否服从线性相关的假设，点击"continue"。在"save"对话框，如图 12-14 中，中选择 mahalanobis 复选项、cook's，s 复选项和 leverage values 复选项，点击"continue"。

（6）单击"OK"按钮，开始进行回归分析。

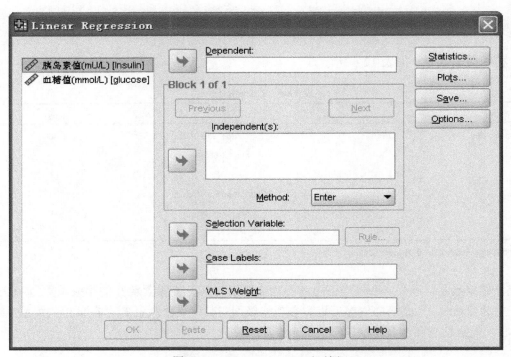

图12-11 linear regression对话框

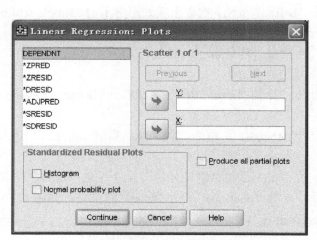

图12-12 plots对话框

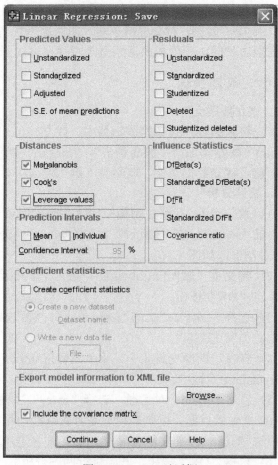

图12-13 save对话框

(二) 结果分析

1. 散点图(图12-15)　　图12-15显示,2型糖尿病气阴两虚型患者的血糖值和胰岛素值之间存在负线性关系。随着2型糖尿病气阴两虚型患者的胰岛素值增大,血糖值减小;随着2型糖尿病气阴两虚型患者的胰岛素值减小,血糖值增大。

2. 分析变量的删除与进入表　　如表12-7。从表12-7中看出,第一项为"model"在此列列出了回归方程模型的编号;第二项"variables entered"这一列显示那些变量在哪一步进入了回归方程,本例"胰岛素值(mU/L)"在第一步进入回归方程。第三项"variables removed"这一列显示那些变量在哪一步从模型中删除了;本例自变量只有一个,没有剔除变量。第四项为"method",该列显示变量进入模型或从模型中删除所采用的方法。本例采用的方法是"enter"。

3. 回归模型的一般统计量表　　如表12-8。表12-8显示,该回归方程模型的复相关系数"R"为0.862,复相关系数的平方"R Square",即决定系数为0.743,调整复相关系数的平方"Adjusted R Square",即校正的决定系数为0.723,预测值的标准差"Std. Error of the Estimate"为1.6017。

4. 方差分析表(表12-9)　　表12-9显示,回归平方和"Regression Sum of Squares"为96.248,对应的回归自由度为1,误差平方和"Residual Sum of Squares"为33.351,对应的误差自由度为13,总平方和"Total Sum of Squares"为129.649,对应的总自由度为14,回归均方"Regression Mean Square"为96.298,误差均方"Residual Mean Square"为2.565,对回归方程进行方差分析的 F 统计量为37.536,对应的 P 值为0.001。

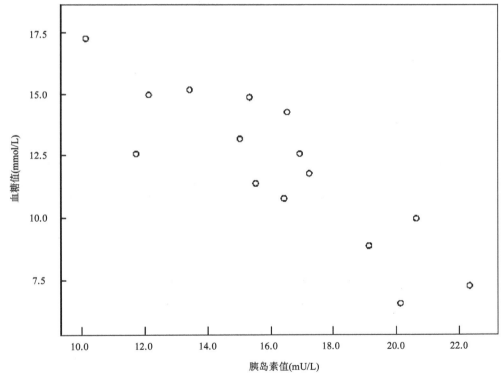

图12-15　2型糖尿病气阴两虚型患者的血糖值和胰岛素值散点图

表 12-7　Variables Entered/Removed[b]

Model	Variables Entered	Variables Removed	Method
1	胰岛素值(mU/L)[a]	.	Enter

a. All requested variables entered.

b. Dependent Variable: 血糖值(mmol/L)

表 12-8 **Model Summary**[b]

Model	R	R Square	Adjusted R Square	Std. Error of the Estimate
1	0.862[a]	0.743	0.723	1.6017

a. Predictors: (Constant)，胰岛素值(mU/L)

b. Dependent Variable: 血糖值(mmol/L)

表 12-9 **ANOVA**[b]

	Model	Sum of Squares	df	Mean Square	F	Sig.
1	Regression	96.298	1	96.298	37.536	0.000[a]
	Residual	33.351	13	2.565		
	Total	129.649	14			

a. Predictors: (Constant)，胰岛素值(mU/L)

b. Dependent Variable: 血糖值(mmol/L)

5. 回归方程的回归系数表   见表 12-10 所示。

从表 12-10 中看出，该回归方程的偏回归系数 B 为-0.760，对应的标准误为 0.124，截距为 24.402，对应的标准误为 2.046，标准化回归系数为-0.862，对偏回归系数进行 t 检验的 t 统计量为-6.127，对应的 P 值为 0.001。

表 12-10 **Coefficients**[a]

	Model	Unstandardized Coefficients		Standardized Coefficients	t	Sig.
		B	Std. Error	Beta		
1	(Constant)	24.402	2.046		11.928	0.000
	胰岛素值(mU/L)	−0.760	0.124	−0.862	−6.127	0.000

a. Dependent Variable: 血糖值(mmol/L)

6. 残差统计量表   如表 12-11 所示。

表 12-11   **Residuals Statistics**[a]

	Minimum	Maximum	Mean	Std. Deviation	N
Predicted Value	7.449	16.724	12.127	2.6227	15
Std. Predicted Value	−1.784	1.753	0.000	1.000	15
Standard Error of Predicted Value	0.415	0.868	0.564	0.160	15
Adjusted Predicted Value	7.511	16.493	12.156	2.6353	15
Residual	−2.9072	2.4420	0.0000	1.5434	15
Std. Residual	−1.815	1.525	0.000	0.964	15
Stud. Residual	−2.011	1.579	−0.009	1.033	15
Deleted Residual	−3.5686	2.6185	−0.0291	1.7775	15
Stud. Deleted Residual	−2.328	1.687	−0.031	1.110	15
Mahal. Distance	0.005	3.181	0.933	1.089	15
Cook's Distance	0.001	0.460	0.077	0.128	15
Centered Leverage Value	0.000	0.227	0.067	0.078	15

a. Dependent Variable: 血糖值(mmol/L)

表 12-11 显示，残差的基本统计量、mahalanobis 距离、cook's 距离和 leverage values 等指标，显示观察数据中不存在有影响点对回归方程产生影响。

7. 散点图   如图 12-16。

图 12-16 显示，预测值大体上分布在–2 与 2 之间，预测值与残差值不存在明显的关系，可以推断回归方程满足线性与方差齐性的假定条件。

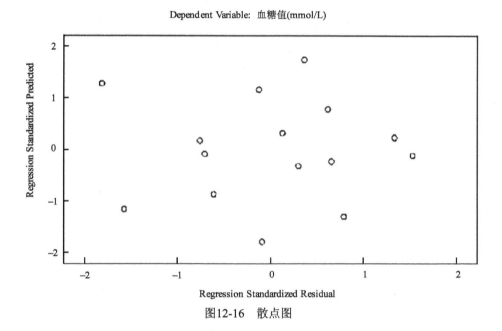

图12-16　散点图

研究设计(research design)即根据研究目的,结合统计学要求,对研究的全过程进行周密而合理的统筹安排,力求用较少的人力、物力和时间,最大限度地获得真实可靠的资料和结论,明确回答研究项目所提出的问题。研究设计可分为专业设计和统计设计两部分。专业设计(specially designing)是从专业角度对研究的选题、建立假说、研究对象的选择、研究方案、技术路线和评价标准等进行科学安排;统计设计(statistical designing)则是从统计学角度对研究设计类型、对照设置、随机分配方案、样本含量估计、统计分析方法选用等研究方法进行考虑,以最小的投入获得最多最可靠的信息,保证研究成果的先进性和科学性。

第一节　实验设计的基本要素

医学实验设计(medical experimental design)包括处理因素、受试对象和实验效应三个基本要素。它们贯穿于整个实验研究过程,从不同侧面影响着实验研究的结果,在实验设计中必须予以足够重视。例如,用两种中药治疗糖尿病患者,观察比较两组患者血糖、尿糖的下降情况,这里所用的药物为处理因素、糖尿病患者为受试对象,血糖值、尿糖值为实验效应。如观察某降压药的降压效果,某降压药为处理因素,高血压患者为受试对象,血压值的变化为实验效应。参见图 13-1。

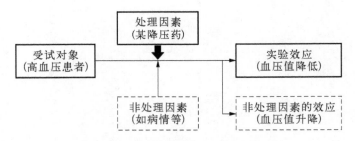

图13-1　医学实验设计的三个基本要素

一、处理因素

1. 概念　处理因素(treatment)指研究者根据研究目的欲施加给受试对象的某些干预措施。处理因素的强度称为水平,如药物、毒物为处理因素,其剂量就是水平。在实验研究中,与处理因素同时存在的所有影响实验结果的干扰性因素都称为非处理因素。如动物的窝别、年龄、体重、营养状况等。因此,应结合专业知识区分处理因素与非处理因素,并通过选用合适的实验设计方法预防和控制非处理因素的影响。

2. 处理因素设计的任务　①明确处理因素，即在一次实验中要研究几个因素，哪几个因素。②控制混杂因素，明确处理因素的同时要进一步分析有哪些影响因素，以便进行控制，避免其成为混杂因素。一个非处理因素符合两个条件即是混杂因素：首先是参与实验过程，影响实验效应；其次为在不同处理组中的分布不同。

3. 选择处理因素应遵循的原则

（1）**抓住实验中的主要因素**：实验效应是多种因素作用的结果，由于研究目的不同，以及人力、物力和时间所限，研究者不可能通过一次或几次实验把已知的所有因素都进行处理与分析，只能抓主要的因素。例如要改进某种细胞的培养方法，与其有关的因素很多，如温度、pH、培养液、培养时间等。其中每个因素又分若干水平(或等级)，若温度从34℃至38℃，每1℃为一个水平，则有5个水平；pH从6.5～7.4，每0.1为一个水平，则有10个水平。培养液有两个水平；培养时间有3个水平时，须做$5 \times 10 \times 2 \times 3 = 300$种条件的实验，若每种条件的实验重复10次的话，就需要做3000次实验，不可能在一次或几次实验中完成。可根据专业知识和研究目的在众多因素与水平中抓住主要的因素，且因素的水平数不宜过多。

（2）**分清处理因素和非处理因素**：例如，研究综合治疗糖尿病的效果，处理因素为药物治疗加饮食疗法；合理调配作息时间和其他辅助治疗措施也能缓解症状，有助于康复，但不是本次研究的处理因素，而是非处理因素。研究者应采取各种措施，尽可能使非处理因素在所比较的各组中基本相同，以便充分显示处理因素的作用。

（3）**处理因素必须标准化**：指保证处理因素在整个实验过程中始终如一，保持不变。如在进行药物疗效的试验观察中，在整个试验过程中，所使用药物的生产厂家、批号、药品标准等必须一致。所以，在实验设计时，必须制定处理因素标准化的具体措施和方法。

二、受试对象

1. 概念　受试对象(study subjects)即实验所用的动物、标本、患特定疾病的患者、健康志愿者等。受试对象的选择应根据研究目的与内容进行严格确定。如研究临床疗效时受试对象为确诊为某病的患者；探索某种诊断方法时的受试对象为确诊为某病的患者和未患本病的人。

2. 选择受试对象的标准　受试对象选择应有一定的标准和数量，并且必须满足以下条件：①对处理因素有较强敏感性和特异性；②对处理因素有比较稳定的反应性；③可行性等。

三、实验效应

实验效应(experimental effect)是处理因素作用于受试对象的客观反应和结局，往往通过观察指标来表达，故亦称为效应指标。

1. 效应指标的分类　根据不同的试验目的，效应指标分为：

（1）**主要指标**(primary variable)：指能够为研究目的提供可信证据的指标。主要指标一般只有一个，必要时可有多个。主要指标应选择易于量化、客观性强的指标，所选择的指标应在相关研究领域已有公认的准则和标准。

（2）**次要指标**(secondary variable)：是与主要目的有关的附加支持指标，或是与次要研究目的有关系的指标。

2. 选择效应指标的依据　应根据研究目的，结合专业知识，选择对说明实验结论最有意义的客观指标。同时应注意：

（1）**关联性**(correlation)：效应指标与研究目的有本质联系。

（2）**客观性**(objectivity)：尽量选用能被测量的客观性指标。

（3）**灵敏性**(sensitivity)：尽量选用灵敏度高的指标，即实验效应有变化时，指标值能充分反应这种变化。

（4）**精确性**(accuracy)：包括两个含义：①精密性(precision)，指重复观察时观察值与其均值的接近程度，受随机误差的影响；②准确性(veracity)，指观察值与真值的接近程度，受系统误差的影响。对一些半客观(如获取 pH 试纸的数值、病理切片或 X 光片结果)或主观指标(如定性指标的判断、人为打分或赋值),一定要事先严格规定读取数值的标准,必要时进行统一培训。

第二节　实验设计的基本原则

实验设计(experimental design)是依据研究目的,从研究条件出发,规定处理因素、受试对象、实验效应的引入方式方法和规模,对实施方法、方案及数据搜集料、整理、管理、质量/误差控制、分析模式直至结果的解释进行系统的安排。为使实验能够更好地控制随机误差(随机抽样误差、随机测量误差),避免系统误差,实验设计时必须遵循对照、随机、均衡、重复、盲法的统计学基本原则。

一、随机

1. 概念　　随机(randomization)指在抽样或分组时,每一个研究对象都不受研究者或研究对象主观因素的影响,机会均等地被抽取或分配到某一组。包含两层含义:

(1) **随机抽样**(random sampling):即根据研究目的所确定的受试对象,只要符合规定的纳入标准,都应有同等机会被选入样本。

(2) **随机分组**(random classification):指通过不同的随机方法,使总体中每一个受试对象都有同等概率被抽取分配到实验组或对照组,避免研究人员在分组时主观选择实验对象引起的组间非处理因素的不均衡。其目的是保证样本的代表性。

2. 随机抽样的方法　　常用的随机抽样方法如下。

(1) **单纯随机抽样**(simple random sampling):将总体中的观察单位进行编号,再用随机数表或和计算机随机程序等方法随机抽取部分观察单位组成样本。其优点是计算样本特征比较简单,缺点是要对所有观察单位编号,费时费力,实际工作困难。在抽样设计时,还必须考虑样本含量。样本例数过少,所得指标不稳定,推断总体的精度差,检验的效能低;样本例数过多,不但造成浪费,而且给质量控制带来困难。

(2) **系统抽样**(systematic sampling):又称机械抽样或等距抽样,是把总体观察单位按一定顺序分为 n 个部分,从第一个部分随机抽取第 k 位次的观察单位,再从每一部分中抽取相同位次的观察单位,由这些观察单位组成样本。优点是简单易行,容易得到一个按比例分配的样本,抽样误差小于单纯随机抽样。缺点是抽取的各个观察单位不是彼此独立,总体观察单位有周期趋势或单调增减趋势时,易出现明显的偏性;只能对抽样误差作近似估计。

(3) **整群抽样**(cluster sampling):总体 N 个观察单位分为 K "群",每群包含若干观察单位,随机抽取 k "群",以这些群中的全部观察对象组成样本。优点是便于组织,节省经费,容易控制研究质量。缺点是当样本例数一定时,其抽样误差一般大于单纯随机抽样。为降低抽样误差,可采用增加抽取的"群"数,减少"群"内观察单位数的方法进行,即重新划分"群"组,使每个"群"更小。整群抽样的抽样误差大于单纯随机抽样,故需要增加 50%左右的样本量。

(4) **分层抽样**(stratified sampling):按总体人口学特征或影响观察值变异较大的某种特征(如年龄、病情和病程等)分成若干层,再从各层随机抽取一定数量的观察单位组成样本。不同层可以采用不同的抽样方法、独立进行分析。分层的优点是增加了层内同质性,观察指标的变异减小,各层的抽样误差减小,样本含量相同时,抽样误差较小。

(5) **多阶段抽样**(multistage sampling):指将抽样过程分阶段进行,每个阶段采用不同的抽样方法,即将各种抽样方法结合使用。其实施过程为,先从总体中抽取范围较大的单元,称为一级抽样单元,再从每个抽得的一级单元中抽取范围更小的二级单元,依此类推,最后抽取其中范围更小的单元作为观测单位。进行多阶段抽样时,各阶可以采用不同的抽样方法,也可采用同一种抽样方法,要视具体情况和要求而定。

上述各种抽样方法的抽样误差大小依次是:整群抽样>随机抽样>系统抽样≥分层抽样。实际工作中,常常把两种或几种抽样方法结合起来使用，如分层整群随机抽样等。

2. 随机分组的方法　　常用的方法是"随机数字表"、"随机排列表"和计算机随机程序。

附表 13 随机数字表(random number table)是统计学家根据随机抽样的概率原理编制的用于随机抽样与分组的工具表。使用时可任意由任何一行、列的数字开始，沿任意方向，按任意顺序依次录取任意位数、任意多个随机数字。但起始数字代表的位数(如个位、十位、百位)和录用顺序应预先有所规定，不能在同一次录用中随意变更。采用随机数字表法进行随机分配，不仅能做到真正随机，而且不受样本大小及分组多少的限制，是实验设计中广泛采用的随机分配方法。

附表 14 随机排列表(random permutation)是统计学家根据随机抽样的概率原理编制的用于随机化的工具表。该表具有比随机数字表更为简便和实用，常用于分组、排列等的随机化，但不适用于抽样研究。随机排列表有 $n=10$，$n=20$，$n=30$，$n=40$，$n=50$，$n=100$ 等各不相同的自然数随机排列而成的 6 种表，表中任一行的数字排列均是随机的。本书仅给出 $n=20$ 的随机排列表。表中右侧 r_K 是该行与自然序列 1，2，3，…，n 的 Kendall 等级相关系数。r_K 的绝对值愈小，表示随机化愈好。使用时可取任一行的随机排列数字，但不能按列查。至于使用哪一种随机排列表，要根据样本含量而定，一般是使用数字个数大于等于样本含量的随机排列表。

【例 13-1】　试将 18 例合格受试者采用"随机数字表"分配至 A、B 两组。步骤如下。

(1)　先将受试对象依次编为 1~18 号(此编号即为以后进入研究的合格受试者的序号)。

(2)　然后从随机数表(附表 13)的第一行第一列开始向右读取 18 个两位数的随机数字，并依次标在受试对象编号下面，将所得之随机数字排序编号即得随机数字序号，序号为 1 到 9 的分到 A 组，其余的分到 B 组。

受试者编号:	1	2	3	4	5	6	7	8	9	10	11	12	13	14	15	16	17	18
随机数字:	22	17	68	65	81	95	23	92	35	87	02	57	51	61	09	43	06	58
随机数字序号:	5	4	14	13	15	18	6	17	7	16	1	10	9	12	3	8	2	11
组别:	A	A	B	B	B	B	A	B	A	B	A	B	A	B	A	A	A	B

(3)　按此规则的分配结果(受试者编号)如下。

A组:	1	2	7	9	11	13	15	16	17
B组:	3	4	5	6	8	10	12	14	18

(4)　随机分配卡的编制。随机分配卡的内容包括：编号、组别、随机数字、治疗方法。

按(1)~(3)步骤所得分组结果，分别填写好 1~18 的随机分配卡。

如：编号为 1 的受试者的随机分配卡如下。

编号：1	组别：A	随机数字：22
治疗方法：(可根据具体研究计划填写，如降脂 1 号胶囊)		

(5)　随机分配卡片用信封密封，信封上编上号码，信封编号应与内含之卡片编号相同。

(6)　将内含随机卡之信封按编号依次排好。

(7)　随机分配卡由专人保管，当合格受试者进入研究时，按其进入之顺序拆开序号相同的信封，根据其中卡片的规定分组和医嘱给予治疗，不得作任何更改。

【例 13-2】　试将 20 名受试对象采用随机排列表随机分到甲、乙两组。步骤如下。

(1)　将 20 名受试对象编为 1~20 号(此编号即为以后进入研究的合格受试者的序号)。

(2)　从随机排列表(附表 14)读取第二行的数字，依次标在受试者编号下面，令随机数字 0~9 分入 A 组，10~19 分入 B 组。

编　　号:	1	2	3	4	5	6	7	8	9	10	11	12	13	14	15	16	17	18	19	20
随机数字:	8	19	7	6	11	14	2	13	5	17	9	12	0	16	15	1	4	10	18	3
组　　别:	A	B	A	A	B	B	B	A	B	B	A	B	A	B	B	A	A	B	B	A

最终的分配结果(受试者编号)如下。

A组：1、3、4、7、9、11、13、16、17、20

B组：2、5、6、8、10、12、14、15、18、19

随机排列表用于随机分配时，要比随机数字表简单、方便，特别是在要求所分的各组受试对象数目相等时减少了许多麻烦。

二、对照

对照(control)即在调查或实验过程中，确立可供相互比较的组别，其目的在于控制各种混杂因素、鉴别处理因素与非处理因素的差异，消除和减少实验误差，提高研究结果的真实性和可靠性。对照的种类有很多，可根据研究目的和内容加以选择。常用的有以下几种。

1. 空白对照(blank control)　　即对照组不施加任何处理因素。这种方法简单易行，但容易引起实验组与对照组在心理上的差异，从而影响实验效应的测定。多用于动物实验中，不宜用于临床疗效研究。因为根据医德要求，不给对照组患者任何治疗措施是不符合伦理道德的，也是不允许的。但对一些病情稳定、传统上都不作治疗的疾病如聋哑、近视眼等，一旦发明了一种新的可能有效的疗法，可进行设置空白对照的实验研究。

处理组：	处理因素 T+	非处理因素 S=	处理效应 e+	非处理效应 s
		‖		‖
对照组：		非处理因素 S=		非处理效应 s

图13-2　空白对照示意

2. 实验对照(experimental control)　　指对照组不施加处理因素，但施加某种与处理因素相同的实验条件。凡实验因素夹杂重要的非处理因素，对实验效应产生影响时宜采用此法。

处理组：	处理因素 T_1+	非处理因素 S=	处理效应 e_1+	非处理效应 s
		‖		‖
对照组：	处理因素 T_2+	非处理因素 S=	处理效应 e_2	非处理效应 s

图13-3　实验对照示意

3. 安慰剂对照(placebo control)　　安慰剂(placebo)是一种伪药物，其外观、剂型、大小、颜色、重量、气味和口味等都与研究药尽可能相同或相似，但不含有任何药理活性物质的制剂。设置安慰剂对照的目的在于最大限度地消除研究者、受试者和参与评价人员等由于心理因素等对药物疗效的影响，以及评价由于研究药物所引起的真正的不良反应。

4. 标准对照(standard control)　　即采用目前标准的、公认的、通用的方法作对照。在评价某新药的疗效时，为不延误患者的治疗，对于急性病、危重病和有特殊治疗办法的疾病，往往应用已知的被公认的、疗效比较好且比较稳定的同类药物作标准对照。

5. 历史对照(historical control)　　又称文献对照、潜在对照或回顾对照。是以过去疗法为对照组，以现在的新疗法为试验组。历史对照比较方便，但偏倚往往很大，对比结果不能作为推理的依据。有些试验研究事先无任何对照，例如断手再植第一次成功的报告，公认是一项了不起的医学成就。

6. 自身对照(self-control)　　自身对照是在同一受试对象的不同时间、对称部位、不同部位、不同器官采取不同处理措施的对照，对其效果进行观察和对比分析。自身对照的特点是即节省病例数，又易控制实验条件，因此很适合有些不便于另设对照组的中医临床研究。一般用于慢性疾病，如高血压、神经系统变性病。

7. 相互对照(mutual control)　　是不另设对照，将几种处理因素互为对照或几个试验组相互比较的方法。如中医各种不同证候的对照；中药组、西药组、中西医结合组治疗某病的对照。值得注意的是，这种对照只能在已知几种治疗方案均有效、需要比较哪种更好时应用。

8. 复合处理对照(composite control)　　是在试验组与对照组均给予一种基础处理因素之外，试验组再加上新处理因素，以观察新处理因素的效应，属于实验对照的范围。复合处理对照的要点是不仅要保证综合性治疗的有效性，还应充分体现出被研究的某一特定因素(试验药物或治法、疗法)的临床效应的雄辩性，而后者是研究的目的所在。在研究一些难治性疾病、急症以及中药新药时，估计对单用中药、新药或单用西药的疗效没有十分把握时，可采用复合处理对照，即中西药同用或进行多种疗法综合性治疗。

三、均衡

均衡(balance)指实验组与对照组(或相互比较的组)之间非处理因素的相同或相近。均衡的意义在于使非处理因素在组间达到均衡性或可比性，提高结论的真实性。临床试验的主要非处理因素为：年龄、性别、病情、病程、疾病分期、体重、疾病史、家族史、经济条件等；动物实验主要的非处理因素为：窝别、体重、营养状况、药物种类、剂量、治疗时间等。

四、重复

重复(replications)包括足够的样本含量和重复试验(或平行试验)结果的重现性两个方面。在医学研究中，称同一处理为重复(样品的重复测定、同一处理组中的人数)，称重复的次数为重复数，统计术语为样本含量(sample size)，统计符号是 n。重复的主要作用在于控制和估计试验中的随机误差，使样本的统计量更好地代表总体的参数。但在实际应用时，重复数的多少主要取决于实验设计的类型、实验因素效果的明显性、主要指标的性质(数值变量或分类变量)、临床上认为有意义的差值、个体变异的大小、第一类误差(α)和第二类误差(β)的大小等因素。样本含量的估计是重复原则的具体应用，参见第三节。

五、盲法

盲法(blinding, masking)指在有干预措施的实验研究中(如实验流行病学研究、临床试验等)，由于受研究对象、试验实施者和结果测量者主观因素的影响，在设计、资料收集或分析阶段容易出现信息偏倚，影响研究结果的正确评价，为避免或消除信息偏倚，在设计时运用盲法，使研究者或研究对象不明确干预措施的分配，研究结果更加真实、可靠。盲法可分为单盲(single blind)、双盲(double blind)。对受试对象、试验实施者和结果测量者三者之一实施盲法，称为单盲；对其中两者实施盲法，称为双盲。

双盲不适用于下列情况：①手术、理疗、放疗；②对病情复杂、危重、需随时调整治疗方案、对症下药的患者不宜双盲；③以硬指标判定疗效时不必双盲。另外，有些临床试验只能是非盲的，又称开放试验(open trial)，即研究对象和研究者均了解分组情况，试验公开进行。适用于有客观观察指标的临床试验。

第三节　样本含量估计的常用方法

样本含量的估计指为确保研究结论在一定检验效能基础上的最少观察单位数，目的是确定的实验研究或调查研究所需要的最低观察对象的数量及其所希望的把握度，做到心中有数，保证研究结论的可靠性。在进行样本含量估算之前，研究者必须首先明确研究目的、研究设计的类型、试验的主要终点指标、资料类型、对该指标的统计方法选择、试验总体设计方法(平行对照、交叉对照等)、以及把握度、检验水平、平均数、标准差、有效率、有意义的差值等基础资料。可以说，样本含量估算的多样性和水平直接反映了临床研究设计和统计方法的多样性和水平。因此，样本含量是个比较复杂的问题。例如，不同的教材或参考书介绍的计算公式和工具表往往各异，以致同一问题所得的结果有出入。但是，无论按哪种公式或工具表求得的结果，均为近似的估计数。

一、样本含量估计的主要参数

1. 第一类错误的概率 α　　α 越小，所需样本例数越多，一般取 $\alpha=0.05$。同时，应结合专业要求判断是单侧检验还是双侧检验，在 α 相同的条件下，双侧检验要比单侧检验需要更大的样本含量。

2. 检验效能 $1-\beta$　　即在特定的 α 水准下，H_1 为真时检验能正确发现的能力。$1-\beta$ 越大，所需样本例数越多。通常取 $1-\beta$ 为 0.90 或 0.80。

3. 允许误差 δ　　指两总体参数的差值。如 $\delta=\mu_1-\mu_2$，或 $\delta=\pi_1-\pi_2$。δ 越小，所需样本含量越多。通常根据预实验、查阅文献和专业知识估计 δ 值，或用专业上有意义的两总体参数的差值代替。

4. 总体变异度 σ　　σ 越大，所需样本含量越多。通常根据预实验、查阅文献和专业知识估计 σ 值。

二、单样本比较的样本含量

1. 样本均数与总体均数比较的样本含量估计　　主要用于计量资料单样本 t 检验。

样本均数与总体均数的比较确定 α 和 β 后，令 $\delta=\mu-\mu_0$，σ 为总体标准差，样本含量的计算公式为

$$n=\left\{\left(u_{\alpha}+u_{\beta}\right)\sigma/\delta\right\}^2 \tag{13-1}$$

式中，α 有单双侧之分，β 只取单侧，u_{α} 和 u_{β} 为相应的正态分位数。

【例 13-3】　　据文献报道，高血压患者血清同型半胱氨酸(Hcy)的均数和标准差为 15.0μmol/L 和 10.0(μmol/L)。现临床某医师采用中西医结合治疗，期望疗效结果至少使 Hcy 平均下降 5μmol/L，问至少需要观察多少病例？

本例，取 $\alpha=0.05,\beta=0.1$，又知 $\sigma=10.0,\delta=5$。由标准正态分布表查出单侧界值 $u_{0.05}=1.96$，单侧 $u_{0.10}=1.282$，代入式(13-1)，得

$$n=\left\{(1.96+1.282)\times10.0/5\right\}^2=57.15\approx58$$

2. 样本率与总体率比较的样本含量估计　　主要用于二项分布资料样本率与总体率比较的假设检验(正态近似法和直接概率)。

样本率与总体率的比较确定 α 和 β 后，π_0 为历史对照的总体率，π 为实验结果的总体率，$\pi_0\neq\pi$，令 $\delta=\pi-\pi_0$，σ 为实验结果的总体标准差，样本含量的计算公式为

$$n=\pi_0(1-\pi_0)\left\{\left(u_{\alpha}+u_{\beta}\right)/\delta\right\}^2 \tag{13-2}$$

式中，α 有单双侧之分，β 只取单侧，u_α 和 u_β 为相应的正态分位数。

【例 13-4】　已知某中药治疗皮肤病的显效率为 70%，现试验一种特色中药治疗法，预计有效率为 85%，规定 $\alpha=0.05$(单侧检验)，$\beta=0.10$，求所需例数。

本例：$\pi_0=0.70$，$\pi=0.85$，$\delta=0.85-0.70=0.15$

单侧界值 $u_{0.05}=1.645$，单侧 $u_{0.10}=1.282$，代入式(13-2)，得

$$n=0.70(1-0.70)\left\{(1.645+1.282)/0.15\right\}^2=79.96\approx80$$

三、独立样本比较的样本含量

1. 两样本均数比较的样本含量估计　　主要用于计量资料独立样本 t 检验。

当两样本例数要求相等时，先要求出两个总体参数间的差值，即 $\delta=\mu_1-\mu_2$。若 μ_1 及 μ_2 未知时，可分别以 $\bar{x}_1$ 及 $\bar{x}_2$ 估计之；σ 未知时，可以合并标准差 s 估计；α、β 分别是对应于 α 和 β 的 u 值，或可由 t 界值表(附表 2)自由度由 $v=\infty$ 查出，α 常取 0.05，u_α 有单双侧之分；β 常取 0.20 或 0.10，u_β 只取单侧值。可按式(13-3)估算每组需观察的例数 n。

$$n=2\times\left\{\left(u_\alpha+u_\beta\right)\times\sigma/\delta\right\}^2 \tag{13-3}$$

式中，δ 为两均数之差，σ 为总体标准差或其估计值。

【例 13-5】　某医院欲研究中药治疗某病的临床疗效，以血沉作为疗效指标，临床前该中药可使患者血沉平均下降 3.4 mm/h，标准差为 1.2 mm/h，西药可使患者血沉平均下降 4.8 mm/h，标准差为 2.5 mm/h，为了进一步观察该中药的疗效，问：需要观察多少病例数？

本例，取 $\alpha=0.05$，$\beta=0.1$，$1-\beta=1-0.1=0.90$，双侧检验，$u_\alpha=1.96$，$u_\beta=1.282$，$\delta=4.8-3.4=1.4$，取较大的标准差 $\sigma=2.5$，代入式(13-3)，得

$$n=2\times\left\{(1.96+1.282)\times2.5/1.4\right\}^2=67.03\approx68(例)$$

2. 两样本率比较的样本含量估计　　主要用于成组设计 2×2 表资料的 χ^2 检验。

令 n 为每组所需例数，p_1、p_2 为已知的两个率(用小数表示)，p 为合并的率，当设两组例数相等时，即 $p=(p_1+p_2)/2$。$q=1-p$，则计算公式为

$$n=8pq/\left(p_1-p_2\right)^2 \tag{13-4}$$

【例 13-6】　某医院用中药治疗和中西医结合治疗两种方法治疗慢性气管炎患者，经初步观察，用中医治疗组的近控率为 35%，中西医结合治疗组的近控率为 45%。现拟进一步治疗，问每组需观察多少例，才可能在 $\alpha=0.05$ 的水准上发现两种疗法近控率不同？

本例：$p_1=0.35$，$p_2=0.45$，$p=(0.35+0.45)/2=0.40$，$q=1-0.40=0.60$，代入式(13-4)，得

$$n=8pq/\left(p_1-p_2\right)^2=\left\{8(0.4)(0.6)\right\}/(0.35-0.45)^2=192(人)$$

3. 配对设计和交叉设计数值变量资料的样本含量估计　　配对设计包括异体配对、自身配对、自身前后配对及交叉设计的自身对照，均可按下列公式进行样本含量估计。

$$n=\left\{(u_\alpha+u_\beta)\times\sigma_d/\delta\right\}^2 \tag{13-5}$$

式中，δ、α、β 的含义同前，σ_d 为每对差值的总体标准差或其估计值 s_d。

【例 13-7】　某研究者欲了解中西医结合治疗糖尿病的降血糖效果，以年龄、性别、病情和病程作为配对

条件，随机将患者分配到中西医结合治疗组和常规治疗组，各对子的空腹血糖平均差值为 1.39 mmol/L，标准差为 2.0mmol/L，为了进一步观察中西医结合治疗的疗效，问每组需要观察多少对病例数？

本例：取 $\alpha=0.05$，$\beta=0.1$，$1-\beta=1-0.1=0.90$，双侧检验，$u_\alpha=1.96$，$u_\beta=1.282$，$\delta=1.39$，$\sigma=2.0$，代入式(13-5)，得

$$n=\{(1.96+1.282)\times2.0/1.39\}^2=21.76\approx22$$

4. 配对计数资料的样本含量估计　　配对计数资料的整理格式如表 13-1。若采用配对 χ^2 检验进行分析，其样本含量的估计采用式(13-6)。

表 13-1　配对计数资料的模式

A法	B法		合计
	+	−	
+	a	b	$a+b$
−	c	d	$c+d$
合计	$a+c$	$b+d$	$a+b+c+d$

$$n=\left\{\left[u_\alpha\sqrt{2\pi_c}+u_\beta\sqrt{(2\pi_{-+}\pi_{+-})/\pi_c}\right]\Big/(\pi_{-+}-\pi_{+-})\right\}^2 \tag{13-6}$$

式中，$\pi_{+-}=b/(a+b)$，$\pi_{-+}=c/(a+c)$，$\pi_c=(\pi_{+-}+\pi_{-+})/2$，$\alpha$ 有单双侧之分，β 只取单侧，u_α 和 u_β 为相应的正态分位数。

【例 13-8】　已知金黄色葡萄球菌接种于甲、乙两种培养基的结果如下：甲培养基阳性、乙培养基阴性的 $\pi_{+-}=0.05$，甲培养基阴性、乙培养基阳性的 $\pi_{-+}=0.25$，$\alpha=0.05$（双侧检验），$\beta=0.10$，现准备研究一种新的与该菌种相似的菌种，问需观察多少样本对子数？

本例：$\pi_{+-}=0.05$，$\pi_{-+}=0.25$，$\pi_c=(0.05+0.25)/2=0.15$，双侧界值 $u_{0.05}=1.96$，单侧 $u_{0.10}=1.282$，代入式(13-6)，得

$$n=\left\{\left[1.96\sqrt{2\times0.15}+1.282\sqrt{(2\times0.25\times0.05)/0.15}\right]\Big/(0.25-0.05)\right\}^2=63.75.43\approx64$$

5. 多个样本均数比较的样本含量估计

$$n=\varphi^2\left(\sum_{i=1}^k\sigma_i^2/k\right)\Big/\left[\sum_{i=1}^k(\mu_i-\mu)^2/(k-1)\right] \tag{13-7}$$

式中，n 为各组样本所需的例数，σ_i 为各总体的标准差，μ_i 为各总体均数，$\mu=\sum\mu_i/k$，k 为所比较的样本组数，φ 值是由 α、β、$\nu_1=k-1$、$\nu_2=\infty$ 查表得。

【例 13-9】　某中医院应用中西医结合治疗肺气虚、脾气虚、肾气虚慢性阻塞性肺疾病(COPD)患者，并与单纯西药为对照组，观察中西医结合治疗 COPD 患者不同中医证型的肺功能改善效果，根据查阅相关资料，肺气虚的 FVC(L) 为 2.44±0.32；脾气虚为 2.40±0.36；肾气虚为 2.31±0.29；对照组为 2.51±0.32。问该项临床研究估计需要观察多少病例数？

本例，取 $\alpha=0.05$，$\beta=0.1$，将各组的 μ_i 的估计值：2.44、2.40、2.31、2.51 和 σ_i：0.32、0.36、0.29、0.32 代入式(13-8)，计算 $\mu=\sum\mu_i/k=(2.44+2.40+2.31+2.51)/4=2.415$，查表 $\alpha=0.05$，$\beta=0.1$，$\nu_1=4-1=3$，$\nu_2=\infty$，查表得 $\varphi=2.17$，代入式(13-7)，得

$$n = 2.17^2 \times \left\{ \frac{(0.32^2 + 0.36^2 + 0.29^2 + 0.32^2)/4}{\left[(2.44 - 2.415)^2 + (2.40 - 2.415)^2 + (2.31 - 2.415)^2 + (2.51 - 2.415)^2\right]/3} \right\} = 70.72 \approx 71$$

6. 多个率样本比较的样本含量估计　　多个率样本比较样本含量估计有三角函数的弧度和角度两种方法计算。采用三角函数的角度计算公式为

$$n = \frac{1641.6\lambda}{\sin^{-1}\sqrt{p_{\max}} - \sin^{-1}\sqrt{p_{\min}}} \tag{13-8}$$

【例 13-10】　某医院观察三种中药复方甲、乙和丙治疗某病的效果，初步观察结果甲复方有效率 75.5%，乙复方 65.5%，丙复方 55.5%，问正式试验需要观察多少例患者？

本例，$P_{\max} = 0.755$，$P_{\min} = 0.555$，$\alpha = 0.05$，$\beta = 0.10$，$v = k-1 = 3-1$，查表 $\lambda = 12.56$，代入式(13-8)，得

$$n = 1641.6 \frac{12.65}{(\sin^{-1}\sqrt{0.755} - \sin^{-1}\sqrt{0.555})^2} = 113.5 \approx 114$$

7. 随机区组设计的样本含量估计

$$n = 2 \times \left(MS_e / d^2\right) \times \left(Q + u_\beta\right)^2 \tag{13-9}$$

式中，MS_e 为误差的均方，d 为总组间差值；一般取 $\alpha = 0.05$，Q 值查表 13-2。

表 13-2　随机区组设计样本含量估计的 Q 值表

组数	3	4	5	6	7	8	9	10
Q 值	3.4	3.8	4.0	4.2	4.4	4.5	4.6	4.7

【例 13-11】　欲比较 4 种中药方降低血清谷丙转氨酶(ALT)的效果。由预试得 $MS_e = 30\mu/L$，预计 $d = 8\mu/L$，问每组需要观察多少病例？

本例：已知 $MS_e = 30\mu/L$，$d = 8\mu/L$，取 $\alpha = 0.05$，$\beta = 0.10$ 代入式(13-9)，得

$$n = 2 \times \left(30/8^2\right) \times (3.8 + 1.282)^2 = 24$$

8. 直线相关分析的样本含量估计　　若分析变量之间的相关关系，需用下述公式估算用于相关分析的样本含量。

$$n = 4\left\{(u_\alpha + u_\beta) \big/ \ln\left[(1+\rho)/(1-\rho)\right]\right\}^2 + 3 \tag{13-10}$$

式中，n 为相关分析的样本例数，ρ 为估计的总体相关系数，α 有单双侧之分，β 只取单侧，u_α 和 u_β 为相应的正态分位数。

【例 13-12】　为研究蛋白尿患儿 24h 尿蛋白与晨尿或随机尿的尿蛋白肌酐比值的相关关系，根据参考文献报道，总体相关系数 $\rho = 0.712$，问需随机抽取多少名患儿作相关分析？

已知 $\rho = 0.712$，规定 $\alpha = 0.05$（双侧检验），$\beta = 0.10$，代入式(13-10)，得

$$n = 4\left\{(1.96 + 1.282) \big/ \ln\left[(1+0.712)/(1-0.712)\right]\right\}^2 + 3 = 16.23 \approx 17$$

四、参数估计的样本含量

1. 估计总体均数的样本含量　　确定 α 后，令 δ 为期望估计误差的最小值，σ 为总体标准差，样本含量的

计算公式为

$$n = (u_\alpha \sigma / \delta)^2 \tag{13-11}$$

式中，α 有单、双侧之分，u_α 为相应的正态分位数。

【例 13-13】　某地疾病控制中心拟用整群抽样方法了解本地区成年女性血色素的平均水平，希望误差不超过 3g/L，根据文献，血色素的标准差约为 25g/L，如 $\alpha=0.05$（双侧），问至少需要调查多少人？

本例，$u_\alpha=1.96$，$\delta=5$，$\sigma=25$，代入式（13-11），得

$$n = (1.96 \times 25/3)^2 = 266.7 = 266.7 \approx 267$$

2. 估计总体率的样本含量　　确定 α 后，令 δ 为期望估计误差的最小值，σ 为总体率的标准差，n 的计算公式为

$$n = u_\alpha^2 \pi (1-\pi) / \delta^2 \tag{13-12}$$

【例 13-14】　根据我国 18 岁及以上成人高血压患病率为 18.8%，某地疾病控制中心欲了解本地 18 岁以上人口的高血压患病率，希望误差不超过 2%，问至少需要调查多少人？

本例，$\alpha=0.05$（双侧），$u_\alpha=1.96$，$\delta=0.02$，$\pi=0.188$ 代入式（13-12），得

$$n = 1.96^2 \times 0.188 \times (1-0.188) / 0.02^2 = 1466.1 \approx 1467$$

【附】　SPSS 实现随机分组的过程

一、用 SPSS 产生随机数字并进行完全随机分组

【例 13-15】　将符合研究的受试对象 60 例随机分为两组，每组 30 例。

操作：

（1）**建立 SPSS 数据文件：**设一个变量（NO），输入受试对象的编号 1~60。

（2）**设定随机种子**（SET SEED）：

　　　　Transform→Random Number Generators... →Random Number Generators

　　　　　　√Set Starting Point

　　　　　　　⊙ Fixed Value

　　　　　　　　Value：12345

　　　　　　　OK

此时，在结果窗口出现 "SET SEED＝12345."，SET SEED 是设定种子，随机数取值在 1~200000。SPSS 中共提供了真随机数和伪随机数两种，RV 系列均为真随机数，在编程上其随机种子一般都是取自流逝的时间，所以结果不可重复。而 NORMAL(stddev) 等是伪随机数，只要预先设定随机种子，其结果均可重现。

设定种子的作用：当种子数设定相同时，可以使每次运行获得同样的随机数序列，适用于多次同样分组或研究增加样本量时再分组。设定的随机种子数不同，则产生的随机数序列也不同。如果不设定随机种子（即选择 "Random"），则每次运行获得不同的随机数序列，分组的结果也会不同。

（3）**产生随机数：**Transform→Computer Variable... →Computer Variable

　　　　　　Target Variable（目标变量名）：Random

　　　　　　Function group: Random Numbers

Functions and Special :Rv.Uniform

点击向上箭头 Nuneric Expression: Rv.Uniform(?,?)→Rv.Uniform(0,1)

OK

此时，数据窗口产生一个变量 Random。产生随机数字通常用 Uniform(0,N) 函数产生，本例题用 Uniform(0,1) 产生 0~1 之间的随机数，系统默认随机数字的小数点位数为两位，当出现随机数字相同时，可以将随机数字的小数点位数增加到 4 位或以上，可见随机数字无重复。

研究者也可以利用正态分布函数(Rv.Normal)产生随机数字。设定均数(如 100)和标准差(如 10)，然后点击 Paste 按钮，在弹出的 SPSS 语句编辑窗口中会增加"COMPUTE R ＝ RV.NORMAL(100,10). EXECUTE."语句。选中"COMPUTE R ＝ RV.NORMAL(100,10). EXECUTE."，点击选择菜单 Run Current，系统便会利用语句产生一列新的随机数字。以上两种方法均是研究者利用 SPSS 统计软件直接生成随机数的简便方法，此外研究者还可以利用编辑好的宏程序来实现随机数的生成。

(4) 对随机数编秩：Transform→Rank case... →Rank case

Random→Variable(s)框中

此时，数据窗口又产生一个秩次变量 RRandom。

(5) 分组：按照变量 RRandom 的取值进行分组，规定秩次 1~30 归入第一组，31~60 归入第二组。

Transform→Recode into DifferentVariables... →Recode into DifferentVariables

RRandom→Numeric Variable ->Output

Output Variable,Name:group→Change

Old and New Values...→Recode into DifferentVariables: Old and New Values

⊙Range:上框输入 1，下框输入 30

⊙Value:1

Add

Old -→New:1 thru 30 →1

⊙Range:上框输入 31，下框输入 60

⊙Value:2

Add

Old -→New:31 thru 60 →2

Continue

OK

此时数据窗口又产生一个分组变量 group，其取值为 1 和 2，分别代表第一组和第二组。

【例 13-16】　将符合研究的受试对象 90 例随机分为三组，每组 30 例。SPSS 实验过程与例题【1】基本相同。

操作：

(1) 建立 SPSS 数据文件：设一个变量(NO)，输入受试对象的编号 1~90。

(2) 设定随机种子：54321

(3) 产生随机数

(4) 对随机数编秩

(5) 分组：按照随机数秩次进行分组，规定秩次 1~30 归入第一组，31~60 归入第二组，61~90 归入第三组。

二、用 SPSS 产生随机数字并进行配对(或配伍)设计分组

【例 13-17】　将 20 对受试对象(40 个受试对象)随机分入甲乙两个处理组。

操作：

（1）建立 SPSS 数据文件：设两个变量：①NO，输入受试对象的编号 1～40；②Block：输入对子号 1～20。

（2）设定随机种子：Transform→Random Number Generators… →Random Number Generators

　　　　　　　　　　√Set Starting Point

　　　　　　　　　⊙ Fixed Value

　　　　　　　　　　Value：20120101

　　　　　　　　　OK

此时，在结果窗口出现"SET SEED＝20120101."。

（3）产生随机数：Transform→Computer Variable… →Computer Variable

　　　　　　Target Variable（目标变量名）：Random

　　　　　　Function group: Random Numbers

　　　　　　Functions and Special :Rv.Uniform

　　　　　　点击向上箭头→Nuneric Expression: Rv.Uniform（?,?）→Rv.Uniform（0,1）

　　　　　　OK

此时，数据窗口产生一个变量 Random。

（4）对随机数编秩（按照 Block 编秩）：Transform→Rank case… →Rank case

　　　　　　　　Random→Variable（s）框中

　　　　　　　　By:Block

　　　　　　　　OK

此时，数据窗口又产生一个变量 RRandom。

（5）分组：按变量 RRandom 的取值进行分组，"1"为甲处理组，"2"为乙处理组。

【例 13-18】　将 40 只 SD 雄性大鼠按照体重为区组因素随机分入 A、B、C、D 四个处理组（10 个区组）。

操作：

（1）建立 SPSS 数据文件：设 2 个变量：①NO，输入大鼠的编号 1～40；②Block：输入区组号 1～10。

（2）设定随机种子：Transform→Random Number Generators… →Random Number Generators

　　　　　　　　　　√Set Starting Point

　　　　　　　　　⊙ Fixed Value

　　　　　　　　　　Value：11223344

　　　　　　　　　OK

此时，在结果窗口出现"SET SEED＝11223344."。

（3）产生随机数：Transform→Computer Variable… →Computer Variable

　　　　　　Target Variable（目标变量名）：Random

　　　　　　Function group: Random Numbers

　　　　　　Functions and Special :Rv.Uniform

　　　　　　点击向上箭头→Nuneric Expression: Rv.Uniform（?,?）→Rv.Uniform（0,1）

　　　　　　OK

此时，数据窗口产生一个变量 Random。

（4）对随机数编秩（按照 Block 编秩）：Transform→Rank case… →Rank case

　　　　　　　　Random→Variable（s）框中

　　　　　　　　By:Block

　　　　　　　　OK

此时，数据窗口又产生一个变量 RRandom。

（5）分组：按照变量 RRandom 的取值进行分组，"1"为 A 处理组，"2"为 B 处理组，"3"为 C 处理组，"4"为 D 处理组。

第十四章 常用的研究设计类型

导 学

1. 掌握完全随机设计的概念、设计特点和分析方法。
2. 熟悉析因设计和交叉设计的优缺点及分析方法。
3. 了解拉丁方设计和正交设计的优缺点及分析方法。

概述或导言(补充一段文字)。

在医学研究中,实验设计类型主要根据研究目的、专业要求、处理因素的多少等进行设计。下面对常用的实验设计进行简单介绍。

第一节 完全随机设计

完全随机设计、配对设计和配伍组设计是常用的几种实验设计方法。完全随机设计仅涉及一个处理因素(但可为多水平),故又称单因素(one-way)设计。它是将受试对象按随机化的方法分配到各个处理组中,观察实验效应,临床试验中的随机对照试验也属于此类设计。配对设计是将受试对象按一定条件配成对子,再随机分配每对中的两个受试对象到不同处理组。配对的因素是影响实验效应的主要非处理因素。配伍组设计亦称随机区组设计,它是配对设计的扩大,是将几个受试对象按一定条件划分考,试大网站收集成配伍组或区组,再将每一配伍组的各受试者随机分配到各个处理组中去。

一、完全随机设计

1. 概述 完 全 随 机 设 计 (completely randomized design,CRD)是将实验对象完全随机地分配到实验组与对照组或几个对比组中(图14-1)。CRD 只能分析一个处理因素的作用,也称单因素设计。处理因素可有 2 个或 2 个以上水平,每个水平代表一个分组。可用随机方法将受试对象随机分配到各实验组及对照组中。该设计

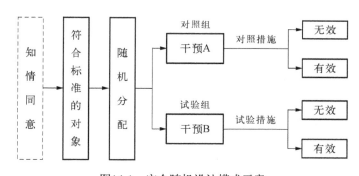

图14-1 完全随机设计模式示意

的特点:简单方便,应用广泛,容易进行统计分析;但只能分析一个因素的作用,效率相对较低。

该设计若用于临床试验,称为随机对照试验(randomized control trial,RCT);如果采用了盲法设计,又称为随机盲法对照试验(randomized blind control trial,RBCT)。

2. 假设检验方法 对服从正态分布且方差齐同的计量资料,常采用单因素方差分析(one-way ANOVA)、成组资料的 t 检验(two-sample/group t-test,水平组 $g=2$);对于非正态分布且方差齐同的资料,可进行数据变换,或采用两个独立样本比较的 Wilcoxon 秩和检验(Wilcoxon rank sum test)、多个独立样本比较的 Kruskal Wallis H 检验(Kruskal Wallis H test);对于计数资料,可采用 χ^2 检验(Chi-square test)或 Ridit 分析(Ridit analysis)。

二、配对设计

配对设计(paired design)是将受试对象按某些特征或条件配成对子，每对中的两个受试对象分别给予不同的处理。该设计的特点：可以降低、减弱或消除两个比较组的非处理因素的作用；能缩小受试对象间的个体差异，从而减少实验误差，提高实验效率。

1. 设计类型　　配对设计主要有两种情况：

(1) **同源配对**(autosyndetic pairing)：同一受试对象分别接受两种不同的干预措施，目的是推断两种干预措施的效果有无差别。应用时常分为两种情况：①交叉设计(cross-over design，COD)，参见本节"三、交叉设计"，目的是推断某种处理有无作用。②自身对比(self-contrast)，即将同一受试对象处理前后或自身两个部分的结果比较，目的是推断某种处理有无作用。

(2) **异源配对**(heterogenetic pairing)：是将若干研究对象按某些重要特征配对，并分别接受两种干预措施。所谓重要特征通常是影响效应的主要非处理因素，如动物的种属、性别、年龄、体重、窝别等因素；人群的种族、性别、年龄、体重、文化教育背景、生活背景、居住条件、劳动条件等；患者的疾病类型、病情严重程度、诊断标准等因素，目的是消除混杂因素的影响。

2. 假设检验方法　　配对 t 检验(pared/matched t-test)、配对 χ^2 检验、Wilcoxon 符号秩和检验(Wilcoxon signed-rank sum test)。

三、随机区组设计

1. 概述　　随机区组设计(randomized block design)实际上是配对设计的扩展。是将几个受试对象按一定条件配成区组，再将每一区组的受试对象随机分配到各个处理组中。每个随机区组的受试对象数目取决于处理的数目。如果一个实验安排了四种不同处理，那么每个区组就应有四个受试对象。有多少个区组，则每种处理就可以分配到多少个受试对象。该设计的特点：各随机区组的受试对象不仅数目相等，而且生物学特点也较均衡，缩小了组间差别，实验效率较高。每个配伍组的例数等于处理组个数。配伍的条件同配对设计。

2. 假设检验方法　　两因素方差分析(two-way ANOVA)、配对 t 检验(水平组 $k=2$)、配伍组设计的多个样本的秩和检验(Friedman M-test)。

第二节　析因设计和交叉设计

一、析因设计

析因设计(Factorial experimental design)是一种将两个或多个因素的各水平交叉分组，通过不同的组合，评价各因素的主效应、单独效应和交互作用，通过比较各种组合，找出最佳组合的实验设计。在中医药研究中，常要评价联合用药效应时(如中药和西药)，尤其是处理因素的个数 $k \geqslant 2$，各因素在试验中所处的地位基本平等，而且因素之间存在一阶(即 2 因素之间)、二阶(即 3 因素之间)乃至更复杂的交互作用时，析因设计是一种非常理想的实验设计。若因素间存在交互作用时，表示各因素间不是独立的，而是一个因素的水平发生变化，会影响其他因素的实验效应；反之，若因素间不存在交互作用，表示各因素具有独立性，任一因素的水平发生变化，不会影响其他因素的实验效应。实际工作中部分交互效应，特别是高阶交互效应可以根据临床知识排除，这时可选用正交设计。

1. 析因设计方法

(1) **确定处理组数**：设有 k 个因素，每个因素有 $L_1, L_2, \cdots, L_k$ 个水平，那么共有 $G=L_1 \times L_2 \times \cdots \times L_k$ 个处理组。实验组数＝各因素水平数的乘积。常用的设计模型为 2×2、2×2×2 等。2×2(或 2^2)析因设计的意义为：试验中共有 A、B 两个因素，每个因素各有两个水平(表 14-1)。2×2×2(或 2^3)析因设计表示试验中有 A、B、C 三个因素，每个因素各有两个水平(表 14-2)。数字表达式中的指数表示因素个数，底数表示每个因素的水平数。

表 14-1　2×2 析因设计模型

A	B_1	B_2
A_1	A_1B_1	A_1B_2
A_2	A_2B_1	A_2B_2

表 14-2　2×2×2 析因设计模型

A	B_1		B_2	
	C_1	C_2	C_1	C_2
A_1	$A_1B_1C_1$	$A_1B_1C_2$	$A_1B_2C_1$	$A_1B_2C_2$
A_2	$A_2B_1C_1$	$A_2B_1C_2$	$A_2B_2C_1$	$A_2B_2C_2$

（2）**随机分组**：采用完全随机设计、随机区组设计或拉丁方设计将实验对象分配到各组中。

注意：①析因设计的基本要求是各组例数相等，且每组例数必须在 2 例以上。②析因设计的因素数和水平数不宜过多，一般因素数不超过 4，水平数不超过 3。

2. 析因设计的优缺点

（1）**优点**：①效率高，可用相对较小的样本检验各因素内部不同水平间有无差别，特别是分析中药与西药间的交互效应。②节约样本含量。与分别进行随机对照实验相比，析因设计可以节约样本含量的 1/2；若用两种药物相互对比的设计，可节约样本量的 1/3。

（2）**缺点**：当处理因素增加时，实验组数呈几何倍数增加。

3. 假设检验方法　　析因设计资料的方差分析；析因设计资料的秩和检验。

二、交叉设计

交叉设计(cross-over design，COD)是在自身配对设计基础上发展而成的双因素设计。它将整个设计分为两个(参见图 14-2)或多个阶段，各阶段分别给予不同的干预措施，然后比较各阶段效应间的差异有/无统计学意义。主要用于评价慢性易复发疾病，如哮喘。常用的有 2×2 和 2×3 交叉设计，见表 14-3 和表 14-4。

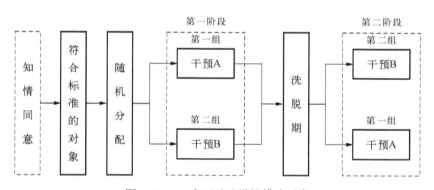

图14-2　2×2交叉试验设计模式示意

表 14-3　2×2 交叉设计

群别	时期	
	1	2
1	处理	对照
2	对照	处理

表 14-4　2×3 交叉设计

群别	时期		
	1	2	3
1	处理	对照	处理
2	对照	处理	对照

1. 交叉设计的优缺点

(1) **优点**：①能控制时间因素对实验效应的影响。②消除个体间及两个试验时期间的差异对实验效应的影响，进一步突出处理效应。③各实验对象均接受了试验因素和对照，照顾了每一个患者的利益，符合医德要求。④可对每个研究对象观察多个时期的两种处理的效应。⑤适用于个体差异较大的动物试验。⑥不仅有组间对照，而且有自身前后对照，从而降低了两组的变异度，节省样本量，提高了评价疗效的效率。

(2) **缺点**：①不允许有患者失访，否则将造成该对象已有数据的完全浪费。②适用于某些病程相对较长的疾病(如高血压、头痛等慢性病的研究)，不适于病程较短的急性病治疗效果的研究。③疾病的变化如第一阶段实验对象的该病治愈或死亡，则第二阶段的处理将无法施加。④如有患者退出试验，不仅造成数据的缺失，也增加了统计分析的困难。⑤与拉丁方设计相比，不能得到关于个体差异和试验期差异大小的信息。⑥不能得到因素之间交互作用的信息。⑦必须有一个严格的前提，即进入第二阶段之前，两组患者的病情均与进入第一阶段时相同。这对许多临床试验来说是难以做到的，从而限制了这种研究设计的使用。

2. 交叉设计的假设检验方法　　采用三因素无重复试验的 F 检验。

第三节　拉丁方设计和正交设计

一、拉丁方设计

拉丁方设计(latin square design)是按拉丁字母组成的方阵来安排实验的三因素(一般是一个处理因素、两个配伍组因素)等水平设计。在拉丁方阵中，每一处理在每一行或每一列都只出现一次；在对试验结果进行统计分析时，能将横行、纵列二个区组间的变异从试验误差中分离出来。因此，拉丁方设计的试验误差比随机单位组设计小，试验精确性比随机单位组设计高。常用的拉丁方有：3×3，4×4，5×5 等阶拉丁方，见图14-3。行、列分别代表两个非处理因素的水平；方阵中的字母代表处理因素的水平。拉丁方设计要求：①三个因素无交互作用；②三个因素水平数相等；③方差齐。

3×3			4×4				5×5				
A	B	C	A	B	C	D	A	B	C	D	E
B	C	A	B	A	D	C	B	A	E	C	D
C	A	B	C	D	B	A	C	D	A	E	B
			D	C	A	B	D	E	B	A	C
							E	C	D	B	A

图14-3　3×3、4×4、5×5拉丁方阵

1. 拉丁方设计方法

(1) **选择拉丁方**：选择拉丁方时应根据主要因素的水平数确定基本型拉丁方，并使另外两个次要因素的水平数与之相等。

(2) **随机排列**：在选定拉丁方之后，如是非标准型时，则可直接按拉丁方中的字母安排试验方案。若是标准型拉丁方，还应按要求对横行、纵列和试验处理的顺序进行随机排列。

(3) **规定行、列、字母所代表的因素和水平**，通常字母表示主要处理因素。

2. 拉丁方设计的基本特点

(1) 拉丁方设计分别用行间、列间和字母间表示三个因素及其不同水平。

(2) 拉丁方方阵可以进行随机化，目的是打乱原字母排列的有序性。

(3) 无论如何随机化，方阵中每行每列每个字母仍只出现一次。

(4) 拉丁方设计均衡性强，试验效率高，节省样本含量。

3. 拉丁方设计的优缺点

(1) **优点**：①精确性高。在随机区组设计的基础上多安排了一个对实验结果有影响的非处理因素，能将横

行和纵列两个区组间的变异从试验误差中分离出来，因而试验误差比随机区组设计小，试验的精确性比随机单位组设计高。②试验结果的分析简便。③节约样本量。

（2）缺点：①要求三因素无交互作用且水平数相等，在实际工作中处理数受到一定的限制。②横行、纵列区组因素与处理因素间不存在交互作用。

4. 拉丁方设计的假设检验方法　采用拉丁方设计资料的方差分析。

二、正交设计

正交试验设计（orthogonal experimental design）是按照规范的正交表和相应的交互表进行的多因素多水平的设计方法。该设计不仅能明确各因素的主次地位，而且可能知道哪些因素存在交互作用，还可以找出诸因素不同水平间的最佳配伍。正交设计法保留了析因设计整体考虑、综合比较的优点，避免了析因设计的全面试验、工作量大的弊病。实际上，正交设计是析因设计的部分实施，具有在空间中均匀分散，在分析时整齐可比的特点。若以 n 代表实验方案数，k 代表水平数，m 代表因素数，析因设计 $n=k^m$。而水平数相等的绝大多数正交设计 $n=(k-1)m+1$。例如，7 个因素 2 个水平的实验，若按析因设计需 $n=2^7=128$ 种搭配，而正交设计只需进行 $n=(2-1)7+1=8$ 种搭配，按 $L_8(2^7)$ 正交表只有 8 种方案，按 $L_{16}(2^{15})$ 正交表只需 16 种方案，这就使工作量减少至原来的 1/16 或 1/8。因此，一切多因素多水平的实验，诸如临床上多因素综合治疗，细胞培养最佳条件组合，PCR 最适条件，有效成分提取与纯化的最优条件等，都可使用正交设计来确定最佳搭配。例如，中药方剂大多是多因素多水平的，利用正交设计研究中药或中西药结合复方，是一种值得提倡的多快好省的设计方法。

1. 正交表的概念　正交表是一整套规则的设计表格，用 $L_n(k^m)$ 表示。L 为正交表（orthogonal layout）的代号；n 为试验的次数；m 为列数，表示最多允许安排的因素（及其交互作用）的个数；K 表示各因素的水平数（$K=1,2,\cdots\cdots,k$）。如 $L_8(2^7)$ 正交表（表 14-5），其中 L 下角的数字 8 表示有 8 个横行，即有 8 种试验方案；括号内的指数 7 表示有 7 个纵列，即代表允许安排的最多因素数是 7 个；括号内的数字 2 表示每个因素有两个水平，即水平 1 与水平 2。

表 14-5　$L_8(2^7)$ 正交表

试验号	列号						
	1	2	3	4	5	6	7
1	1	1	1	1	1	1	1
2	1	1	1	2	2	2	2
3	1	2	2	1	1	2	2
4	1	2	2	2	2	1	1
5	2	1	2	1	2	1	2
6	2	1	2	2	1	2	1
7	2	2	1	1	2	2	1
8	2	2	1	2	1	1	2

2. 正交表的特性　任何一张正交表都有如下两个特性。

（1）任一列中，各水平出现的次数相等。即在试验安排中，所挑选出来的水平组合是均匀分布的——均衡分散性。例如 $L_8(2^7)$ 中不同数字只有 1 和 2，它们各出现 4 次。

（2）任两列中，同一横行所组成的数字对出现的次数相等。例如 $L_8(2^7)$ 中 (1,1)，(1,2)，(2,1)，(2,2) 各出现两次；$L_9(3^4)$ 中 (1,1)，(1,2)，(1,3)，(2,1)，(2,2)，(2,3)，(3,1)，(3,2)，(3,3) 各出现 1 次。即每个因素的一个水平与另一因素的各个水平互碰次数相等，表明任意两列各个数字之间的搭配是均匀的。

正交表中，任何一列各水平出现的次数都相等，说明各因素的水平整齐可比；任意两列各水平全面搭配且次数相等，说明各因素间水平搭配均衡分散。这两个特点，称为正交性（orthogonality）。

（3）由于正交表的正交性，正交试验的试验点必然均衡地分布在全面试验点中，具有很强的代表性。因此，部分试验寻找的最优条件与全面试验所找的最优条件有一致的趋势。

3. 正交表的交互作用表

（1）**交互作用的类型**：设实验研究中有 A、B、C、D 四种因素，其交互作用的类型为：①独立作用：A、B、C、D，是四个因素各自的单独作用。②一级交互作用：A×B，A×C，A×D，B×C，B×D，C×D，是任意两个因素的共同作用。③二级交互作用：A×B×C，A×B×D，A×C×D，B×C×D，是任意三个因素的共同作用。④三级交互作用：A×B×C×D，是四个因素的共同作用。上述独立作用与交互作用总共需进行 15 次试验，目的在于得出各因素的最佳水平及其组合。随着试验因素的增加，交互作用及试验次数急剧增加。当试验次数很多时，宜采用正交试验设计。

（2）**交互作用表**：每个正交表均有对应的交互作用表（如表 14-6）。

表 14-6　$L_8(2^7)$ 两列交互作用表

列号	列号						
	1	2	3	4	5	6	7
1		3	2	5	4	7	6
2			1	6	7	4	5
3				7	6	5	4
4					1	2	3
5						3	2
6							1

表中的数字为对应的交互作用的列号。表中 1、2 两列对应的列号未，表示第 1、第 2 列的交互作用在第 3 列。设计时，如果 A 安排在列 1，B 安排在列 2，那么 A×B 安排位置就从表 13-7 中的横标目列号 1 横着向右看，纵标目列号 2 竖着向下看，它们的交叉点是 3，此 3 就是 A×B 要安排在列 3。同理，B 安排在列 2，C 安排在列 4，B×C 就安排在列 6。A×C 安排在列 5。注意：主效应因素尽量不放交互列。如 A、B 因素已放列 1，列 2，则 C 因素就不放列 3，否则，易使可能存在的 A、B 因素的交互作用与 C 因素的实验效应（主效应）相互包容，产生效应混杂（confounding），无法分析 C 因素的主效应与 A、B 因素间可能存在的交互作用。

4. 正交表的类型

（1）**相同水平正交表**：形式为 $L_n(K^m)$，同一正交表中各列的水平数相同，故各列的自由度相同，自由度＝$k-1$，即水平数减 1。常用的正交表有：①2 水平正交表：$L_4(2^3)$、$L_8(2^7)$、$L_{12}(2^{11})$、$L_{16}(2^{15})$、$L_{32}(2^{31})$、$L_{64}(2^{31})$。②3 水平正交表：$L_9(3^4)$、$L_{18}(3^7)$、$L_{27}(3^{13})$、$L_{81}(3^{40})$。③4 水平正交表：$L_{16}(4^5)$、$L_{32}(4^8)$、$L_{64}(4^{21})$。④5 水平正交表：$L_{25}(5^6)$、$L_{32}(4^9)$……⑤5 水平以上：用正交拉丁方。上述正交表不仅可以考察各因子对试验指标的影响，还可以考察因子之间的交互作用。

（2）**混合水平正交表**：用于因素的水平数不同时，形式为 $L_n(K_1^{m1} \times K_2^{m2})$，即各列的水平数不（全）等。常用的混合型正交表有：$L_8(4 \times 2^4)$、$L_{12}(3 \times 2^4)$、$L_{12}(6 \times 2^2)$、$L_{16}(4^4 \times 2^3)$、$L_{16}(4 \times 12^{12})$、$L_{18}(2 \times 3^7)$、$L_{36}(2^3 \times 3^{13})$ 等。

5. 正交设计方法

（1）**确定因素和水平**：根据研究目的和专业知识，确定实验的因素个数，并明确主要因素，定出各因素适宜的水平，列出因素水平表。同时，也可根据以往经验，挑选和确定若干个对试验指标影响最大、有较大经济意义而又作用不够清楚的因素来研究。

（2）**选用正交表**：选用正交表的原则是即要能安排下试验的全部研究因素及交互作用，又要使试验次数尽量地少。首先根据确定的因素个数及各因素的水平数，确定选用哪类正交表（相同水平或混合水平）。其次根据因素个数、可能存在的交互作用，确定选多少列即多大的正交表。如选 $L_n(k^m)$ 正交表时，表的自由度、因素的自由度、交互作用的自由度分别为

$$df_{表} = n-1, \quad df_{因素} = k-1, \quad df_{A \times B} = df_A \times df_B, \quad df_{表} > \sum df_{因素} + \sum df_{交互作用}$$

正交表的列数≥因素所占列数＋交互作用所占列数＋空列，正交表的总自由度≥因素自由度＋交互作用自由度＋误差自由度，以便估计试验误差；若各因素及交互作用的自由度之和等于所选正交表总自由度，可采用有重复正交试验来估计试验误差。若不能容纳所有的考察因素及交互作用，可改用自由度更大的正交表。若因素的水平数不等时，可以用混合水平正交表直接安排试验，也可以对水平数少的因素拟定水平，使各因素等水平，再按等水平安排试验。

(3) **正交表的表头设计**：表头设计是将因素及其交互作用在正交表的表头上进行有计划地合理安排，这是正交设计的关键。一个表头设计就是一个设计方案。表头设计的原则是：①在不考虑交互作用时，只需选择列数不少于考察因素个数的正交表，每个因素任意占用一列。一项试验，可以做出多种不同的表头设计，只要设计合理、试验误差不大，最终结论都是一致的；②在交互作用必须考虑时，因素不能任意安排，必须根据相应的交互作用表规定，把各因素及其交互作用放在规定的列上，每个因素占用 1 列，每个交互作用占用 $k-1$ 列。应先安排涉及交互作用多的因素，使不同的因素或交互作用不混杂在同一列；③无空列正交试验设计(即研究因素与所选正交表的列数相等)是选用较小的正交表，以减少试验次数，同时考虑尽可能安排最多的因素，以达到实验研究的目的。无空列正交试验应用前提是各因素间无交互作用或忽视其交互作用；④在多因素中凡已成定论者可固定化，而不列入观察的因素；需观察的因素应当精选，宜少勿多。精选因素应根据预备试验或临床经验而定；⑤水平数与具体剂量根据实验目的，参照专业知识与预备试验或实践经验而定；⑥能忽略的交互作用应尽量忽略。⑦因素与不可忽略的交互作用不能排在同一列，不混杂是表头设计的根本原则。否则，无法分析效应究竟由何引起。

6. 正交设计的优缺点

(1) **优点**：①与析因实验相比，可成倍的减少实验次数；②能在很多试验方案中挑选出代表性强的少数几个试验方案，并且通过这少数试验方案的试验结果的分析，推断出最优方案；③作进一步的分析，得到比试验结果本身给出的还要多的有关各因素的信息。

(2) **缺点**：①以牺牲分析各因素的交互作用为代价；②无空列正交试验设计的误差只有通过重复试验获得。

7. 正交设计的假设检验方法　　计量资料采用正交设计资料的方差分析。对于计数资料的统计处理，原则上是首先将计数资料进行数据转换，而后再用方差分析法。一般说来，属于普哇松分布的数据，进行平方根转换；属于百分数的资料，可进行反正弦函数转换。

第十五章　多元统计及常用统计分析软件简介

导　学

1. 掌握 SPSS 软件的基本统计模块。
2. 熟悉常用统计分析软件的类型。
3. 了解多元统计分析方法。

第一节　多元统计分析简介

多元统计分析(multivariate statistical analysis)是一种综合分析方法,它能够在多个对象和对个指标互相关联的情况下分析它们的统计规律,很适合中医学研究的特点,在中医学领域的应用越来越广泛。它的重要基础之一是多元正态分析,又称多元分析。如果每个个体有多个观测数据,那么这样的数据叫做多元数据。分析多元数据的统计方法就叫做多元统计分析。它是统计学中的一个重要的分支学科,被科研人员广泛应用在生物和医学等领域。常用的方法有多元方差分析、多元线性回归分析、典型相关分析、判别分析、聚类分析、主成分析、生存分析、因子分析、通径分析、结构方程模型等。

一、多元方差分析

多元方差分析(multivariate analysis of variance)指用参数法同时分析一个或多个定性影响因素对两个或两个以上在专业上有一定联系的定量指标的影响情况的一种统计分析方法。通常把总变异按照其来源分为多个部分,从而检验各个因素对因变量的影响以及各因素间交互作用。多元方差分析的优点是可以在一次研究中同时检验具有多个水平的多个因素各自对因变量的影响以及各因素间的交互作用。其应用的限制条件是,各个因素每一水平的样本必须是独立的随机样本,其重复观测的数据服从正态分布,且各总体方差相等。

二、多元线性回归分析

多元线性回归分析(multiple linear regression analysis)是分析一个因变量与多个自变量之间线性函数关系的统计方法。一个因变量 y 与自变量 x_1、x_2、……x_m 有线性回归关系是指:其中 α、β_1、β_2、……、β_m 是待估参数,ε 是表示误差的随机变量。根据专业知识,有多个变量 x_1、x_2、……、x_m 会对某一变量 y 值有影响,并且 y 值是一个近似服从正态分布的连续性随机变量。利用最小二乘法对方程中的参数作出估计,记为 b_1、b_2、……、b_m,它们称为偏回归系数。多元回归分析的优点是可以定量地描述某一现象和某些因素间的线性函数关系。将各变量的已知值代入回归方程便可求得因变量的估计值,从而可以有效地预测某种现象的发生。多元线性回归分析的应用有严格的限制。首先要用方差分析法检验自变量 y 与 m 个自变量之间的线性回归关系有无显著性,其次,如果 y 与 m 个自变量总的来说有线性关系,也并不意味着所有自变量都与因变量有线性关系,还需对每个自变量的偏回归系数进行 t 检验,以剔除在方程中不起作用的自变量。也可以用逐步回归的方法建立回归方程,逐步选取自变量,从而保证引入方程的自变量都是重要的。

三、典型相关分析

典型相关分析(canonical correlation analysis)将一组变量与另一组变量之间单变量的多重线性相关关系转化为对少数几对综合变量之间的简单线性相关性的分析，是通过两组变量间的典型相关系数来综合描述两组多元随机变量之间相关关系的统计方法。把两组指标的每一组作为整体考虑，比一般相关分析只研究一个指标和另一个指标间的关系，或者一个指标与多个指标间的关系，更能揭示出两组变量之间的内在联系。两组变量都是连续变量，其资料都必须服从多元正态分布。典型相关分析广泛应用于生物、医学、心理学等领域。

四、判别分析

判别分析(discriminant analysis)指根据明确分类的受试对象的两个或多个定量指标的取值确定一个或几个线性判别函数，然后根据某种或某些规则，基于已建立的判别函数式判别归属尚不明确的那些新个体的分类的一种研究方法。判别分析不仅用于连续变量，也可用于类别已确定的情况。当类别本身未定时，先用聚类分析先分出类别，然后再进行判别分析。

五、聚类分析

聚类分析(cluster analysis)是根据"物以类聚"的基本原理将属性相似的对象来进行分类组成群体的一种多元统计分析方法。聚类分析有变量聚类分析和样品聚类分析两种。对变量或样品的亲疏关系描述的指标有以下两种：一种是相似系数，性质越接近的事物，其相似系数的绝对值越接近于 1；性质无关的事物，其相似系数越接近于 0。相似系数一般用于对变量进行聚类。另一种是距离系数，距离越近的事物归为一类，距离越远的事物归为不同的类。距离系数一般用于对样品的进行聚类。

六、主成分分析

主成分分析(principal component analysis)是在不损失或很少损失原有信息的前提下，将原来多个彼此相关的指标转换为新的少数几个彼此独立的综合指标的一种统计分析方法。1901 年由 Pearson 首先提出的，就是将多个彼此相关的原变量组合出来几个互不相关且未丢失任何信息的综合变量，并给综合变量所蕴藏的信息给以合理的解释，深刻揭示事物的内在规律，达到数据降维的目的。主成分分析的优点是有助于分辨出影响因变量的主要因素。其缺点是只涉及一组变量之间的相互依赖关系。

七、生存分析

生存分析(survival analysis)指根据试验或调查得到的数据对生物或人的生存时间进行分析和推断，研究生存时间和结局与众多影响因素间关系及其程度大小的方法，也称生存率分析或存活率分析。 生存分析涉及有关疾病的愈合、死亡或器官的生长发育等指标。 某些研究虽然与生存无关，但由于研究中随访资料常因失访等原因造成某些数据观察不完全，要用专门方法进行统计处理，这类方法起源于对寿命资料的统计分析，也称为生存分析。生存分析方法常见的模型有 Cox 比例风险回归模型和参数回归模型两种。

八、因子分析

因子分析(factor analysis)指通过对描述事物性质的原始变量的相关系数矩阵内部结构的研究，找出几个能反映所有原变量的少数几个隐藏的具有代表性的、不可观测的公共因子的方法。1904 年由 Charles Spearman 提出的。因子分析可以将相同本质的变量归入一个因子，可减少变量的数目，还可检验变量间关系的假设。因子分析的方法有主成分法、极大似然法、主因子法等。

九、通径分析

通径分析(path analysis)是在研究观察变量间的协方差矩阵和相关矩阵基础上，从定量的角度建立模型来探索和分析系统内变量间因果关系的一种统计方法，是作为通过分析变量间的相关结构来定量地研究和解释变量间的因果关系或相关关系的一种工具。1921 年由美国群体遗传学家 Sewall Wright 教授首次提出的。通径分析一般包括模型设定、模型识别、模型估计、模型评价、模型修改五个步骤。通径分析一般运用回归分析的检验方法进行假设检验，并且要借助于数理统计的方法和原理进行模型的拟合，然后比较模型的优劣，并寻找出最适合的模型。如果通径模型包括多个可测变量和隐变量并且通过可测变量来推导衡量隐变量所起的作用，它通常被看作结构方程模型。通径分析广泛应用于生物、心理学和医学等领域。

十、结构方程模型

结构方程模型(structural equation modeling，SEM)是一种分析和处理复杂的多变量数据的一种探究性分析方法。1973 年瑞士籍的统计学家 Karl Jöreskog 年将含隐变量的因子分析模型与通径分析有效结合，形成了结构方程模型。SEM 由测量模型(measurement model)和结构模型(structure model)两个部分所组成，测量模型反应了观察变量与隐变量之间的关系，通过验证性因子分析来实现；结构模型反应了隐变量之间的关系，通过通径分析来实现。结构方程模型广泛应用于社会学、心理学和医学等领域。

第二节　常用统计分析软件简介

常用的统计分析软件有：社会科学统计程序(SPSS)、标准统计软件系统(SAS)、生物医学计算程序(BMDP)等。国际上最流行并具有权威性的统计分析软件中，SAS 以其最专业化和功能最全面为统计专业人员用软件，而 SPSS 则因易于操作而成为在非统计专业人员中应用最多的统计软件。

一、SAS 统计分析软件

SAS 系统全称为 Statistics Analysis System，是国际上最早的统计分析软件之一，1976 年由北卡罗来纳大学的两位生物统计学研究生编制，并正式推出了 SAS 软件。SAS 系统是用于决策支持的大型集成信息系统，核心功能是统计分析功能。广泛应用于金融、医药卫生、生产、运输、通讯、政府和教育科研等领域。在数据处理和统计分析领域，SAS 系统被誉为国际上的标准软件系统。

SAS 系统是一个组合软件系统，它由多个功能模块组合而成，其基本部分是 BASE SAS 模块。BASE SAS 模块是 SAS 系统的核心，承担着主要的数据管理任务，并管理用户使用环境，进行用户语言的处理，调用其他 SAS 模块和产品。SAS 系统具有灵活的功能扩展接口和强大的功能模块，在 BASE SAS 的基础上，还可以增加如下不同的模块而增加不同的功能：SAS/STAT(统计分析模块)、SAS/GRAPH(绘图模块)、SAS/QC(质量控制模块)、SAS/ETS(经济计量学和时间序列分析模块)、SAS/OR(运筹学模块)、SAS/IML(交互式矩阵程序设计语言模块)、SAS/FSP(快速数据处理的交互式菜单系统模块)、SAS/AF(交互式全屏幕软件应用系统模块)等。

SAS 的核心操作方式就是程序驱动，具有一套完整的计算机语言。其用户界面采用 MDI(多文档界面)，用户在 PGM 视窗中输入程序，分析结果以文本的形式在 OUTPUT 视窗中输出。SAS 具有数据管理、统计分析、预测、建模和模拟抽样等完善的功能，是熟悉统计学并擅长编程的专业人士的首选。缺点：一是 SAS 操作系统以编程为主，在编程操作时需要用户最好对所使用的统计方法有较清楚的了解，非统计专业人员掌握起来较为困难。二是 SAS 统计分析软件的价格昂贵。最新版本是 SAS9.0。

二、SPSS 统计分析软件

SPSS 软件最初称为"社会科学统计软件包"(SolutionsStatistical Package for the Social Sciences)，但是随着 SPSS 产品服务领域的扩大和服务深度的增加，SPSS 公司已于 2000 年正式将英文全称更改为"统计产品与服务解决方案"(Statistical Product and Service Solutions)，标志着 SPSS 的战略方向正在做出重大调整。2009 年 7 月 28 日，IBM 公司宣布将用 12 亿美元收购分析软件提供商 SPSS，SPSS 更名为 IBM SPSS。

SPSS 是世界上最早采用图形菜单驱动界面的统计软件，它最突出的特点就是操作界面极为友好，输出结果美观漂亮。它将几乎所有的功能都以统一、规范的界面展现出来，使用 Windows 的窗口方式展示各种管理和分析数据方法的功能，对话框展示出各种功能选择项。用户只要掌握一定的 Windows 操作技能，粗通统计分析原理，就可以使用该软件为特定的科研工作服务。SPSS 采用类似 Excel 表格的方式输入与管理数据，数据接口较为通用，能方便的从其他数据库中读入数据。其统计过程包括了常用的、较为成熟的统计过程，完全可以满足非统计专业人士的工作需要。输出结果十分美观，存储时则是专用的 SPO 格式，可以转存为 HTML 格式和文本格式。对于熟悉老版本编程运行方式的用户，SPSS 还特别设计了语法生成窗口，用户只需在菜单中选好各个选项，然后按"粘贴"按钮就可以自动生成标准的 SPSS 程序。极大的方便了中、高级用户。

SPSS 的基本功能包括数据管理、统计分析、图表分析、输出管理等。SPSS 统计分析过程包括描述性统计、均值比较、一般线性模型、相关分析、回归分析、对数线性模型、聚类分析、数据简化、生存分析、时间序列分析、多重响应等几大类，每类中又分好几个统计过程，比如回归分析中又分线性回归分析、曲线估计、Logistic 回归、Probit 回归、加权估计、两阶段最小二乘法、非线性回归等多个统计过程，而且每个过程中又允许用户选择不同的方法及参数。SPSS 也有专门的绘图系统，可以根据数据绘制各种图形。SPSS 输出结果虽然漂亮，但不能为 WORD 等常用文字处理软件直接打开，只能采用拷贝、粘贴的方式加以交互。这可以说是 SPSS 软件的缺陷。

SPSS for Windows 的分析结果清晰、直观、易学易用，而且可以直接读取 EXCEL 及 DBF 数据文件，现已推广到多种各种操作系统的计算机上，它和 SAS、BMDP 并称为国际上最有影响的三大统计软件。在国际学术界有条不成文的规定，即在国际学术交流中，凡是用 SPSS 软件完成的计算和统计分析，可以不必说明算法，由此可见其影响之大和信誉之高。

三、BMDP 统计分析软件

BMDP 系统的全称为 Biomedical Data Processing，是世界上最早的统计分析软件之一，1961 年由美国加州大学洛杉矶分校研制。1968 年 BMDP 公司发行，是最早的综合专业统计分析软件，在国际上影响很大，它方法全面、灵活，早期曾有很多独具特色的分析方法。BMDP 是一个大型综合的数据统计集成系统。BMDP 为常规的统计分析如方差分析、回归分析、非参数分析、时间序列、生存分析等提供了大量的完备的函数系统，其中生存分析最为出色。广泛应用于生化、医药、农业等领域。特点是统计方法齐全，功能强大。

四、STATA 统计分析软件

STATA 统计软件于 1985 年由美国计算机资源中心(Computer Resource Center)研制。特点是采用命令操作，程序容量较小，计算速度极快，统计分析方法较齐全，计算结果的输出形式简洁，绘出的图形精美。统计模块是由编程人员用其宏语言写成的程序文件(ADO 文件)，用户可以自行修改、添加和下载、升级文件。缺点是数据的兼容性差，占内存空间较大，数据管理功能需要加强。最新版本为 8.0 版。

五、EPIINFO 软件

　　EPIINFO 的全称为 Statistics Program for Epidemiology on Microcomputer，由美国疾病控制中心 CDC 和 WHO 共同研制，为完全免费软件。特点是数据录入非常直观，操作方便，并有一定的统计功能，但方法比较简单，主要应用于流行病学领域中的数据录入和管理工作。

第十六章

统计学报告准则及统计学项目自查清单

导学

1. 掌握统计学报告的基本准则。
2. 熟悉统计学项目自查清单的主要内容。
3. 了解统计学项目自查清单的意义。

第一节　统计学报告准则简介

1988 年,"国际医学期刊编辑委员会"制订了医学研究报告中统计学描述与书写准则,目的是帮助作者对编辑和评论者的质疑做出反应,提高统计学应用质量、规范科研和科研报告程序,同时有助于读者更好地理解和判断所阅读的科研报告是否可信。

一、国际医学期刊编辑委员会的统计学报告准则的基本内容

(1) 应阐明所用统计学方法,使读者能够通过原始资料核实报告结果。若可能,给出测量误差或不确定性(诸如可信区间)的适当指标,避免单独地依赖统计学假设检验,否则,有时可能表达不出重要的数量信息。

(2) 适宜地选择实验对象,给出其随机化的细节。

(3) 对任何盲法的观察,应描述其试验方法及成功之处。

(4) 报告试验观察例数及观察中的脱落(如临床实验中的脱落)情况。

(5) 研究设计和统计学方法所引用的参考文献必须是标准的出版物(给出所在的页数),如有可能,最好引用报道该设计和方法的原始论文。

(6) 指明所用的任何通用计算机程序。

(7) 图表仅限于用以说明文章的论据并提供支持,不要使图与表的资料重复。

(8) 阐述专业意义时,避免使用专业术语,如"随机化"(它是指随机化的设计)、"正常"、"显著"、"相关",以及"样本"。

二、统计学报告准则确定的基本原则

基本原则是:科学和技术著作应能使普通的、具有一般素养的读者(而不是研究特殊课题的专家)在初次阅读时就能够看懂。部分准则解释如下:

1. 描述所使用的具体的统计学方法,使具有一般素养的读者能够通过原始资料核实报告的结果　研究者应该报告他们所用的是哪一种统计学方法,并讲明为什么使用该方法。必须将研究设计中的不足和优势尽可能详细地告诉读者,从而使其对资料的可靠性有正确的理解,同样也应告诉读者对研究和解释所冒的风险。

当统计学目标确定后,研究者必须决定哪一种统计学指标和方法是合适的。研究者通常可能选择平均数或中位数,非参数检验或标准近似值,用修正、配对、分层来处理混杂因子,但究竟选择哪一种统计学方法一般需要对问题和资料进行两方面的评价。任何统计学方法被确定后,试用多种方法并仅报告有利于研究者的结果是不合适和不道德的。结果大致相同的方法不必分别介绍,但研究者应陈述他们确实已试用了哪些方法并做了

进一步的探讨。当然，不相符的结果同样也应报告。研究者有时可能发现这些不相符的结果起因于一些重要的但又意想不到的方面。

通常应详细说明正文和图表中的单位。若读者对该单位是清楚的，当其多次出现时，就没有必要再次注明，仔细选择测量单位常有助于生物学假设和统计学分析的阐明和统一。

2. 尽可能使研究结果定量化，并用合适的统计学指标对其进行描述　　研究者必须选择一种统计学方法来报告其研究结果。该方法是对实际的结果提供情报的最有效方法，如均数、标准差和可信区间。报告精确的 P 值比"$P<0.05$"或"P 值无显著性"更有利于读者将自己选择的检验水准与已得出 P 值相比较。在独立的样本中，报告均数、标准差以及样本含量的信息易于进行显著性检验从而获得 P 值，仅知 P 值无法得出其他任何一项。故仅报告 P 值会遗漏重要的信息。

进行统计学检验时研究者应清楚地阐明无效假设和备择假设。统计学理论要求无效假设应在资料被检验以前甚至在对最初结果进行最简短的观察以前产生。另外，研究者还应详细说明为什么使用单侧检验或双侧检验。

3. 选择合适的研究对象　　应报告选择患者或其他研究单位的原因和方法，若有可能的选择理由，也应详细报告，同时，应准确地逐项阐明全部的潜在性适宜对象或研究的范围。仅报告说对某种情况的自然病史已先后观察了 100 个患者是不够的。这些患者与其他人按年龄、性别以及其他因素相比如何？来自一个地区或全体居民中的患者有何特殊？患者来自"无选择性"的初诊者还是包括已安排治疗的患者？对最初身体状况相同的两组患者进行外科和内科治疗结果的比较如何？为什么预计的情况未能被证实？另外，在一些特殊情况下将产生许多其他问题。例如，假若研究者研究的患者来自其他或自己工作的医院，关于患者范围的有关问题同样需要回答，如为什么从某年某月某日开始？为什么仅包括从急诊室入院的患者？总之，作者应试图将自己想象为对该研究一无所知的读者。

研究者对每一种统计学的研究都应有一些决定样本的"范围"标准，许多还应有更详细的"适合"标准。样本不应包括下列几种情况：在某特殊的年龄组之外；预先进行过治疗；拒绝随机化或病情太重以致不能回答问题者。

研究报告中还应阐明研究范围和合格标准在何时、怎样进行设计的，范围和合格标准是否在研究开始之前就在研究方案中陈述？它们在研究过程中是否有所发展？某些合格标准是否是为了处理未预见到的某些问题而在最后加入的？例如，一份书面研究设计可能要求研究"所有"患者，但若女性患者仅占 5%，此时最好将这部分女性患者排除，以消除混杂因素的影响，确保样本"纯度"。

4. 给出随机化的细节　　随机化的报告需要注意两方面的因素。首先，应简略地告诉读者该随机化是怎样进行的(抛掷硬币决定、随机数字表、或者其他方法)。其次，随机化可应用于随机抽样、随机分组、随机安排实验顺序等方面，例如，一个样本是从较大的总体中随机抽取，或对研究的患者随机分配到不同的组别进行治疗，或治疗的患者随机安排进行一种或多种试验。因此，仅仅说一项研究是"随机化的"是不够的，详细报告随机化的细节是保证不发生模棱两可解释的前提条件。

假若随机化是"分区组的"(如通过安排每一个连续进入研究中的 6 位患者，3 位指定用某种疗法，其他 3 位用另一种)，应报告分区组的原因和要素。分区组可能影响常规的统计学分析，作者应阐明在自己的分析中怎样利用分区组或为什么不分区组。

5. 对任何盲法的应用，应描述其实施方法及成功之处　　"盲法"有时能在研究阶段从患者或研究组的成员中获得的某些隐蔽资料，能起到减少偏性的作用。但由于有多种遮蔽的方法，研究报告必须阐明什么措施对谁是隐蔽的。仅说该研究是"盲法"或"双盲的"，而不加任何解释则很少能满足需要。

6. 给出观察的例数　　在医学研究中，不同的研究对象接受同一处理称为重复，重复的次数称为重复数，统计术语为样本含量(sample size)，统计符号是 n。

根据统计学原理，用样本信息推断相应总体的统计学特征，必须保证从该总体中随机抽取的研究单位有足够多的数量，即样本含量应足够大。如果仅仅从少数或极有限的研究对象获取关于疾病病因、临床过程、诊治效能的信息，并据此做出推导结论，显然是片面的、不完整的，有时甚至可能是错误的。理论上认为，当样本含量趋近于总体的单位数量时，其样本统计量值将趋近于总体参数真值。实际上，我们无法也无须花费巨大的研究成本来获得总体参数的真值，但是我们可以通过有一定数量的样本信息来推断相应总体参数的最可能的估计值，即用样本统计量作为总体参数的无偏估计值。然而，样本统计量的这种无偏性的统计学特征只有在样本含量足够大的条件下才具有，当样本含量较小时就变得极不稳定。所以当样本量较小时计算出的统计量并不具有统计学推断的价值。为确保研究样本获取的研究结论具有外推性，样本除了具有同质性、随机性和代表性之外，还必须有足够的样本含量。研究结论只有在随机分组和足够的样本含量的基础上，才能使非处理因素均衡一致，才能增强样本对总体的代表性，才能尽量减少抽样误差、偏倚，并能控制或识别一些非处理因素的影响。

一般来说，在完全随机分组的前提下，样本量越大，各组之间非处理因素的均衡性越好。但当样本含量太大时，又会给整个实验的质量控制工作带来更多的困难，同时也会造成浪费。为此，必须在实验设计时，确定出在保证实验结果具有一定可靠性的前提下所需的最少样本量，即样本含量应减至满足统计分析需求的最小程度，统计学家称之为"精选小样本"原则。具体的实施方法是在研究设计阶段，预先根据研究目的和统计学要求，按适宜的估计样本含量的方法计算出适宜的样本含量。因此，适宜的样本含量具有先验的性质，那种先进行试验，然后根据现有的病例做出的统计分析结论只能是数字游戏。

7. 研究设计和统计学方法所引用的参考文献必须是标准的出版物(给出所在的页数)，如有可能，最好引用报道该设计和方法的原始论文　原始论文的方法学对研究者有很大的参考价值，但自从第一次报告该方法后，常较少解释该方法及其内含或计算结果及其意义的次要部分。标准出版物，如教科书或综述文章，常会给出清楚的说明、介绍该方法的前因后果，并给出有帮助的例子。符号应采用通用的标准；宁愿解释适应读者需要的该方法的一般用法，而不解释第一次报告的具体的和有时独特的用法。除了使用教科书、综述文章、或其他标准出版物的一般性建议外，使用原始的说明最有利于交流，并且是唯一可行的。

8. 指明所用的任何通用计算机程序　应指明计算机程序及其操作方法，因为有时会发现这些程序有错误。读者也希望了解这些程序，以便于他们自己使用。相反，为特殊任务所编的程序不需要提供文件，因为读者已对在特定的或"保密的"程序中产生错误的可能性有所警惕，同时他们也不能在自己的工作中使用同样的程序。

9. 在方法部分应对所用统计学方法进行综合描述，在结果部分总结数据时应详细说明分析资料所采用的统计学方法　应在何处描述统计学方法？通常放在论文的方法部分，但我们常常偏爱在使用的统计学方法第一次出现时即描述它。在一篇文章中，各处应用的方法可能略有不同；一般根据资料和分析的早期步骤决定哪些结果应详细地报告，或在探查临界或意外的研究结果中应使用哪些方法。详述统计学方法使其接近于应用的观点，有时对在特殊的途径中为什么要选择特殊方法会导致更多的想法和进一步的讨论。

第二节　研究论文统计学项目自查清单

为提高医学论文统计学报告质量，国内统计学专家特制成"随机对照临床试验论文统计学项目自查清单"(表16-1)和"观察性流行病学研究报告的自查清单"(表16-2)。该清单可供医学研究者在项目申报或投稿时自查。其中，A代表摘要，I代表引言，M代表材料与方法，R为结果（R3～R8的例数可以流程图的方式给出），D为讨论部分。

表 16-1　随机对照临床试验论文统计学项目自查清单

编号	项　　目
A1	分组的具体方法，应说明如何"随机分组"
A2	实验的实施与评价是否实行盲法及谁对什么"盲"
A3	样本总量与分组样本量
A4	应说明分析的主要指标
A5	对主要指标使用的统计检验方法

编号	项　目
A6	主要指标的集中趋势（如均数或比值）与离散趋势（如标准差或可信区间）
A7	主要指标比较的精确 P 值
A8	关于两组主要指标差异的临床结论
I1	研究类型的定性陈述（"探索"或"确证"）
I2	清楚陈述研究目的及研究假设（优效、非劣效或等效性检验）
M1	目标人群描述如人口、地理、医院性质、是否转诊、诊断
M2	明确的诊断标准
M3	入选标准与排除标准
M4	确定样本量及确定理由
M5	确定有临床意义的最小差值或比值
M6	抽样的具体方法
M7	分组的具体方法
M8	是否盲法及谁"盲"对什么因素
M9	实验和对照因素育法效果的描述如外观、剂量、用法、时程等
M10	实施者和实验过程可比性的说明如术者经验、个体化干预
M11	研究的单位，如人、肿瘤、眼……
M12	效果评价的主要指标
M13	主要指标的测量方法与精确度
M14	负性反应或事件的测量范围与方法
M15	数据收集的方法与质量保证措施
M16	个体观察终点与整体研究终点的定义
M17	控制可能偏倚的努力如混杂变量
M18	统计学方法使用的软件及版本
M19	对主要指标拟行比较的统计学方法
M20	对主要指标拟行单侧还是双侧检验，若单侧检验则其理由
M21	对主要指标进行检验的 α 水平
R1	研究或实验的起止时间
R2	随访的起止时间
R3	征集对象例数
R4	符合研究标准数
R5	实际行分组数
R6	完成干预例数
R7	偏离计划数及偏离原因
R8	随访数、失访数
R9	效果分析采取的数据集及各组样本量
R10	负性反应或事件的分析集
R11	各组人口学及临床特征的基线水平的可比性与不同

编号	项　目
R12	分析主要指标的各组例数与样本数（人／牙／眼……）
R13	干预前后主要指标的集中与离散趋势描述并明确标记
R14	主要指标干预前后差值或比值的均数与置信区间
R15	有无进行特殊数据处理（如异常值、数据转换等）
R16	主要指标统计检验的实际方法
R17	主要指标检验的统计量值
R18	主要指标检验的精确 P 值而不是大于或小于某界值
R19	对引言的假设做接受或拒绝的决定
R20	负性反应或时间的各族人数、次数、性质、程度及统计分析
R21	计划内多重比较的具体方法
R22	图示是否符合复制图原则（图形性质、坐标、刻度、变异度显示等）
R23	"a±b"中 b 有无明确标记？
R24	比率中分母清楚吗？
D1	与引言对应，说明本研究的性质
D2	对主要指标结果的临床结论或生物医学解释
D3	对设计中可能存在偏倚的说明
D4	比较利弊，得出总的临床性结论
D5	临床结论的适用性／外推性说明
D6	结合其他文献加强或平衡本文结论

资料来源：刘清海，方积乾. 应重视医学临床试验论文统计学问题——统计学报告项目自查清单的研制. 中华医学杂志,2007,87(34):2446-2448

表 16-2　观察性流行病学研究报告的自查清单

项　目	队列研究	病例对照研究	横断面研究
题目和摘要	1. ①在题目或摘要中有"队列研究"；②摘要应当是全文的一个内容丰富、结构化的摘要，包括了清单里的重要项目	①在题目或摘要中有"病例对照研究"	①在题目或摘要中有"横断面研究"
前言			
背景／原理	2. 对所报告的研究背景和原理进行解释		
目标	3. 阐明研究目标，包括任何预先确定的假设		
方法			
研究设计	4. 陈述研究设计中的重要内容，如果文章是来自正在进行研究的系列文章之一，应陈述原始研究的目的		
研究现场	5. 描述研究现场、数据收集的具体场所和时间范围		
研究对象	6. ①描述纳入和排除标准，研究对象的来源和选择方法；②描述随访的时间范围和方法	①分别给出病例和对照的纳入和排除标准，来源和选择方法；②给出精确的病例诊断标准和对照选择原理；③对匹配研究，应描述匹配标准和每个病例匹配的对照数	①描述纳入和排除标准，研究对象的来源和选择方法
研究变量	7. 对所有感兴趣的研究变量列出明确定义，并区分结局、暴露、潜在预测因子、潜在的混杂因子或效应修正因子		
测量偏倚	8. 对每个研究变量，描述详细的测量方法，还应描述各组之间测量方法的可比性		

项　目	队列研究	病例对照研究	横断面研究
	9．对可能的潜在偏倚进行描述		
样本大小	10．描述决定样本大小的原理，包括统计学计算和实际考虑		
统计学方法	11．①描述统计方法，包括控制混杂的方法；②描述对失访和缺失值的处理；③如果可能，应描述亚组分析和敏感性分析的方法	②描述匹配和缺失值的处理	②描述设计效应和缺失值的处理
计量变量	12．①解释计量变量如何分析，如怎样选择分组；②如果可能，给出连续分析和分组分析的结果		
资助	13．给出当前研究的资助来源和资助者（如果可能，给出原始研究的资助情况）		
结果			
研究对象	14．*①报告研究的各个阶段研究对象的数量，如可能合格的数量、被检验是否合格的数量、证实合格的数量、纳入研究的数量、完成随访的数量和分析的数量；②描述各个阶段未能参与者的原因；③推荐使用流程图；④报告研究对象征集的时间范围；⑤匹配研究应给出每个病例对应对照数量的分布		
描述性资料	15．*①描述研究对象的特征（如人口学、临床和社会特征）以及关于暴露和潜在混杂因子的信息；②指出每个研究变量数据的完整程度；③总结平均的和总的随访数量以及随访时间		
结局资料	16．*报告发生结局事件的数量或综合指标	报告各个暴露类别的数量	报告结局事件的数量或综合指标
主要结果	17．①陈述未调整的和按照混杂因子调整的关联强度、精确度（如 95% CI）。阐明按照哪些混杂因素进行调整以及选择这些因素，未选择其他因素的原因；②对计量变量分组进行的比较要报告每组观察值的范围或中位数；③对有意义的危险因素，可以把相对危险度转化成绝对危险度；④报告按照实际目标人群的混杂因子和效应修正因子的分布进行标化的结果		
其他分析	18．报告进行的其他分析，如亚组分析和敏感性分析		
讨论			
重要结果	19．概括与研究假设有关的重要结果		
局限性	20．①结合潜在偏倚和不精确的来源，讨论研究的局限性，以及分析、暴露和结局存在多样性时出现的问题；讨论所有可能偏倚的方向和大小；②关于研究局限性的讨论不应取代定量的敏感性分析		
可推广性	21．讨论研究结果的可推广性（外推有效性）		
解释	22．结合当前证据和研究局限，谨慎给出一个总体的结果解释，并注意其他可替代的解释		

*　在病例对照研究中分别给出病例和对照的信息，如果可能，在队列研究和横断面研究里给出暴露组和未暴露组的信息

资料来源：王波，詹思延.如何撰写高质量的流行病学研究论文　第一讲　观察性流行病学研究报告规范—STROBE 介绍.中华流行病学杂志,2006,27(6)：547-549

主要参考文献

陈平雁. 2005. SPSS13.0统计软件应用教程. 北京: 人民卫生出版社.

董时富. 2003. 生物统计学. 北京: 科学出版社.

方积乾. 2001. 医学统计学与电脑实验. 2版. 上海: 上海科学技术出版社.

方积乾. 2007. 生物医学研究的统计方法. 北京: 高等教育出版社.

方积乾. 2008. 卫生统计学. 2版. 北京: 人民卫生出版社.

金丕焕. 2003. 医用统计方法. 2版. 上海: 复旦大学出版社.

李晓松. 2008. 医学统计学. 2版. 北京: 高等教育出版社.

李晓松. 2008. 医学统计学. 北京: 高等教育出版社.

梁俊芳, 吴星伟, 纪丽君等. 2011. 活血利水方联合532激光治疗糖尿病黄斑水肿患者30例临床观察. 中医杂志, 52(8): 662-664.

刘红梅, 李涛. 2007. 眩晕症中医证候临床分析. 中国中医药信息杂志, 14(10): 16-18.

刘明芝, 周仁郁. 2006. 中医药统计学与软件应用. 北京: 中国中医药出版社.

刘清海, 方积乾. 2007. 应重视医学临床试验论文统计学问题——统计学报告项目自查清单的研制. 中华医学杂志, 87(34): 2446-2448.

刘仁权. 2007. SPSS统计软件. 北京: 中国中医药出版社.

马斌荣. 2006. 医学统计学. 4版. 北京: 人民卫生出版社.

马斌荣. 2010. 医学统计学. 北京: 人民卫生出版社.

茆诗松. 2006. 统计手册. 北京: 科学出版社.

倪宗瓒. 2003. 医学统计学. 北京: 高等教育出版社.

申杰. 2003. 中医统计学. 北京: 人民军医出版社.

申杰. 2004. 可信区间及其在中医药研究中的应用. 上海中医杂志, 21(5): 49-50.

申杰. 2007. 医学科研方法学. 北京: 人民军医出版社.

申杰. 2008. 中医统计学. 北京: 科学出版社.

史周华, 张雪飞. 2009. 中医药统计学. 北京: 科学出版社.

孙静娟. 2006. 统计学. 北京: 清华大学出版社.

孙振球. 2007. 医学统计学. 2版. 北京: 人民卫生出版社.

王波, 詹思延. 2006. 如何撰写高质量的流行病学研究论文 第一讲 观察性流行病学研究报告规范—STROBE介绍. 中华流行病学杂志, 27(6): 547-549.

王洁贞, 李颖琰, 陈冠民, 等. 2003. 卫生统计学. 郑州: 郑州大学出版社.

吴喜之. 2006. 统计学: 从数据到结论. 北京: 中国统计出版社.

吴喜之. 2008. 从概念到数据分析. 北京: 高等教育出版社.

谢梦洲, 谢英, 田浩梅, 等. 2006. 甲状腺激素与冠心病心气虚证患者心功能级别的相关研究. 中国中医基础医学杂志, 12(6): 447-448.

徐勇勇. 2004. 医学统计学. 2版. 北京: 高等教育出版社.

颜虹. 2005. 医学统计学. 北京: 人民卫生出版社.

余金明, 凌莉. 2009. 医学统计学基础. 上海: 复旦大学出版社.

余松林. 2004. 医学统计学. 北京: 人民卫生出版社.

张家放. 2004. 医用多元统计分析. 武汉: 华中科技大学出版社.

张文彤. 2004. SPSS统计分析基础教程. 北京: 高等教育出版社.

Rao C R. 统计与真理. 北京: 科学出版社.

Moore D S, Notz W I. 2003. 统计学的世界. 5 版. 北京: 中信出版社.

Crower M J, Hand D J. 1990. Analysis of repeated measures. London: Chapman and Hall.

附表 1　标准正态分布曲线下左侧面积 $\varphi(u)$ 值

u	0.00	0.01	0.02	0.03	0.04	0.05	0.06	0.07	0.08	0.09
0.0	0.5000	0.5040	0.5080	0.5120	0.5160	0.5199	0.5239	0.5279	0.5319	0.5359
0.1	0.5398	0.5438	0.5478	0.5517	0.5557	0.5596	0.5636	0.5675	0.5714	0.5753
0.2	0.5793	0.5832	0.5871	0.5910	0.5948	0.5987	0.6026	0.6064	0.6103	0.6141
0.3	0.6179	0.6217	0.6255	0.6293	0.6331	0.6368	0.6406	0.6443	0.6480	0.6517
0.4	0.6554	0.6591	0.6628	0.6664	0.6700	0.6736	0.6772	0.6808	0.6844	0.6879
0.5	0.6915	0.6950	0.6985	0.7019	0.7054	0.7088	0.7123	0.7157	0.7190	0.7224
0.6	0.7257	0.7291	0.7324	0.7357	0.7389	0.7422	0.7454	0.7486	0.7517	0.7549
0.7	0.7580	0.7611	0.7642	0.7673	0.7703	0.7734	0.7764	0.7794	0.7823	0.7852
0.8	0.7881	0.7910	0.7939	0.7967	0.7995	0.8023	0.8051	0.8078	0.8106	0.8133
0.9	0.8159	0.8186	0.8212	0.8238	0.8264	0.8289	0.8315	0.8340	0.8365	0.8389
1.0	0.8413	0.8438	0.8461	0.8485	0.8508	0.8531	0.8554	0.8577	0.8599	0.8621
1.1	0.8643	0.8665	0.8686	0.8708	0.8729	0.8749	0.8770	0.8790	0.8810	0.8830
1.2	0.8849	0.8869	0.8888	0.8907	0.8925	0.8944	0.8962	0.8980	0.8997	0.9015
1.3	0.9032	0.9049	0.9066	0.9082	0.9099	0.9115	0.9131	0.9147	0.9162	0.9177
1.4	0.9192	0.9207	0.9222	0.9236	0.9251	0.9265	0.9278	0.9292	0.9306	0.9319
1.5	0.9332	0.9345	0.9357	0.9370	0.9382	0.9394	0.9406	0.9418	0.9430	0.9441
1.6	0.9452	0.9463	0.9474	0.9484	0.9495	0.9505	0.9515	0.9525	0.9535	0.9545
1.7	0.9554	0.9564	0.9573	0.9582	0.9591	0.9599	0.9608	0.9616	0.9625	0.9633
1.8	0.9641	0.9648	0.9656	0.9664	0.9671	0.9678	0.9686	0.9693	0.9700	0.9706
1.9	0.9713	0.9719	0.9726	0.9732	0.9738	0.9744	0.9750	0.9756	0.9762	0.9767
2.0	0.9772	0.9778	0.9783	0.9788	0.9793	0.9798	0.9803	0.9808	0.9812	0.9817
2.1	0.9821	0.9826	0.9830	0.9834	0.9838	0.9842	0.9846	0.9850	0.9854	0.9857
2.2	0.9861	0.9864	0.9868	0.9871	0.9874	0.9878	0.9881	0.9884	0.9887	0.9890
2.3	0.9893	0.9896	0.9898	0.9901	0.9904	0.9906	0.9909	0.9911	0.9913	0.9916
2.4	0.9918	0.9920	0.9922	0.9925	0.9927	0.9929	0.9931	0.9932	0.9934	0.9936
2.5	0.9938	0.9940	0.9941	0.9943	0.9945	0.9946	0.9948	0.9949	0.9951	0.9952
2.6	0.9953	0.9955	0.9956	0.9957	0.9959	0.9960	0.9961	0.9962	0.9963	0.9964
2.7	0.9965	0.9966	0.9967	0.9968	0.9969	0.9970	0.9971	0.9972	0.9973	0.9974
2.8	0.9974	0.9975	0.9976	0.9977	0.9977	0.9978	0.9979	0.9979	0.9980	0.9981
2.9	0.9981	0.9982	0.9982	0.9983	0.9984	0.9984	0.9985	0.9985	0.9986	0.9986
3.0	0.9987	0.9987	0.9987	0.9988	0.9988	0.9989	0.9989	0.9989	0.9990	0.9990

注：本表最后一行自左至右依次是 $\varphi(3.0)$、……、$\varphi(3.9)$ 的值

附表2　t分布界值表

概率，P

v	单侧:0.25	0.20	0.10	0.05	0.025	0.01	0.005	0.0025	0.001	0.0005
	双侧:0.50	0.40	0.20	0.10	0.05	0.02	0.010	0.0050	0.002	0.0001
1	1.000	1.376	3.078	6.314	12.706	31.821	63.657	127.321	318.309	636.619
2	0.816	1.061	1.886	2.920	4.303	6.965	9.925	14.089	22.327	31.599
3	0.765	0.978	1.638	2.353	3.182	4.540	5.841	7.453	10.215	12.924
4	0.741	0.941	1.533	2.132	2.776	3.747	4.604	5.597	7.173	8.610
5	0.727	0.920	1.476	2.015	2.570	3.365	4.032	4.773	5.893	6.868
6	0.718	0.906	1.440	1.943	2.447	3.143	3.707	4.317	5.208	5.959
7	0.711	0.896	1.415	1.895	2.365	2.998	3.499	4.029	4.785	5.408
8	0.706	0.889	1.397	1.859	2.306	2.896	3.355	3.833	4.501	5.041
9	0.703	0.883	1.383	1.833	2.262	2.821	3.250	3.690	4.297	4.781
10	0.700	0.879	1.372	1.812	2.228	2.764	3.169	3.581	4.144	4.587
11	0.697	0.876	1.363	1.796	2.201	2.718	3.106	3.496	4.025	4.437
12	0.695	0.873	1.356	1.782	2.179	2.681	3.055	3.428	3.930	4.318
13	0.694	0.870	1.350	1.771	2.160	2.650	3.012	3.372	3.852	4.221
14	0.692	0.868	1.345	1.761	2.145	2.624	2.977	3.326	3.787	4.140
15	0.691	0.866	1.341	1.753	2.131	2.602	2.947	3.286	3.733	4.073
16	0.690	0.865	1.337	1.746	2.120	2.583	2.921	3.252	3.686	4.015
17	0.689	0.863	1.333	1.740	2.110	2.567	2.898	3.222	3.646	3.965
18	0.688	0.862	1.330	1.734	2.101	2.552	2.878	3.197	3.610	3.922
19	0.688	0.861	1.328	1.729	2.093	2.539	2.861	3.174	3.579	3.883
20	0.687	0.860	1.325	1.725	2.086	2.528	2.845	3.153	3.552	3.849
21	0.686	0.859	1.323	1.721	2.080	2.518	2.831	3.135	3.527	3.819
22	0.686	0.858	1.321	1.717	2.074	2.508	2.819	3.119	3.505	3.792
23	0.685	0.858	1.319	1.714	2.069	2.500	2.807	3.104	3.485	3.768
24	0.685	0.857	1.318	1.711	2.064	2.492	2.797	3.091	3.467	3.745
25	0.684	0.856	1.316	1.708	2.060	2.485	2.787	3.078	3.450	3.725
26	0.684	0.856	1.315	1.706	2.056	2.479	2.779	3.067	3.435	3.707
27	0.684	0.855	1.314	1.703	2.052	2.473	2.771	3.056	3.421	3.690
28	0.683	0.855	1.313	1.701	2.048	2.467	2.763	3.047	3.408	3.674
29	0.683	0.854	1.311	1.699	2.045	2.462	2.756	3.038	3.396	3.659
30	0.683	0.854	1.310	1.697	2.042	2.457	2.750	3.030	3.385	3.646
31	0.683	0.853	1.309	1.696	2.040	2.453	2.744	3.022	3.375	3.633
32	0.682	0.853	1.309	1.694	2.037	2.449	2.738	3.015	3.365	3.622
33	0.682	0.853	1.308	1.692	2.035	2.445	2.733	3.008	3.356	3.611
34	0.682	0.852	1.307	1.691	2.032	2.441	2.728	3.002	3.348	3.601
35	0.682	0.852	1.306	1.690	2.030	2.438	2.724	2.996	3.340	3.591
36	0.681	0.852	1.306	1.688	2.028	2.434	2.719	2.990	3.332	3.582
37	0.681	0.851	1.305	1.687	2.026	2.431	2.715	2.985	3.325	3.574
38	0.681	0.851	1.304	1.686	2.024	2.429	2.712	2.980	3.319	3.565
39	0.681	0.851	1.304	1.685	2.023	2.426	2.708	2.976	3.313	3.558
40	0.681	0.851	1.303	1.684	2.021	2.423	2.704	2.971	3.307	3.551
50	0.679	0.849	1.299	1.676	2.009	2.403	2.678	2.937	3.261	3.496
60	0.679	0.848	1.296	1.671	2.000	2.390	2.660	2.915	3.232	3.460
70	0.678	0.847	1.294	1.667	1.994	2.381	2.648	2.899	3.211	3.435
80	0.678	0.846	1.292	1.664	1.990	2.374	2.639	2.887	3.195	3.416
90	0.677	0.846	1.291	1.662	1.987	2.368	2.632	2.878	3.183	3.402
100	0.677	0.845	1.290	1.660	1.984	2.364	2.626	2.871	3.174	3.390
200	0.676	0.843	1.286	1.653	1.972	2.345	2.601	2.839	3.131	3.340
∞	0.675	0.842	1.282	1.645	1.960	2.326	2.576	2.807	3.090	3.290

附表3 百分率的95%可信区间

阳性数	样本含量，n											
x	10	15	20	25	30	40	50	60	70	80	90	100
0	0～31	0～22	0～17	0～14	0～12	0～9	0～7	0～6	0～6	0～5	0～4	0～4
1	0～45	0～32	0～25	0～20	0～12	0～13	0～11	0～9	0～8	0～7	0～6	0～5
2	3～56	2～41	1～32	1～26	1～22	1～17	1～14	1～11	0～10	1～9	0～8	0～7
3	7～65	4～48	3～38	3～31	2～27	2～21	2～17	1～14	1～12	1～11	1～10	1～8
4	12～74	8～55	6～44	5～36	4～31	3～24	2～19	2～16	2～14	2～13	1～11	1～10
5	19～81	12～62	9～49	7～41	6～35	4～27	3～22	3～18	3～16	2～14	2～13	2～11
6		16～68	12～54	9～45	8～39	6～30	5～24	4～20	3～18	3～16	3～14	2～12
7		21～73	15～59	12～49	10～42	8～33	6～26	5～23	4～20	4～17	1～15	3～14
8		27～79	19～64	15～54	12～46	9～35	7～29	6～25	5～21	5～19	4～17	4～15
9			23～69	18～58	15～49	11～38	9～31	7～26	6～23	5～20	5～18	4～16
10			27～73	21～61	17～53	13～41	10～34	8～29	7～25	6～22	6～20	5～18
11				24～65	20～56	15～44	11～36	10～30	8～26	7～23	6～21	6～19
12				28～69	23～59	17～47	13～38	11～32	9～28	8～25	7～22	6～20
13				31～72	26～63	19～49	15～41	12～34	10～30	9～26	8～23	7～21
14					28～66	21～52	16～43	13～36	11～31	10～27	9～25	8～22
15					31～69	23～54	18～45	15～38	13～33	11～29	10～26	9～23
16						25～57	20～47	16～40	14～34	12～30	11～27	10～24
17						27～59	21～49	18～41	15～36	13～32	12～28	10～25
18						29～62	23～51	19～43	16～37	14～33	12～30	11～27
19						32～64	25～53	20～45	17～39	15～34	13～31	12～28
20						34～66	26～55	22～47	18～41	16～36	14～32	13～29
21							28～57	23～49	20～42	17～37	15～33	13～30
22							30～59	25～50	21～43	18～39	16～35	14～31
23							32～61	26～52	22～45	19～40	17～36	15～32
24							34～63	28～53	23～46	20～41	18～37	16～33
25							36～65	29～55	25～48	21～43	19～38	17～34
26								31～57	26～49	23～44	20～39	18～35
27								32～58	27～51	24～45	21～40	19～37
28								34～60	29～52	25～46	22～42	20～38
29								35～62	30～54	26～48	23～43	20～39
30								37～63	31～55	27～49	24～44	21～40
31									33～57	28～50	25～45	22～41
32									34～58	29～51	26～46	23～42
33									35～59	31～53	27～47	24～43
34									36～61	32～54	28～48	25～44
35									38～62	33～55	29～50	26～45
36										34～56	30～51	27～46
37										35～58	31～52	28～47
38										36～59	32～53	29～48
39										37～60	33～54	29～49
40										39～61	34～55	30～50
41											35～56	31～51
42											36～57	32～52
43											37～59	33～53
44											38～60	34～54
45											39～61	35～55
46												36～56
47												37～57
48												38～58
49												39～59
50												40～60

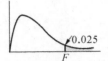

附表 4　**F**界值表(两个独立样本方差齐性检验用，双侧界值)

$\alpha = 0.10$

v_2	v_1																
	1	2	3	4	5	6	7	8	9	10	12	20	30	40	50	100	∞
1	161	200	216	225	230	234	237	239	241	242	224	248	250	251	252	253	254
2	18.51	19.00	19.16	19.25	19.30	19.33	19.36	19.37	19.38	19.39	19.41	19.44	19.46	19.47	19.47	19.49	19.50
3	10.13	9.55	9.28	9.12	9.01	8.94	8.88	8.84	8.81	8.78	8.74	8.66	8.62	8.60	8.58	8.56	8.53
4	7.71	6.94	6.59	6.39	6.26	6.16	6.09	6.04	6.00	5.96	5.91	5.80	5.74	5.71	5.70	5.66	5.63
5	6.61	5.79	5.41	5.19	5.05	4.95	4.88	4.82	4.78	4.74	4.68	4.56	4.50	4.46	4.44	4.40	4.36
6	5.99	5.14	4.76	4.53	4.39	4.28	4.21	4.15	4.10	4.06	4.00	3.87	3.81	3.77	3.75	3.71	3.67
7	5.59	4.74	4.35	4.12	3.97	3.87	3.79	3.73	3.68	3.63	3.57	3.44	3.38	3.34	3.32	3.28	3.23
8	5.32	4.46	4.07	3.84	3.69	3.58	3.50	3.44	3.39	3.34	3.28	3.15	3.08	3.05	3.03	2.98	2.93
9	5.12	4.26	3.86	3.63	3.48	3.37	3.29	3.23	3.18	3.13	3.07	2.93	2.86	2.82	2.80	2.76	2.71
10	4.96	4.10	3.71	3.48	3.33	3.22	3.14	3.07	3.02	2.97	2.91	2.77	2.70	2.67	2.64	2.59	2.54
11	4.84	3.98	3.59	3.36	3.20	3.09	3.01	2.95	2.90	2.86	2.76	2.65	2.57	2.53	2.50	2.45	2.40
12	4.75	3.88	3.49	3.26	3.11	3.00	2.92	2.85	2.80	2.76	2.69	2.54	2.46	2.42	2.40	2.35	2.30
13	4.67	3.80	3.41	3.18	3.02	2.92	2.84	2.77	2.72	2.67	2.60	2.46	2.38	2.34	2.32	2.26	2.21
14	4.60	3.74	3.34	3.11	2.96	2.85	2.77	2.70	2.65	2.60	2.53	3.39	2.31	2.27	2.24	2.19	2.13
15	4.54	3.68	3.29	3.06	2.90	2.79	2.70	2.64	2.59	2.55	2.48	2.33	2.25	2.21	2.18	2.12	2.07
16	4.49	3.63	3.24	3.01	2.85	2.74	2.66	2.59	2.54	2.49	2.42	2.28	2.20	2.16	2.13	2.07	2.01
17	4.45	3.59	3.20	2.96	2.81	2.70	2.62	2.55	2.50	2.45	2.38	2.23	2.15	2.11	2.08	2.02	1.96
18	4.41	3.55	3.16	2.93	2.77	2.66	2.58	2.51	2.46	2.41	2.34	2.19	2.11	2.07	2.04	1.98	1.92
19	4.38	3.52	3.13	2.90	2.74	2.63	2.55	2.48	2.43	2.38	2.31	2.15	2.07	2.02	2.00	1.94	1.88
20	4.35	3.49	3.10	2.87	2.71	2.60	2.52	2.45	2.40	2.35	2.28	2.12	2.04	1.99	1.96	1.90	1.84
21	4.32	3.47	3.07	2.84	2.68	2.57	2.49	2.42	2.37	2.32	2.25	2.09	2.00	1.96	1.93	1.87	1.81
22	4.30	3.44	3.05	2.82	2.66	2.55	2.47	2.40	2.35	2.30	2.23	2.07	1.98	1.93	1.91	1.84	1.78
23	4.28	3.42	3.03	2.80	2.64	2.53	2.45	2.38	2.32	2.28	2.20	2.04	1.96	1.91	1.88	1.82	1.76
24	4.26	3.40	3.01	2.78	2.62	2.51	2.43	2.36	2.30	2.26	2.18	2.02	1.94	1.89	1.86	1.80	1.73
25	4.42	3.38	2.99	2.76	2.60	2.49	2.41	2.34	2.28	2.24	2.16	2.00	1.92	1.87	1.84	1.77	1.71
26	4.22	3.37	2.98	2.74	2.59	2.47	2.39	2.32	2.27	2.22	2.15	1.99	1.90	1.85	1.82	1.76	1.69
27	4.21	3.35	2.96	2.73	2.57	2.46	2.37	2.30	2.25	2.20	2.13	1.97	1.88	1.84	1.80	1,74	1.67
28	4.20	3.34	2.95	2.71	2.56	2.44	2.36	2.29	2.24	2.19	2.12	1.96	1.87	1.81	1.78	1.72	1.65
29	4.18	3.33	2.93	2.70	2.54	2.43	2.35	2.28	2.22	2.18	2.10	1.94	1.85	1.80	1.77	1.71	1.64
30	4.17	3.32	2.92	2.69	2.53	2.42	2.34	2.27	2.21	2.16	2.09	1.93	1.84	1.79	1.76	1.69	1.62
40	4.08	3.23	2.84	2.61	2.45	2.34	2.25	2.18	2.12	2.07	2.00	1.84	1.74	1.69	1.66	1.59	1.51
50	4.03	3.18	2.79	2.56	2.40	2.29	2.20	2.13	2.07	2.02	1.95	1.78	1.69	1.63	1.60	1.52	1.44
60	4.00	3.15	2.76	2.52	2.37	2.25	2.17	2.10	2.04	1.99	1.92	1.75	1.65	1.59	1.56	1.48	1.39
1000	3.94	3.09	2.70	2.46	2.30	2.19	2.10	2.03	1.97	1.92	1.85	1.68	1.57	1.51	1.48	1.39	1.28
200	3.89	3.04	2.65	2.41	2.26	2.14	2.05	1.98	1.92	1.87	1.80	1.62	1.52	1.45	1.42	1.32	1.19
∞	3.84	2.99	2.60	2.37	2.21	2.09	2.01	1.94	1.88	1.83	1.75	1.57	1.46	1.40	1.35	1.24	1.00

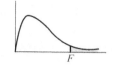

附表 5　F 界值表(方差分析用)

上行：$P=0.05$　　下行：$P=0.01$

分母的自由度 ν_2	分子的自由度 ν_1											
	1	2	3	4	5	6	7	8	9	10	11	12
1	161	200	216	225	230	234	237	239	241	242	243	244
	4052	4999	5403	5625	5764	5859	5928	5981	6022	6056	6082	6106
2	18.51	19.00	19.16	19.25	19.30	19.33	19.36	19.37	19.38	19.39	19.40	19.41
	98.49	99.00	99.17	99.25	99.30	99.33	99.34	99.36	99.38	99.40	99.41	99.42
3	10.13	9.55	9.28	9.12	9.01	8.94	8.88	8.84	8.81	8.78	8.76	8.74
	34.12	30.82	29.46	28.71	28.24	27.91	27.67	27.49	27.34	27.23	27.13	27.05
4	7.71	6.94	6.59	6.39	6.26	6.16	6.09	6.04	6.00	5.96	5.93	5.91
	21.20	18.00	16.69	15.98	15.52	15.21	14.98	14.80	14.66	14.54	14.45	14.37
5	6.60	5.79	5.41	5.19	5.05	4.95	4.88	4.82	4.78	4.74	4.70	4.68
	16.26	13.27	12.06	11.39	10.97	10.67	10.45	10.27	10.15	10.05	9.96	9.89
6	5.99	5.14	4.76	4.53	4.39	4.28	4.21	4.15	4.10	4.06	4.03	4.00
	13.74	10.92	9.78	9.15	8.75	8.47	8.26	8.10	7.98	7.87	7.79	7.72
7	5.59	4.74	4.35	4.12	3.97	3.87	3.76	3.73	3.68	3.63	3.60	3.57
	12.25	9.55	8.45	7.85	7.46	7.19	7.00	6.84	6.71	6.62	6.54	6.47
8	5.32	4.46	4.07	3.84	3.69	3.58	3.50	3.44	3.39	3.34	3.31	3.28
	11.26	8.65	7.59	7.01	6.63	6.37	6.19	6.03	5.91	5.82	5.74	5.67
9	5.12	4.26	3.86	3.63	3.48	3.37	3.29	3.23	3.18	3.13	3.10	3.07
	10.56	8.02	6.99	6.42	6.06	5.80	5.62	5.47	5.35	5.26	5.18	5.11
10	4.96	4.10	3.71	3.48	3.33	3.22	3.14	3.97	3.02	2.97	2.94	2.91
	10.04	7.56	6.55	5.99	5.64	5.39	5.21	5.06	4.95	4.85	4.78	4.71
11	4.84	3.98	3.59	3.36	3.20	3.09	3.01	2.95	2.90	2.86	2.82	7.29
	9.65	7.20	6.22	5.67	5.32	5.07	4.88	4.74	4.63	4.54	4.46	4.40
12	4.75	3.88	3.49	3.26	3.11	3.00	2.92	2.85	2.80	2.76	2.72	2.69
	9.33	6.93	5.95	5.41	5.06	4.82	4.65	4.50	4.39	4.30	4.22	4.16
13	4.67	3.80	3.41	3.18	3.02	2.92	2.84	2.77	2.72	2.67	2.63	2.60
	9.07	6.70	5.74	5.20	4.86	4.62	4.44	4.30	4.19	4.10	4.02	3.96
14	4.60	3.74	3.34	3.11	2.96	2.85	2.77	2.70	2.65	2.60	2.56	2.53
	8.86	6.51	5.56	5.03	4.69	4.46	4.28	4.14	4.03	3.94	3.86	3.80
15	4.54	3.68	3.29	3.06	2.90	2.79	2.70	2.64	2.59	2.55	2.51	2.48
	8.68	6.36	5.42	4.89	4.56	4.32	4.14	4.00	3.89	3.80	3.73	3.67
16	4.49	3.63	3.24	3.01	2.85	2.74	2.66	2.59	2.54	2.49	2.45	2.42
	8.53	6.23	5.29	4.77	4.44	4.20	4.03	3.89	3.78	3.69	3.61	3.55
17	4.45	3.59	3.20	2.96	2.81	2.70	2.62	2.55	2.50	2.45	2.41	2.38
	8.40	6.11	5.18	4.67	4.34	4.10	3.93	3.79	3.68	3.59	3.52	3.45
18	4.42	3.55	3.16	2.93	2.77	2.66	2.58	2.51	2.46	2.41	2.37	2.34
	8.28	6.01	5.09	4.58	4.25	4.01	3.85	3.71	3.60	3.51	3.44	3.37
19	4.38	3.52	3.13	2.90	2.74	2.63	2.55	2.48	2.43	2.38	2.34	2.31
	8.18	5.93	5.01	4.50	4.17	3.94	3.77	3.63	3.52	3.43	3.36	3.30
20	4.35	3.49	3.10	2.87	2.71	2.60	2.52	2.45	2.40	2.35	2.31	2.28
	8.10	5.85	4.94	4.43	4.10	3.87	3.71	3.56	3.45	3.37	3.30	3.23
21	4.32	3.47	3.07	2.84	2.68	2.57	2.49	2.42	2.37	2.32	2.28	2.25
	8.02	5.78	4.87	4.37	4.04	3.81	3.65	3.51	3.40	3.31	3.24	3.17
22	4.30	3.44	3.05	2.82	2.66	2.55	2.47	2.40	2.35	2.30	2.26	2.23
	7.94	5.72	4.82	4.31	3.99	3.76	3.59	3.45	3.35	3.26	3.18	3.12
23	4.28	3.42	3.03	2.80	2.64	2.53	2.45	2.38	2.32	2.28	2.24	2.20
	7.88	5.66	4.76	4.26	3.94	3.71	3.54	3.41	3.30	3.21	3.14	3.07
24	4.26	3.40	3.01	2.78	2.62	2.51	2.43	2.36	2.30	2.26	2.22	2.18
	7.82	5.61	4.72	4.22	3.90	3.67	3.50	3.36	3.25	3.17	3.09	3.03
25	4.24	3.38	2.99	2.76	2.60	2.49	2.41	2.34	2.28	2.24	2.20	2.16
	7.77	5.57	4.68	4.18	3.86	3.63	3.46	3.32	3.21	3.13	3.05	2.99

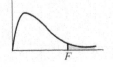

附表 5　F 界值表(方差分析用)续表 1

上行：$P=0.05$　下行：$P=0.01$

分母的自由度 ν_2	分子的自由度，ν_1											
	14	16	20	24	30	40	50	75	100	200	500	∞
1	245	246	248	249	250	251	252	253	253	254	254	254
	6142	6169	6208	6234	6258	6286	6302	6323	6334	6352	6361	6366
2	19.42	19.43	19.44	19.45	19.46	19.47	19.47	19.48	19.49	19.49	19.50	19.50
	99.43	99.44	99.45	99.46	99.47	99.48	99.48	99.49	99.49	99.49	99.50	99.50
3	8.71	8.69	8.66	8.64	8.62	8.60	8.58	8.57	8.56	8.54	8.54	8.53
	26.92	26.83	26.69	26.60	26.50	26.41	26.35	26.27	26.23	26.18	26.14	26.12
4	5.87	5.84	5.80	5.77	5.74	5.71	5.70	5.68	5.66	5.65	5.64	5.63
	14.24	14.15	14.02	13.93	13.83	13.74	13.69	13.61	13.57	13.52	13.48	13.46
5	4.64	4.60	4.56	4.53	4.50	4.46	4.44	4.42	4.40	4.38	4.37	4.36
	9.77	9.68	9.55	9.47	9.38	9.29	9.24	9.17	9.13	9.07	9.04	9.02
6	3.96	3.92	3.87	3.84	3.81	3.77	3.75	3.72	3.71	3.69	3.68	3.67
	7.60	7.52	7.39	7.31	7.23	7.14	7.09	7.02	6.99	6.94	6.90	6.88
7	3.52	3.49	3.44	3.41	3.38	3.34	3.32	3.29	3.28	3.25	3.24	3.23
	6.35	6.27	6.15	6.07	5.98	5.90	5.85	5.78	5.75	5.70	5.67	5.65
8	3.23	3.20	3.15	3.12	3.08	3.05	3.03	3.00	2.98	2.96	2.94	2.93
	5.56	5.48	5.36	5.28	5.20	5.11	5.06	5.00	4.96	4.91	4.88	4.86
9	3.02	2.98	2.93	2.90	2.86	2.82	2.80	2.77	2.76	2.73	2.72	2.71
	5.00	4.92	4.80	4.73	4.64	4.56	4.51	4.45	4.41	4.36	4.33	4.31
10	2.86	2.82	2.77	2.74	2.70	2.67	2.64	2.61	2.59	2.56	2.55	2.54
	4.60	4.52	4.41	4.33	4.25	4.17	4.12	4.05	4.01	3.96	3.93	3.91
11	2.74	2.70	2.65	2.61	2.57	2.53	2.50	2.47	2.45	2.42	2.41	2.40
	4.29	4.21	4.10	4.02	3.94	3.86	3.80	3.74	3.70	3.66	3.62	3.60
12	2.64	2.60	2.54	2.50	2.46	2.42	2.40	2.36	2.35	2.32	2.31	2.30
	4.05	3.98	3.86	3.78	3.70	3.61	3.56	3.49	3.46	3.41	3.38	3.36
13	2.55	2.51	2.46	2.42	2.38	2.34	2.32	2.28	2.26	2.24	2.22	2.21
	3.85	3.78	3.67	3.59	3.51	3.42	3.37	3.30	3.27	3.21	3.18	3.16
14	2.48	2.44	2.39	2.35	2.31	2.27	2.24	2.21	2.19	2.16	2.14	2.13
	3.70	3.62	3.51	3.43	3.34	3.26	2.21	3.14	3.11	3.06	3.02	3.00
15	2.43	2.39	2.33	2.29	2.25	2.21	2.18	2.15	2.12	2.10	2.08	2.07
	3.56	3.48	3.36	3.29	3.20	3.12	3.07	3.00	2.97	2.92	2.89	2.87
16	2.37	2.33	2.28	2.24	2.20	2.16	2.13	2.09	2.07	2.04	2.02	2.01
	3.45	3.37	3.25	3.18	3.10	3.01	2.96	2.89	2.86	2.80	2.77	2.75
17	2.33	2.29	2.23	2.19	2.15	2.11	2.08	2.04	2.02	1.99	1.97	1.96
	3.35	3.27	3.16	3.08	3.00	2.92	2.86	2.79	2.76	2.70	2.67	2.65
18	2.29	2.25	2.19	2.15	2.11	2.07	2.04	2.00	1.98	1.95	1.93	1.92
	3.27	3.19	3.07	3.00	2.91	2.83	2.78	2.71	2.68	2.62	2.59	2.57
19	2.26	2.21	2.15	2.11	2.07	2.02	2.00	1.96	1.94	1.91	1.90	1.88
	3.19	3.12	3.00	2.92	2.84	2.76	2.70	2.63	2.60	2.54	2.51	2.49
20	2.23	2.18	2.12	2.08	2.04	1.99	1.96	1.92	1.90	1.87	1.85	1.84
	3.13	3.05	2.94	2.86	2.77	2.69	2.63	2.56	2.53	2.47	2.44	2.42
21	2.20	2.15	2.09	2.05	2.00	1.96	1.93	1.89	1.87	1.84	1.82	1.81
	3.07	2.99	2.88	2.80	2.72	2.63	2.58	2.51	2.47	2.42	2.38	2.36
22	2.18	2.13	2.07	2.03	1.98	1.93	1.91	1.87	1.84	1.81	1.80	1.78
	3.02	2.94	2.83	2.75	2.67	2.58	2.53	2.46	2.42	2.37	2.33	2.31
23	2.14	2.10	2.04	2.00	1.96	1.91	1.88	1.84	1.82	1.79	1.77	1.76
	2.97	2.89	2.78	2.70	2.62	2.53	2.48	2.41	2.37	2.32	2.28	2.26
24	2.13	2.09	2.02	1.98	1.94	1.89	1.86	1.82	1.80	1.76	1.74	1.73
	2.93	2.85	2.74	2.66	2.58	2.49	2.44	2.36	2.33	2.27	2.23	2.21
25	2.11	2.06	2.00	1.96	1.92	1.87	1.84	1.80	1.77	1.74	1.72	1.71
	2.89	2.81	2.70	2.62	2.54	2.45	2.40	2.32	2.29	2.23	2.19	2.17

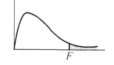

附表5 F界值表(方差分析用)续表2

上行：$P=0.05$ 下行：$P=0.01$

分母的自由度 v_2	分子的自由度，v_1											
	1	2	3	4	5	6	7	8	9	10	11	12
26	4.22	3.37	2.98	2.74	2.59	2.47	2.39	2.32	2.27	2.22	2.18	2.15
	7.22	5.53	4.64	4.14	3.82	3.59	3.42	3.09	3.17	3.09	3.02	2.96
27	4.21	3.35	2.96	2.73	2.57	2.46	2.37	2.30	2.25	2.20	2.16	2.13
	7.68	5.49	4.60	4.11	3.79	3.56	3.39	3.26	3.14	3.06	2.98	2.93
28	4.20	3.34	2.95	2.71	2.56	2.44	2.36	2.29	2.24	2.19	2.15	2.12
	7.64	5.45	4.57	4.07	3.76	3.53	3.36	3.23	3.11	3.03	2.96	2.90
29	4.18	3.33	2.93	2.70	2.54	2.43	2.35	2.28	2.22	2.18	2.14	2.10
	7.60	5.42	4.54	4.04	3.73	3.50	3.33	3.20	3.08	3.00	2.92	2.87
30	4.17	3.32	2.92	2.69	2.53	2.42	2.34	2.27	2.21	2.16	2.12	2.09
	7.56	5.39	4.51	4.02	3.70	3.47	3.30	3.17	3.06	2.98	2.90	2.84
32	4.15	3.30	2.90	2.67	2.51	2.40	2.32	2.25	2.19	2.14	2.10	2.07
	7.50	5.34	4.46	3.97	3.66	3.42	3.25	3.12	3.01	2.94	2.86	2.80
34	4.13	3.28	2.88	2.65	2.49	2.38	2.30	2.23	2.17	2.12	2.08	2.05
	7.44	5.29	4.42	3.93	3.61	3.38	3.21	3.08	2.97	2.89	2.82	2.76
36	4.11	3.26	2.86	2.63	2.48	2.36	2.28	2.21	2.15	2.10	2.06	2.03
	7.39	5.25	4.38	3.89	3.58	3.35	3.18	3.04	2.94	2.86	2.78	2.72
38	4.10	3.25	2.85	2.62	2.46	2.35	2.26	2.19	2.14	2.09	2.05	2.02
	7.35	5.21	4.34	3.86	3.54	3.32	3.15	3.02	2.91	2.82	2.75	2.69
40	4.08	3.23	2.85	2.61	2.45	2.34	2.25	2.18	2.12	2.07	2.04	2.00
	7.31	5.18	4.31	3.83	3.51	3.29	3.12	2.99	2.88	2.80	2.73	2.66
42	4.07	3.22	2.83	2.59	2.44	2.32	2.24	2.17	2.11	2.06	2.02	1.99
	7.27	5.15	4.29	3.80	3.49	3.26	3.10	2.96	2.86	2.77	2.70	2.64
44	4.06	3.21	2.82	2.58	2.43	2.31	2.23	2.16	2.10	2.05	2.01	1.98
	7.24	5.12	4.26	3.78	3.46	3.24	3.07	2.94	2.84	2.75	2.68	2.62
46	4.05	3.20	2.81	2.57	2.42	2.30	2.22	2.14	2.09	2.04	2.00	1.97
	7.21	5.10	4.24	3.76	3.44	3.22	3.05	2.92	2.82	2.73	2.66	2.60
48	4.40	3.19	2.80	2.56	2.41	2.30	2.21	2.14	2.08	2.03	1.99	1.96
	7.19	5.08	4.22	3.74	3.42	3.20	3.04	2.90	2.80	2.71	2.64	2.58
50	4.03	3.18	2.79	2.56	2.40	2.29	2.20	2.13	2.07	2.02	1.98	1.95
	7.17	5.06	4.20	3.72	3.41	3.18	3.02	2.88	2.78	2.70	2.62	2.56
60	4.00	3.15	2.76	2.52	2.37	2.25	2.17	2.10	2.04	1.99	1.95	1.92
	7.08	4.98	4.13	3.65	3.34	3.12	2.95	2.82	2.72	2.63	2.56	2.50
70	3.98	3.13	2.74	2.50	2.35	2.23	2.14	2.07	2.01	1.97	1.93	1.89
	7.01	4.92	4.08	3.60	3.29	3.07	2.91	2.77	2.67	2.59	2.51	2.45
80	3.96	3.11	2.72	2.48	2.33	2.21	2.12	2.05	1.99	1.95	1.91	1.88
	6.96	4.88	4.04	3.56	3.25	3.04	2.87	2.74	2.64	2.55	2.48	2.41
100	3.94	3.09	2.70	2.46	2.30	2.19	2.10	2.03	1.97	1.92	1.88	1.85
	6.90	4.82	3.98	3.51	3.20	2.99	2.82	2.69	2.59	2.51	2.43	2.36
125	3.92	3.07	2.68	2.44	2.29	2.17	2.08	2.01	1.95	1.90	1.86	1.83
	6.84	4.78	3.94	3.47	3.17	2.95	2.79	2.65	2.56	2.47	2.40	2.33
150	3.91	3.06	2.67	2.43	2.27	2.16	2.07	2.00	1.94	1.89	1.85	1.82
	6.81	4.75	3.91	3.44	3.14	2.92	2.76	2.62	2.53	2.44	2.37	2.30
200	3.89	3.04	2.65	2.41	2.26	2.14	2.05	1.98	1.92	1.87	1.83	1.80
	6.76	4.71	3.88	3.41	3.11	2.90	2.73	2.60	2.50	2.41	2.34	2.28
400	3.86	3.02	2.62	2.39	2.23	2.12	2.03	1.96	1.90	1.85	1.81	1.78
	6.70	4.66	3.83	3.36	3.06	2.85	2.69	2.55	2.46	2.37	2.29	2.23
1000	3.85	3.00	2.61	2.38	2.22	2.10	2.02	1.95	1.89	1.84	1.80	1.76
	6.66	4.62	3.80	3.34	3.04	2.82	2.66	2.53	2.43	2.34	2.26	2.20
∞	3.84	2.99	2.60	2.37	2.21	2.09	2.01	1.94	1.88	1.83	1.79	1.75
	6.64	4.60	3.78	3.32	3.02	2.80	2.64	2.51	2.41	2.32	2.24	2.18

附表 5　F 界值表(方差分析用)续表 3

上行：$P=0.05$　下行：$P=0.01$

分母的自由度 v_2	分子的自由度，v_1											
	14	16	20	24	30	40	50	75	100	200	500	∞
26	2.10	2.05	1.99	1.95	1.90	1.85	1.82	1.78	1.76	1.72	1.70	1.69
	2.86	2.77	2.66	2.58	2.50	2.41	2.36	2.28	2.25	2.19	2.15	2.13
27	2.08	2.03	1.97	1.93	1.88	1.84	1.80	1.76	1.74	1.71	1.68	1.67
	2.83	2.74	2.63	2.55	2.47	2.38	2.33	2.25	2.21	2.16	2.12	2.10
28	2.06	2.02	1.96	1.91	1.87	1.81	1.78	1.75	1.72	1.69	1.67	1.65
	2.80	2.71	2.60	2.52	2.44	2.35	2.30	2.22	2.18	2.13	2.09	2.06
29	2.05	2.00	1.94	1.90	1.85	1.80	1.77	1.73	1.71	1.68	1.65	1.64
	2.77	2.68	2.57	2.49	2.41	2.32	2.27	2.19	2.15	2.10	2.06	2.03
30	2.04	1.99	1.93	1.89	1.84	1.79	1.76	1.72	1.69	1.66	1.64	1.62
	2.74	2.66	2.55	2.47	2.38	2.29	2.24	2.16	2.13	2.07	2.03	2.01
32	2.02	1.97	1.91	1.86	1.82	1.76	1.74	1.69	1.67	1.64	1.61	1.59
	2.70	2.62	2.51	2.42	2.34	2.25	2.20	2.12	2.08	2.02	1.98	1.96
34	2.00	1.95	1.89	1.84	1.80	1.74	1.71	1.67	1.64	1.61	1.59	1.57
	2.66	2.58	2.47	2.38	2.30	2.21	2.15	2.08	2.04	1.98	1.94	1.91
36	1.98	1.93	1.87	1.82	1.78	1.72	1.69	1.65	1.62	1.59	1.56	1.55
	2.62	2.54	2.43	2.35	2.26	2.17	2.12	2.04	2.00	1.94	1.90	1.87
38	1.96	1.92	1.85	1.80	1.76	1.71	1.67	1.63	1.60	1.57	1.54	1.53
	2.59	2.51	2.40	2.32	2.22	2.14	2.08	2.00	1.97	1.90	1.86	1.84
40	1.95	1.90	1.84	1.79	1.74	1.69	1.66	1.61	1.59	1.55	1.53	1.51
	2.56	2.49	2.37	2.29	2.20	2.11	2.05	1.97	1.94	1.88	1.84	1.81
42	1.94	1.89	1.82	1.78	1.73	1.68	1.64	1.60	1.57	1.54	1.51	1.49
	2.54	2.46	2.35	2.26	2.17	2.08	2.02	1.94	1.91	1.85	1.80	1.78
44	1.92	1.88	1.81	1.76	1.72	1.66	1.63	1.58	1.56	1.52	1.50	1.48
	2.52	2.44	2.32	2.24	2.15	2.06	2.00	1.92	1.88	1.82	1.78	1.75
46	1.91	1.87	1.80	1.75	1.71	1.65	1.62	1.57	1.54	1.51	1.48	1.46
	2.50	2.42	2.30	2.22	2.13	2.04	1.98	1.90	1.86	1.80	1.76	1.72
48	1.90	1.86	1.79	1.74	1.70	1.64	1.61	1.56	1.53	1.50	1.47	1.45
	2.48	2.40	2.28	2.20	2.11	2.02	1.96	1.88	1.84	1.78	1.73	1.70
50	1.90	1.85	1.78	1.74	1.69	1.63	1.60	1.55	1.52	1.48	1.46	1.44
	2.46	2.39	2.26	2.18	2.10	2.00	1.94	1.86	1.82	1.76	1.71	1.68
60	1.86	1.81	1.75	1.70	1.65	1.59	1.56	1.50	1.48	1.44	1.41	1.39
	2.40	2.32	2.20	2.12	2.03	1.93	1.87	1.79	1.74	1.68	1.63	1.60
70	1.84	1.79	1.72	1.67	1.62	1.56	1.53	1.47	1.45	1.40	1.37	1.35
	2.35	2.28	2.15	2.07	1.98	1.88	1.82	1.74	1.69	1.62	1.56	1.53
80	1.82	1.77	1.70	1.65	1.60	1.54	1.51	1.45	1.42	1.38	1.35	1.32
	2.32	2.24	2.11	2.03	1.94	1.84	1.78	1.70	1.65	1.57	1.52	1.49
100	1.79	1.75	1.68	1.63	1.57	1.51	1.48	1.42	1.39	1.34	1.30	1.28
	2.26	2.19	2.06	1.98	1.89	1.79	1.73	1.64	1.59	1.51	1.46	1.43
125	1.77	1.72	1.65	1.60	1.55	1.49	1.45	1.9	1.36	1.31	1.27	1.25
	2.23	2.15	2.03	1.94	1.85	1.75	1.68	1.59	1.54	1.46	1.40	1.37
150	1.76	1.71	1.64	1.59	1.54	1.47	1.44	1.37	1.34	1.29	1.25	1.22
	2.20	2.12	2.00	1.91	1.83	1.72	1.66	1.56	1.51	1.43	1.37	1.33
200	1.74	1.69	1.62	1.57	1.52	1.45	1.42	1.35	1.32	1.26	1.22	1.19
	2.17	2.09	1.97	1.88	1.79	1.69	1.62	1.53	1.48	1.39	1.33	1.28
400	1.72	1.67	1.60	1.54	1.49	1.42	1.38	1.32	1.28	1.22	1.16	1.13
	2.12	2.04	1.92	1.84	1.74	1.64	1.57	1.47	1.42	1.32	1.24	1.19
1000	1.70	1.65	1.58	1.53	1.47	1.41	1.36	1.30	1.26	1.19	1.13	1.08
	2.09	2.01	1.89	1.81	1.71	1.61	1.54	1.44	1.38	1.28	1.19	1.11
∞	1.69	1.64	1.57	1.52	1.46	1.40	1.35	1.28	1.24	1.17	1.11	1.00
	2.07	1.99	1.87	1.79	1.69	1.59	1.52	1.41	1.36	1.25	1.15	1.00

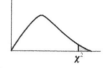

附表6　χ^2分布界值表

ν	\multicolumn{13}{c}{α(右侧尾部面积)}												
	0.995	0.990	0.975	0.950	0.900	0.750	0.500	0.250	0.100	0.050	0.025	0.010	0.005
1	—	—	—	—	0.02	0.10	0.45	1.32	2.71	3.84	5.02	6.63	7.88
2	0.01	0.02	0.05	0.10	0.21	0.58	1.39	2.77	4.61	5.99	7.38	9.21	10.60
3	0.07	0.11	0.22	0.35	0.58	1.21	2.37	4.11	6.25	7.81	9.35	11.34	12.84
4	0.21	0.30	0.48	0.71	1.06	1.92	3.36	5.39	7.78	9.49	11.14	13.28	14.86
5	0.41	0.55	0.83	1.15	1.61	2.67	4.35	6.63	9.24	11.07	12.83	15.09	16.75
6	0.68	0.87	1.24	1.64	2.20	3.45	5.35	7.84	10.64	12.59	14.45	16.81	18.55
7	0.99	1.24	1.69	2.17	2.83	4.25	6.35	9.04	12.02	14.07	16.01	18.48	20.28
8	1.34	1.65	2.18	2.73	3.49	5.07	7.34	10.22	13.36	15.51	17.53	20.09	21.95
9	1.73	2.09	2.70	3.33	4.17	5.90	8.34	11.39	14.68	16.92	19.02	21.67	23.59
10	2.16	2.56	3.25	3.94	4.87	6.74	9.34	12.55	15.99	18.31	20.48	23.21	25.19
11	2.60	3.05	3.82	4.57	5.58	7.58	10.34	13.70	17.28	19.68	21.92	24.72	26.76
12	3.07	3.57	4.40	5.23	6.30	8.44	11.34	14.85	18.55	21.03	23.34	26.22	28.30
13	3.57	4.11	5.01	5.89	7.04	9.30	12.34	15.98	19.81	22.36	24.74	27.69	29.82
14	4.07	4.66	5.63	6.57	7.79	10.17	13.34	17.12	21.06	23.68	26.12	29.14	31.32
15	4.60	5.23	6.26	7.26	8.55	11.04	14.34	18.25	22.31	25.00	27.49	30.58	32.80
16	5.14	5.81	6.91	7.96	9.31	11.91	15.34	19.37	23.54	26.30	28.85	32.00	34.27
17	5.70	6.41	7.56	8.67	10.09	12.79	16.34	20.49	24.77	27.59	30.19	33.41	35.72
18	6.26	7.01	8.23	9.39	10.86	13.68	17.34	21.60	25.99	28.87	31.53	34.81	37.16
19	6.84	7.63	8.91	10.12	11.65	14.56	18.34	22.72	27.20	30.14	32.85	36.19	38.58
20	7.43	8.26	9.59	10.85	12.44	15.45	19.34	23.83	28.41	31.41	34.17	37.57	40.00
21	8.03	8.90	10.28	11.59	13.24	16.34	20.34	24.93	29.62	32.67	35.48	38.93	41.40
22	8.64	9.54	10.98	12.34	14.04	17.24	21.34	26.04	30.81	33.92	36.78	40.29	42.80
23	9.26	10.20	11.69	13.09	14.85	18.14	22.34	27.14	32.01	35.17	38.08	41.64	44.18
24	9.89	10.86	12.40	13.85	15.66	19.04	23.34	28.24	33.20	36.42	39.36	42.98	45.56
25	10.52	11.52	13.12	14.61	16.47	19.94	24.34	29.34	34.38	37.65	40.65	44.31	46.93
26	11.16	12.20	13.84	15.38	17.29	20.84	25.34	30.43	35.56	38.89	41.92	45.64	48.29
27	11.81	12.88	14.57	16.15	18.11	21.75	26.34	31.53	36.74	40.11	43.19	46.96	49.64
28	12.46	13.56	15.31	16.93	18.94	22.66	27.34	32.62	37.92	41.34	44.46	48.28	50.99
29	13.12	14.26	16.05	17.71	19.77	23.57	28.34	33.71	39.09	42.56	45.72	49.59	52.34
30	13.79	14.95	16.79	18.49	20.60	24.48	29.34	34.80	40.26	43.77	46.98	50.89	53.67
40	20.71	22.16	24.43	26.51	29.05	33.66	39.34	45.62	51.81	55.76	59.34	63.69	66.77
50	27.99	29.71	32.36	34.76	37.69	42.94	49.33	56.33	63.17	67.50	71.42	76.15	79.49
60	35.53	37.48	40.48	43.19	46.46	52.29	59.33	66.98	74.40	79.08	83.30	88.38	91.95
70	43.28	45.44	48.76	51.74	55.33	61.70	69.33	77.58	85.53	90.53	95.02	100.43	104.21
80	51.17	53.54	57.15	60.39	64.28	71.14	79.33	88.13	96.58	101.88	106.63	112.33	116.32
90	59.20	61.75	65.65	69.13	73.29	80.62	89.33	98.65	107.57	113.15	118.14	124.12	128.30
100	67.33	70.06	74.22	77.93	82.36	90.13	99.33	109.14	118.50	124.34	129.56	135.81	140.17

附表 7　*t*界值表(配对比较的符号秩和检验用)

n	P(1)：0.05 P(2)：0.10	0.025 0.05	0.01 0.02	0.005 0.010
5	0～15	—	—	—
6	2～19	0～21	—	—
7	3～25	2～26	0～28	—
8	5～31	3～33	1～35	0～36
9	8～37	5～40	3～42	1～44
10	10～45	8～47	5～50	3～52
11	13～53	10～56	7～59	5～61
12	17～61	13～65	9～69	7～71
13	21～70	17～74	12～79	9～82
14	25～80	21～84	15～90	12～93
15	30～90	25～95	19～101	15～105
16	35～101	29～107	23～113	19～117
17	41～112	34～119	27～126	23～130
18	47～124	40～131	32～139	27～144
19	53～137	46～144	37～153	32～158
20	60～150	52～158	43～167	37～173
21	67～164	58～173	49～182	42～189
22	75～178	65～188	55～198	48～205
23	83～193	73～203	62～214	54～222
24	91～209	81～219	69～231	61～239
25	100～225	89～236	76～249	68～257
26	110～241	98～253	84～267	75～276
27	119～259	107～271	92～286	83～295
28	130～276	116～290	101～305	91～315
29	140～295	126～309	110～325	100～335
30	151～314	137～328	120～345	109～356
31	163～333	147～349	130～366	118～378
32	175～353	159～369	140～388	128～400
33	187～374	170～391	151～410	138～423
34	200～395	182～413	162～433	148～447
35	213～417	195～435	173～457	159～471
36	227～439	208～458	185～481	171～495
37	241～462	221～482	198～505	182～521
38	256～485	235～506	211～530	194～547
39	271～509	249～531	224～556	207～573
40	286～534	264～556	238～582	220～600
41	302～559	279～582	252～609	233～628
42	319～584	294～60Q	266～637	247～656
43	336～610	310～636	281～665	261～685
44	353～637	327～663	296～694	276～714
45	371～664	343～692	312～723	291～744
46	389～692	361～720	328～753	307～774
47	407～721	378～750	345～783	322～806
48	426～750	396～780	362～814	339～837
49	446～779	415～810	379～846	355～870
50	466～809	434～841	397～878	373～902

附表8　t界值表(两样本比较的秩和检验用)

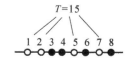

行	P(1)	P(2)
1	0.050	0.10
2	0.025	0.05
3	0.010	0.02
4	0.005	0.01

n_1 (较小 n)	\(n_1 \sim n_2 \) 0	1	2	3	4	5	6	7	8	9	10
2				3~13	3~15	3~17	4~18 3~19	4~20 3~21	4~22 3~23	4~24 3~25	5~25 4~26
3	6~15	6~18	7~20 6~21	8~22 7~23	8~25 7~26 6~27	9~27 8~28 6~30	10~29 8~31 7~32 6~33	10~32 9~33 7~35 6~36	11~34 9~36 7~38 6~39	11~37 10~38 8~40 7~41	12~39 10~41 8~43 7~44
4	11~25 10~26	12~28 11~29 10~30	13~31 12~32 11~33 10~34	14~34 13~35 11~37 10~38	15~37 14~38 12~40 11~41	16~40 14~42 13~43 11~45	17~43 15~45 13~47 12~48	18~46 16~48 14~50 12~52	19~49 17~51 15~53 13~55	20~52 18~54 15~57 13~59	21~55 19~57 16~60 14~62
5	19~36 17~38 16~39 15~40	20~40 18~42 17~43 16~44	21~44 20~45 18~47 16~49	23~47 21~49 19~51 17~53	24~51 22~53 20~55 18~57	26~54 23~57 21~59 19~61	27~58 24~61 22~63 20~65	28~62 26~64 23~67 21~69	30~65 27~68 24~71 22~73	31~69 28~72 25~75 22~78	33~72 29~76 26~79 23~82
6	28~50 26~52 24~54 23~55	29~55 27~57 25~59 24~60	31~59 29~61 27~63 25~65	33~63 31~65 28~68 26~70	35~67 32~70 29~73 27~75	37~71 34~74 30~78 28~80	38~76 35~79 32~82 30~84	40~80 37~83 33~87 31~89	42~84 38~88 34~92 32~94	44~88 40~92 36~96 33~99	46~92 42~96 37~101 34~104
7	39~66 36~69 34~71 32~73	41~71 38~74 35~77 34~78	43~76 40~79 37~82 35~84	45~81 42~84 39~87 37~89	47~86 44~89 40~93 38~95	49~91 46~94 42~98 40~100	52~95 48~99 44~103 41~106	54~100 50~104 45~109 43~111	56~105 52~109 47~114 44~117	58~110 54~114 49~119 45~122	61~114 56~119 51~124 47~128
8	51~85 49~87 45~91 43~93	54~90 51~93 47~97 45~99	56~96 53~99 49~103 47~105	59~101 55~105 51~109 49~111	62~106 58~110 53~115 51~117	64~110 60~114 56~120 53~123	67~117 62~122 58~126 54~130	69~123 65~127 60~132 56~136	72~128 67~133 62~138 58~142	75~133 70~138 64~144 60~148	77~139 72~144 66~150 62~154
9	66~105 62~109 59~112 56~115	69~111 65~115 61~119 58~122	72~117 68~121 63~126 61~128	75~123 71~127 66~132 63~135	78~129 73~134 68~139 65~142	81~135 76~140 71~145 67~149	84~141 79~146 73~152 69~156	87~147 82~152 76~158 72~162	90~152 84~159 78~165 74~169	93~159 87~165 81~171 76~176	96~165 90~171 83~178 78~183
10	82~128 78~132 74~136 71~139	86~134 81~139 77~143 73~147	89~141 84~146 79~151 76~154	92~148 88~152 82~158 79~161	96~154 91~159 85~165 81~169	99~161 94~166 88~172 84~176	103~167 97~173 91~179 86~184	106~174 100~180 93~187 89~191	110~180 103~187 96~194 92~198	113~187 107~193 99~201 94~206	117~193 110~200 102~208 97~213
11	100~153 96~157 91~162 87~166	104~160 99~165 94~170 90~174	108~167 103~172 97~178 93~182	112~174 106~180 100~186 96~190	116~181 110~187 103~194 99~198	120~188 113~195 107~201 102~206	123~196 117~202 110~209 105~214	127~203 121~209 113~217 108~222	131~210 124~217 116~225 111~230	135~217 128~224 119~233 114~238	139~224 132~231 123~240 116~247
12	120~180 115~185 109~191 105~195	125~188 119~193 113~199 109~203	129~195 123~201 116~208 112~212	133~203 127~209 120~216 115~221	138~210 131~217 124~224 119~229	142~218 135~225 127~233 122~238	146~226 139~233 131~241 125~247	150~234 143~241 134~250 129~255	155~241 147~249 138~258 132~264	159~249 151~257 142~266 135~273	163~257 155~265 145~275 138~282
13	142~209 136~215 130~221 125~226	147~217 141~223 134~230 129~235	152~225 145~232 138~239 133~244	156~234 150~240 142~248 136~254	161~242 154~249 146~257 140~263	166~250 158~258 150~266 144~272	171~258 163~266 154~275 148~281	175~267 167~275 158~284 151~291	180~275 172~283 162~293 154~301	185~283 176~292 166~302 158~310	189~292 181~300 170~311 162~319
14	166~240 160~246 152~254 147~259	171~249 164~256 156~264 151~269	176~258 169~265 161~273 155~279	182~266 174~274 165~283 159~289	187~275 179~283 170~292 163~299	192~284 183~293 174~302 168~308	197~293 188~302 178~312 172~318	202~302 193~311 183~321 175~329	207~311 198~320 187~331 179~339	212~320 203~329 192~340 183~349	218~328 208~338 196~350 187~359
15	192~273 184~281 176~289 171~294	197~283 190~290 181~299 175~305	203~292 195~300 186~309 180~315	208~302 200~310 190~320 184~326	214~311 205~320 195~330 189~336	220~320 210~330 200~340 193~347	225~330 216~339 205~350 197~358	231~339 221~349 210~360 201~369	236~349 226~359 214~371 206~379	242~358 232~368 219~381 210~390	248~367 237~378 224~391 215~400

附表9 **H界值表**(三样本比较的秩和检验用)

n	n_1	n_2	n_3	P	
				0.05	0.01
7	3	2	2	4.71	—
	3	3	1	5.14	—
8	3	3	2	5.36	—
	4	2	2	5.33	—
	4	3	1	5.20	—
	5	2	1	5.00	—
9	3	3	3	5.60	7.20
	4	3	2	5.44	6.30
	4	4	1	4.97	6.67
	5	2	2	5.16	6.53
	5	3	1	4.96	—
10	4	3	3	5.72	6.75
	4	4	2	5.45	7.04
	5	3	2	5.25	6.82
	5	4	1	4.99	6.95
11	4	4	3	5.60	7.14
	5	3	3	5.65	7.08
	5	4	2	5.27	7.12
	5	5	1	5.13	7.31
12	4	4	4	5.69	7.65
	5	4	3	5.63	7.44
	5	5	2	5.34	7.27
13	5	4	4	5.62	7.76
	5	5	3	5.71	7.54
14	5	5	4	5.64	7.79
15	5	5	5	5.78	7.98

附表 10 **M 界值表**(随机区组比较的秩和检验用)
(P=0.05)

区组数 (b)	处理组数(k)													
	2	3	4	5	6	7	8	9	10	11	12	13	14	15
2	—	—	20	38	64	96	138	192	258	336	429	538	664	808
3	—	18	37	64	104	158	225	311	416	542	691	865	1063	1292
4	—	26	52	89	144	217	311	429	574	747	950	1189	1460	1770
5	—	32	65	113	183	277	396	547	731	950	1210	1512	1859	2254
6	188	42	76	137	222	336	482	664	887	1155	1469	1831	2253	2738
7	24.55	50	92	167	272	412	591	815	1086	1410	1791	2233	2740	3316
8	322	50	105	190	310	471	676	931	1241	1612	2047	2552	3131	3790
9	24.55	56	118	214	349	529	760	1047	1396	1813	2302	2871	3523	4264
10	322	62	131	238	388	588	845	1164	1551	2014	2558	3189	3914	4737
11	40.55	66	144	261	427	647	929	1280	1706	2216	2814	3508	4305	5211
12	322	72	157	285	465	706	1013	1396	1862	2417	3070	3827	4697	5685
13	40.55	78	170	309	504	764	1098	1512	2017	2618	3326	4146	5088	6159
14	500	84	183	333	543	823	1182	1629	2172	2820	3581	4465	5479	6632
15	40.55	90	196	356	582	882	1267	1745	2327	3021	3837	4784	5871	7106

附表 11　q 界值表

上行：$P=0.05$　下行：$P=0.01$

v	组数，k								
	2	3	4	5	6	7	8	9	10
5	3.64	4.60	5.22	5.67	6.03	6.33	6.58	6.80	6.99
	5.70	6.98	7.80	8.42	8.91	9.32	9.67	9.97	10.24
6	3.46	4.34	4.90	5.30	5.63	5.90	6.12	6.32	6.49
	5.24	6.33	7.03	5.56	7.97	8.32	8.61	8.87	9.10
7	3.34	4.16	4.68	5.06	5.36	5.61	5.82	6.00	6.16
	4.95	5.92	6.54	7.01	7.37	7.68	7.94	8.17	8.37
8	3.26	4.04	4.53	4.89	5.17	5.40	5.60	5.77	5.92
	4.75	5.64	6.20	6.62	6.96	7.24	7.47	7.68	7.86
9	3.20	3.95	4.41	4.76	5.02	5.24	5.43	5.59	5.74
	4.60	5.43	5.96	6.35	6.66	6.91	7.13	7.33	7.49
10	3.15	3.88	4.33	4.65	4.91	5.12	5.30	5.46	5.60
	4.48	5.27	5.77	6.14	6.43	6.67	6.87	7.05	7.21
12	3.08	3.77	4.20	4.51	4.75	4.95	5.12	5.27	5.39
	4.32	5.05	5.50	5.84	6.10	6.32	6.51	6.67	6.81
14	3.03	3.70	4.11	4.41	4.64	4.83	4.99	5.13	5.25
	4.21	4.89	5.32	5.63	5.88	6.08	6.26	6.41	6.54
16	3.00	3.65	4.05	4.33	4.56	4.74	4.90	5.03	5.15
	4.13	4.79	5.19	5.49	5.72	5.92	6.08	6.22	6.35
18	2.97	3.61	4.00	4.28	4.49	4.67	4.82	4.96	5.07
	4.07	4.70	5.09	5.38	5.60	5.79	5.94	6.08	6.20
20	2.95	3.58	3.96	4.23	4.45	4.62	4.77	4.90	5.01
	4.02	4.64	5.02	5.29	5.51	5.69	5.84	5.97	6.09
30	2.89	3.49	3.85	4.10	4.30	4.46	4.60	4.72	4.82
	3.89	4.45	4.80	5.05	5.24	5.40	5.54	5.65	5.76
40	2.86	3.44	3.79	4.04	4.23	4.39	4.52	4.63	4.73
	3.82	4.37	4.70	4.93	5.11	5.26	5.39	5.50	5.60
60	2.83	3.40	3.74	3.98	4.16	4.31	4.44	4.55	4.65
	3.76	4.28	4.59	4.82	4.99	5.13	5.25	5.36	5.45
120	2.80	3.36	3.68	3.92	4.10	4.24	4.36	4.47	4.56
	3.70	4.20	4.50	4.71	4.87	5.01	5.12	5.21	5.30
∞	2.77	3.31	3.63	3.86	4.03	4.17	4.29	4.39	4.47
	3.64	4.12	4.40	4.60	4.76	4.88	4.99	5.08	5.16

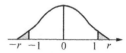

附表 12　r 界值表

ν	单侧: 0.25 双侧: 0.50	0.10 0.20	0.05 0.10	0.025 0.05	0.01 0.02	0.005 0.01	0.0025 0.005	0.001 0.002	0.000 0.001
1	0.707	0.951	0.988	0.997	1.000	1.000	1.000	1.000	1.000
2	0.500	0.800	0.900	0.950	0.980	0.990	0.995	0.998	0.999
3	0.404	0.687	0.805	0.878	0.934	0.959	0.974	0.986	0.991
4	0.347	0.608	0.729	0.811	0.882	0.917	0.942	0.963	0.974
5	0.309	0.551	0.669	0.755	0.833	0.875	0.906	0.935	0.951
6	0.281	0.507	0.621	0.707	0.789	0.834	0.870	0.905	0.925
7	0.260	0.472	0.582	0.666	0.750	0.798	0.836	0.875	0.898
8	0.242	0.443	0.549	0.632	0.715	0.765	0.805	0.847	0.872
9	0.228	0.419	0.521	0.602	0.685	0.735	0.776	0.820	0.847
10	0.216	0.398	0.497	0.576	0.658	0.708	0.750	0.795	0.823
11	0.206	0.380	0.476	0.553	0.634	0.684	0.726	0.772	0.801
12	0.197	0.365	0.457	0.532	0.612	0.661	0.703	0.750	0.780
13	0.189	0.351	0.441	0.514	0.592	0.641	0.683	0.730	0.760
14	0.182	0.338	0.426	0.497	0.574	0.623	0.664	0.711	0.742
15	0.176	0.327	0.412	0.482	0.558	0.606	0.647	0.694	0.725
16	0.170	0.317	0.400	0.468	0.542	0.590	0.631	0.678	0.708
17	0.165	0.308	0.389	0.456	0.529	0.575	0.616	0.662	0.693
18	0.160	0.299	0.378	0.444	0.515	0.561	0.602	0.648	0.679
19	0.156	0.291	0.369	0.433	0.503	0.549	0.589	0.635	0.665
20	0.152	0.284	0.360	0.423	0.492	0.537	0.576	0.622	0.652
21	0.148	0.277	0.352	0.413	0.482	0.526	0.565	0.610	0.640
22	0.145	0.271	0.344	0.404	0.472	0.515	0.554	0.599	0.629
23	0.141	0.265	0.337	0.396	0.462	0.505	0.543	0.588	0.618
24	0.138	0.260	0.330	0.388	0.453	0.496	0.534	0.578	0.607
25	0.136	0.255	0.323	0.381	0.445	0.487	0.524	0.568	0.597
26	0.133	0.250	0.317	0.374	0.437	0.479	0.515	0.559	0.588
27	0.131	0.245	0.311	0.367	0.430	0.471	0.507	0.550	0.579
28	0.128	0.241	0.306	0.361	0.423	0.463	0.499	0.541	0.570
29	0.126	0.237	0.301	0.355	0.416	0.456	0.491	0.533	0.562
30	0.124	0.233	0.296	0.349	0.409	0.449	0.484	0.526	0.554
31	0.122	0.229	0.291	0.344	0.403	0.442	0.477	0.518	0.546
32	0.120	0.225	0.287	0.339	0.397	0.436	0.470	0.511	0.539
33	0.118	0.222	0.283	0.334	0.392	0.430	0.464	0.504	0.532
34	0.116	0.219	0.279	0.329	0.386	0.424	0.458	0.498	0.525
35	0.115	0.216	0.275	0.325	0.381	0.418	0.452	0.492	0.519
36	0.113	0.213	0.271	0.320	0.376	0.413	0.446	0.486	0.513
37	0.111	0.210	0.267	0.316	0.371	0.408	0.441	0.480	0.507
38	0.110	0.207	0.264	0.312	0.367	0.403	0.435	0.474	0.501
39	0.108	0.204	0.261	0.308	0.362	0.398	0.430	0.469	0.495
40	0.107	0.202	0.257	0.304	0.358	0.393	0.425	0.463	0.490
41	0.106	0.199	0.254	0.301	0.354	0.389	0.420	0.458	0.484
42	0.104	0.197	0.251	0.297	0.250	0.384	0.416	0.453	0.479
43	0.103	0.195	0.248	0.294	0.346	0.380	0.411	0.449	0.474
44	0.102	0.192	0.246	0.291	0.342	0.376	0.407	0.444	0.469
45	0.101	0.190	0.243	0.288	0.338	0.372	0.403	0.439	0.465
46	0.100	0.188	0.240	0.285	0.335	0.368	0.399	0.435	0.460
47	0.099	0.186	0.238	0.282	0.331	0.365	0.395	0.421	0.456
48	0.098	0.184	0.235	0.279	0.328	0.361	0.391	0.427	0.451
49	0.097	0.182	0.233	0.276	0.325	0.358	0.387	0.423	0.447
50	0.096	0.181	0.231	0.273	0.322	0.354	0.384	0.419	0.443

概率，P

附表 13 随机数字表

	1~10	11~20	21~30	31~40	41~50
1	22 17 68 65 81	68 95 23 92 35	87 02 22 57 51	61 09 43 95 06	58 24 82 03 47
2	19 36 27 59 46	13 79 93 37 55	39 77 32 77 09	85 52 05 30 62	47 83 51 62 74
3	16 77 23 02 77	09 61 87 25 21	28 06 24 25 93	16 71 13 59 78	23 05 47 47 25
4	78 43 76 71 61	20 44 90 32 64	97 67 63 99 61	46 38 03 93 22	69 81 21 99 21
5	03 28 28 26 08	73 37 32 04 05	69 30 16 09 05	88 69 58 28 99	35 07 44 75 47
6	93 22 53 64 39	07 10 63 76 35	87 03 04 79 88	08 13 13 85 51	55 34 57 72 69
7	78 76 58 54 74	92 38 70 96 92	52 06 79 79 45	82 63 18 27 44	69 66 92 19 09
8	23 68 35 26 00	99 53 93 61 28	52 70 05 48 34	56 65 05 61 86	90 92 10 70 80
9	15 39 25 70 99	93 86 52 77 65	15 33 59 05 28	22 87 26 07 47	86 96 98 29 06
10	58 71 96 30 24	18 46 23 34 27	85 13 99 24 44	49 18 09 79 49	74 16 32 23 02
11	57 35 27 33 72	24 53 63 94 09	41 10 76 47 91	44 04 95 49 66	39 60 04 59 81
12	48 50 86 54 48	22 06 34 72 52	82 21 15 65 20	33 29 94 71 11	15 91 29 12 03
13	61 96 48 95 03	07 16 39 33 66	98 56 10 56 79	77 21 30 27 12	90 49 22 23 62
14	36 93 89 41 26	29 70 83 63 51	99 74 20 52 36	87 09 41 15 09	98 60 16 03 03
15	18 87 00 42 31	57 90 12 02 07	23 47 37 17 31	54 08 01 88 63	39 41 88 92 10
16	88 56 53 27 59	33 35 72 67 47	77 34 55 45 70	08 18 27 38 90	16 95 86 70 75
17	09 72 95 84 29	49 41 31 06 70	42 38 06 45 18	64 84 73 31 65	52 53 37 97 15
18	12 96 88 17 31	65 19 69 02 83	60 75 86 90 68	24 64 19 35 51	56 61 87 39 12
19	85 94 57 24 16	92 09 84 38 76	22 00 27 69 85	29 81 94 78 70	21 94 47 90 12
20	38 64 43 59 98	98 77 87 68 07	91 51 67 62 44	40 98 05 93 78	23 32 65 41 18
21	53 44 09 42 72	00 41 86 79 79	68 47 22 00 20	35 55 31 51 51	00 83 63 22 55
22	40 76 66 26 84	57 99 99 90 37	36 63 32 08 58	37 40 13 68 97	87 64 81 07 83
23	02 17 79 18 05	12 59 52 57 02	22 07 90 47 03	28 14 11 39 79	20 69 22 40 98
24	95 17 82 06 53	31 51 10 96 46	92 06 88 07 77	56 11 50 81 69	40 23 72 51 39
25	35 76 22 42 92	96 11 83 44 80	34 68 35 48 77	33 42 40 90 60	73 96 53 97 86
26	26 29 13 56 41	85 47 04 66 08	34 72 57 59 13	82 43 80 46 15	38 26 61 70 04
27	77 80 20 75 82	72 82 32 99 90	63 95 73 76 63	89 73 44 99 05	48 67 26 43 18
28	46 40 66 44 52	91 36 74 43 53	30 82 13 54 00	78 45 63 98 35	55 03 36 67 68
29	37 56 08 18 09	77 53 84 46 47	31 91 18 95 58	24 16 74 11 53	44 10 13 85 57
30	61 65 61 68 66	37 27 47 39 19	84 83 70 07 48	53 21 40 06 71	95 06 79 88 54
31	93 43 69 64 07	34 18 04 52 35	56 27 09 24 86	61 85 53 83 45	19 90 70 99 00
32	21 96 60 12 99	11 20 99 45 18	48 13 93 55 34	18 37 79 49 90	65 97 38 20 46
33	95 20 47 97 97	27 37 83 28 71	00 06 41 41 74	45 89 09 39 84	51 67 11 52 49
34	97 86 21 78 73	10 65 81 92 59	58 76 17 14 97	04 76 62 16 17	17 95 70 45 80
35	69 92 06 34 13	59 71 74 17 32	27 55 10 24 19	23 71 82 13 74	63 52 52 01 41
36	04 31 17 21 56	33 73 99 19 87	26 72 39 27 67	53 77 57 68 93	60 61 97 22 61
37	61 06 98 03 91	87 14 77 43 96	43 00 65 98 50	45 60 33 01 07	98 99 46 50 47
38	85 93 85 86 88	72 87 08 62 40	16 06 10 89 20	23 21 34 74 97	76 38 03 29 63
39	21 74 32 47 45	73 96 07 94 52	09 65 90 77 47	25 76 16 19 33	53 05 70 53 30
40	15 69 53 82 80	79 96 23 53 10	65 39 07 16 29	45 33 02 43 70	02 87 40 41 45
41	02 89 08 04 49	20 21 14 68 86	87 63 93 95 17	11 29 01 95 80	35 14 97 35 33
42	87 18 15 89 79	85 43 01 72 73	08 61 74 51 69	89 74 39 82 15	94 51 33 41 67
43	98 83 71 94 22	59 97 50 99 52	08 52 85 08 40	87 80 61 65 31	91 51 80 32 44
44	10 08 58 21 66	72 68 49 29 31	89 85 84 46 06	59 73 19 85 23	65 09 29 75 63
45	47 90 56 10 08	88 02 84 27 83	42 29 72 23 19	66 56 45 65 79	20 71 53 20 25
46	22 85 61 68 90	49 64 92 85 44	16 40 12 89 88	50 14 49 81 06	01 82 77 45 12
47	67 80 43 79 33	12 83 11 41 16	25 58 19 68 70	77 02 54 00 52	53 43 37 15 26
48	27 62 50 96 72	79 44 61 40 15	14 53 40 65 39	27 31 58 50 28	11 39 03 34 25
49	33 78 80 87 15	38 30 06 38 21	14 47 47 07 26	54 96 87 53 32	40 36 40 96 76
50	13 13 92 66 99	47 24 49 57 74	32 25 43 62 17	10 97 11 69 84	99 63 22 32 98

附表 14 随机排列表($n=20$)

编号	1	2	3	4	5	6	7	8	9	10	11	12	13	14	15	16	17	18	19	20	r_k
1	8	6	19	13	5	18	12	1	4	3	9	2	17	14	11	7	16	15	10	0	−0.0632
2	8	19	7	6	11	14	2	13	5	17	9	12	0	16	15	1	4	10	18	3	−0.0632
3	18	1	10	13	17	2	0	3	8	15	7	4	19	12	5	14	9	11	6	16	0.1053
4	6	19	1	5	18	12	4	0	13	10	16	17	7	14	11	15	8	3	9	2	−0.0842
5	1	2	7	4	18	0	15	13	5	12	19	10	9	14	16	8	6	11	3	17	0.2000
6	11	19	2	15	14	10	8	12	1	17	4	3	0	9	16	6	13	7	18	5	−0.1053
7	14	3	16	7	9	2	15	12	11	4	13	19	8	1	18	6	0	5	17	10	−0.0526
8	3	2	16	6	1	13	17	19	8	14	0	15	9	18	11	5	4	10	7	12	0.0526
9	16	9	10	3	15	0	11	2	1	5	18	8	19	13	6	12	17	4	7	14	0.0947
10	4	11	18	6	0	8	12	16	17	3	2	9	5	7	19	10	15	13	14	1	0.0947
11	5	15	18	13	7	3	10	14	16	1	8	2	17	6	9	4	0	12	19	11	−0.0526
12	0	18	10	15	11	12	3	13	14	1	17	2	6	9	16	4	7	8	19	5	−0.0105
13	10	9	14	18	12	17	15	3	5	2	11	19	8	0	1	4	7	13	6	16	−0.1579
14	11	9	13	0	14	12	18	7	2	10	4	17	19	6	5	8	3	15	1	16	−0.0526
15	17	1	0	16	9	12	2	4	5	18	14	15	7	19	6	8	11	3	10	13	0.1053
16	17	1	5	2	8	12	15	13	19	14	7	16	6	3	9	10	4	11	0	18	0.0105
17	5	16	15	7	18	10	12	9	11	6	13	17	14	1	0	4	3	2	19	8	−0.2000
18	16	19	0	8	6	10	13	17	4	3	15	18	11	1	12	9	5	7	2	14	−0.1368
19	13	9	17	12	15	4	3	1	16	2	10	18	8	6	7	19	14	11	0	5	−0.1263
20	11	12	8	16	3	19	14	17	9	7	4	1	10	0	18	15	6	5	13	2	−0.2105
21	19	12	13	8	4	15	16	7	0	11	1	5	14	18	3	6	10	9	2	17	−0.1368
22	2	18	8	14	6	11	1	9	15	0	17	10	4	7	13	3	12	5	16	19	0.1158
23	9	16	17	18	5	7	12	2	4	10	0	13	8	3	14	15	6	11	1	19	−0.0632
24	15	0	14	6	1	2	9	8	18	4	10	17	3	12	16	11	19	13	7	5	0.1789
25	14	0	9	18	19	16	10	4	5	1	6	2	12	3	11	13	7	8	17	15	0.0526

注:r_k 为随机数列与 1~20 等级数列间的 Kendall 等级相关系数